改訂第2版
内視鏡的胃瘻造設術
― 手技から在宅管理まで ―

編 著
消化器治療内視鏡研究所代表
ケイアイ飯田橋クリニック院長
嶋尾 仁

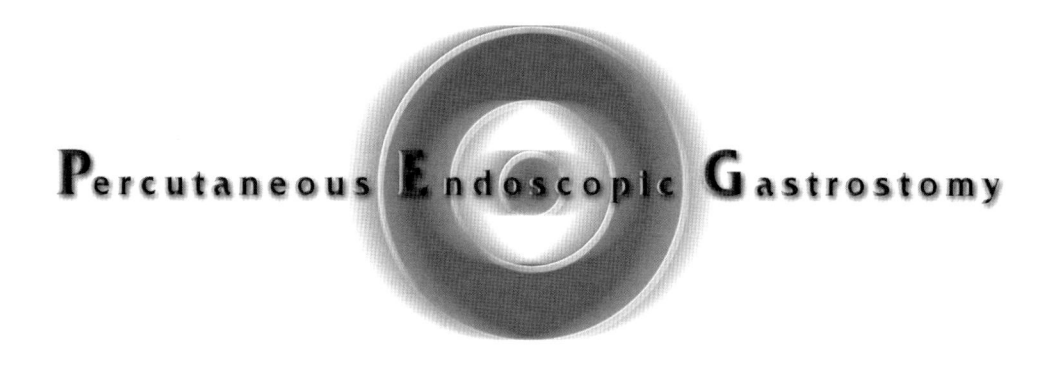

Percutaneous Endoscopic Gastrostomy

永井書店

■執筆者一覧

■編　集

嶋尾　　仁（消化器治療内視鏡研究所代表・ケイアイ飯田橋クリニック院長（千代田区）・前北里大学外科助教授）

■執筆者（執筆順）

嶋尾　　仁（消化器治療内視鏡研究所代表・ケイアイ飯田橋クリニック院長（千代田区）・前北里大学外科助教授）

上野　文昭（大船中央病院特別顧問）（神奈川県鎌倉市）

北谷　秀樹（北谷クリニック院長）（石川県かほく市）

松原　康美（北里大学東病院看護部WOC看護認定看護師・がん看護専門看護師）

小川　滋彦（小川医院院長）（金沢市）

髙橋美香子（鶴岡協立病院内科消化器内科科長）

津川　信彦（津軽保健生活協同組合健生五所川原診療所所長）

■改訂第2版　序文

　初版発行から4年を経、この間本邦では年間10万件を超す内視鏡的胃瘻造設術が行われるようになってきています。施行例数の増加に伴い、さまざまな面からの検討が行われた結果、主として造設後の管理面での新たな知見が増加して参りました。一方で症例数の増加によって、今まで内視鏡的胃瘻造設術には関心をもたなかった医療関係者の方々も、さまざまな場面で胃瘻カテーテルをもった患者さんとかかわりをもつ機会が急速に増加しています。2003年10月には2件の不幸な胃瘻のカテーテル交換による事故に対する刑事告発が行われ、新聞紙上に大きく報道される事態が起こりました。内視鏡的胃瘻造設術は、もはや医療関係者である以上無関係でいられるといった時期は過ぎてしまったと考えるほど、広く普及してきています。

　大多数の疾患が診断から治療、そしてその経過を観察する過程は1つの診療科でなされます。しかし、この内視鏡的胃瘻造設術を対象とする患者さんの多くは基礎疾患は神経内科、脳外科で、造設術は消化器内科や消化器外科、造設後の瘻孔管理は造設科が行うとしても、基礎病態に関する管理は、主治医である神経内科、脳外科です。また慢性の疾患であるが故に、長期療養型のさまざまな施設に移動されることもしばしばで、この場合造設した施設とは関連のない施設で管理がなされることになります。つまり、造設の対象となる患者さんに1つの診療科で治療や管理、経過観察がなされることはほとんどないということになります。治療施設を移動される患者さんに対して適切な管理や経過観察がなされるためには、その情報が患者さんと同時に移動していくことが必要となります。ここで重要な情報の伝達がまだまだ不十分なのが現状です。それと同時に新たに開発された手技や知識の収集も、よりよい管理には欠かせない事項となります。

　各施設内、施設間、地域、地方、そして本邦全体にわたって情報や知識を共有していくことが医療事故減少の、そしてよりよい管理の第一歩となると思われます。

　この改訂版では、この間に開発された新しい知識や情報、管理法を統一するためのクリニカルパスなどを新たに加えました。知識情報の共有化に少しでもお役に立てることを願ってやみません。

2005年1月吉日

嶋尾　仁

初版　推薦のことば

　胃瘻造設術は、外科医にとって開腹手術手技の基本となるものである。外科手術学の基礎技術の1つとして、必ず先輩外科医の指導の下に行われる。すなわち、外科学における開腹手術手技の初期研修必要項目に挙げられ、手術手技としてはさほど難易度の高いものではないにせよ、開腹手術による医療行為であるために術後の問題がないわけではない。つまり開腹によって、術者の手により胃腸の処理を行うために、開腹時に腹膜閉鎖縫合した部分に術後腸管の癒着がみられ、そのために腸管の通過障害によりイレウスを発生することがある。さらに麻酔下の手術を行うため、特に高齢者では術後肺炎や循環障害等の合併症の発生をみることも少なくなかった。

　栄養管理の面からみても、長期入院を要する慢性疾患患者の栄養補給には、IVHの発達で高カロリー輸液が可能となったが、一方で、経腸栄養つまり消化管の中に栄養を入れることがいかに重要な意味をもっているか、ということが時代とともにより明確となった。つまり、経静脈栄養のみでは満たし得ない生体反応があり、消化管の中に食餌が通ることによって、初めて満足な機能が果たせるといった、人体に与えられた自然の摂理が、人間が生命を維持するために非常に重要な意味をもっていることが判明した。

　今回の企画による本書「内視鏡的胃瘻造設術」は、以上の問題点を解決するためにこの世に出現した。内視鏡治療という領域の1つの大きなテーマを取りあげ、成書としてまとめたものとして評価できる。

　そもそもこの方法は、1979年米国ClevelandにあるCase Western Reserve大学の小児科医Gaudererと、内視鏡医Ponskyによって世に送り出された。この手技をいち早く日本に取り入れて、日本人に合った術式とした「門田・上野法」が考案され、1982年に報告された。

　経静脈栄養法といい、このルートを用いた経腸栄養法といい、いずれも小児外科領域から始められたことを、ここでもう一度振り返ってみると、経口栄養法が不可能あるいは困難な症例を小児外科領域では数多く抱え、日常診療の中で必要に迫られた結果、解決策としてこれらの方法が考案され、進歩したという歴史的事実がある。

　さて、老年人口増加とともに、われわれはかつて小児の栄養管理について抱いた同じ問題を高齢者の患者のケアで抱えることになった。「老人は小児に返る」とはよくいったもので、臨床上においても高齢者の栄養管理にこの手技が必須といっても過言ではない。

　時あたかも在宅ケアが医療の世界でクローズアップされ始めた時代であり、PEGはまさにこの領域の需要に格好な手技である。とはいえ、日本における内視鏡医のほとんどが内科医であり、なかなか内視鏡を用いたこの手技に簡単に飛びつけない状況もあった。しかしながら、時代を見据えることのできる心ある内視鏡医は、勇気と実行力をもってこの術式を提唱し、広めていった。

　そして第1回のHEQ研究会(在宅ケアとQOLを考慮した内視鏡的胃瘻造設術の研究会)も立ち上がったのである。

高齢者社会における日常の診療の中で、本法の果たす役割はますます大きい。誤飲などによる肺合併症の防止の点でも、この手技を用いることで、どれだけ多くの人が在宅医療の恩恵を受けられているだろうか。その点でも、この手技は今後さらに飛躍的に普及されると考える。本書に示された内容を熟読・理解することにより、より正確に、より安全な方法で本法を推薦して頂きたいと願うものである。

2001年1月吉日

湘南東部総合病院院長
北里大学名誉教授
比企 能樹

初版　序文

　日本各地で胃瘻に関する講演を行う機会がございました。講演の終了後に、質問をお受けするのが通例となっていますが、その際、よく質問が出たのが「胃瘻のよいことは理解できました。私のところにも適応となる症例がありますが、困っているのがその胃瘻を造ってくださる先生がいないことです。遠い先生のところまで症例をお送りするわけにもいきませんしね」、「胃瘻を造ったのはいいんですけれど、その後の処置が悪かったためか、結局炎症がひどくてカテーテルを抜く羽目になってしまいました」などです。1979年にGaudererとPonskyらが内視鏡的胃瘻造設術に関する論文を発表しましたが、20年以上経った今日でも、地域差こそあれ、いまだ胃瘻の恩恵に浴していない患者さんがたくさんいらっしゃいます。日本全国、内視鏡検査ができない地域はありませんが、内視鏡的胃瘻造設術が行われていない、あるいは少ない地域は今なお多く存在します。考えてみますと、私が胃瘻造設術を開始したときのことを思い起こします。20年前、私がかの論文を読み抄読会で紹介をし、われわれの施設でも始めようと準備を進めていましたら、当時外科の講師をしていらっしゃった先輩に呼ばれました。「嶋尾君、こんな危ないことを、この病院で始めるんではないだろうね。見えていないおなかの中を刺すなんて、外科医である君なら、それがどんなに危険なことかわかっているはずだ」。

　この一言で、胃瘻造設術の開始を断念してしまいました。その後、学会の講演に来られた、主として米国からの著名な内視鏡医の先生方にお話を聞く機会をみつけて、内視鏡的胃瘻造設術の経過の有無、危険性や合併症について、手技の難易度についてなどの質問を投げかけました。結局、胃瘻造設術を開始するまでに2〜3年を要したのです。内視鏡的胃瘻造設術は、確実な手技と管理を正しく行えば、決して難しい方法ではありません。内視鏡治療法の中ではむしろ、容易な手技に入ります。そして何よりも重要なことはそれを行うことで、経管栄養を必要としている患者さんの管理が容易になります。ご本人は鼻からの管が抜けて楽そうですし、在宅介護をしていらっしゃる御家族の方も負担が減り、非常に喜ばれます。また、この胃瘻造設術は、栄養投与の方法だけではなく、癌末期のイレウス管の代用として減圧用にも用いることが可能で、さまざまな応用がありそうです。

　本書はこの有用な内視鏡的胃瘻造設術の普及に少しでも役立てることができたらとの思いで、企画を致しました。胃瘻造設術に関する日本語の成書としては、1996年に出版され、私も参加しました「経皮内視鏡的胃瘻造設術と在宅管理」があります。しかし出版から4年、企画の段階からは5年を過ぎ、さまざまなことが新たにわかってきましたし、変わってきている部分も出てきています。新しい内視鏡的胃瘻造設術に関する書が必要な時期になってきています。本書には、今日、臨床の第一線で内視鏡的胃瘻造設術を積極的に行ってくださっている方々のうち、一部の方にお願いを致しまして、執筆をして頂いています。ただ、造設手技に関する項目では複数の方の執筆では細かな点で方法が異なると、読者の方々に混乱を招く恐れがあるため、私の施設での方法に統一させ

て頂きました。お許しを願いたいと思います。内容は造設手技の細かなところから管理に関するまで、胃瘻を通して患者さんをケアしていくために必要と思われることを可能な限り掲載致しました。診察室の机上、あるいは内視鏡室に本書を加えて頂ければ幸いです。

2001年1月吉日

嶋尾　仁

目　次

1　胃瘻とは ― 1
- I　瘻(孔)とは …… 1
- II　胃瘻 …… 2
- III　外科的胃瘻造設術 …… 2
- IV　経皮内視鏡的胃瘻造設術の胃瘻形成 …… 4
- V　PEGの癒着の程度 …… 5

2　PEGの歴史 ― 7
- I　胃瘻の歴史 …… 7
- II　PEGの開発 …… 7
- III　PEGの改良と普及 …… 8

3　PEGの適応 ― 11
- I　PEGの適応に関する基本的な考え方 …… 11
- II　PEGの一般的な適応 …… 11
  1. 経腸栄養のアクセス確保　12
  2. 誤嚥性肺炎の予防と治療　12
  3. 減圧ドレナージ　12
- III　PEGの応用と特殊病態での適応 …… 13
  1. 消化器疾患治療におけるPEGの応用　13
  2. 特殊病態に対するPEGの応用　13
- IV　PEGの禁忌 …… 13
- V　適応に関する問題点と再評価 …… 14

4　PEGの造設手技 ― 16
- I　どの手技を選択するか …… 17
- II　それぞれの手技と管理上の特徴 …… 17
  1. 各手技の特徴　18
- III　術前処置 …… 18
- IV　施行場所 …… 19
- V　準備器材 …… 19
- VI　手技の実際 …… 19
  1. pull法の手順　19
  2. push法の手順　23
  3. introducer法の手順　25
  4. One-Step Button(OSB)の手順　27

5　PEGの特殊症例への手技 ― 31
- I　残胃に対する胃瘻造設術 …… 31
  1. 残胃での問題点　31
  2. 残胃のPEG造設法　32
- II　内視鏡的空腸瘻造設術 …… 33
  1. 適応　33
  2. 準備器材　33
  3. 手技の実際　34
  4. 空腸栄養投与　35
- III　胃全摘術後の空腸瘻 …… 35

CONTENTS

  Ⅳ　腹水症例への胃瘻造設術 …………………………………………………36
   1．カテーテルキットの選択　36
   2．手技の実際　36
  Ⅴ　食道噴門部狭窄症例への胃瘻造設術 ………………………………………37

6　小児のPEG─適応と手技の実際 ──── 40

  Ⅰ　適応 ……………………………………………………………………………40
   1．症例数　40
   2．年齢　40
   3．PEGの目的と適応疾患　41
  Ⅱ　手技の実際 ……………………………………………………………………43
   1．手技の選択　43
   2．内視鏡の選択　43
   3．麻酔・呼吸管理　44
   4．手技の勘所　44
   5．術後管理　45

7　PEGのクリニカルパス ──── 47

  Ⅰ　クリニカルパスの基準 ………………………………………………………47
   1．適応基準と除外基準　47
   2．逸脱基準　47
   3．アウトカムの設定　48
  Ⅱ　クリニカルパスの種類 ………………………………………………………48
  Ⅲ　クリニカルパスの内容 ………………………………………………………51
   1．在院日数の設定　51
   2．項目の設定　51
   3．PEG術前　52
   4．PEG当日　53
   5．PEG術後1〜3日　54
   6．PEG術後4日目〜退院まで　55
  Ⅳ　クリニカルパスの評価 ………………………………………………………56

8　PEG造設術後早期の管理 ──── 58

   1．抗生剤の投与　58
   2．瘻孔管理　58
   3．経管栄養の開始　59
   4．シャワー・入浴　59

9　PEG造設術中および術後早期の合併症と対策 ──── 60

  Ⅰ　造設術中の合併症と対策 ……………………………………………………60
   1．誤穿刺　60
   2．出血　60
  Ⅱ　造設術後早期の合併症と対策 ………………………………………………61
   1．カテーテル自己抜去あるいは自然抜去　61
   2．瘻孔周囲炎　61
   3．瘻孔周囲壊死　62
   4．皮膚潰瘍　63

10 PEGの栄養投与法 —————————————————— 64
- I PEG施行前に消化管が使われていたか否かによって栄養剤の開始方法はまったく異なる！……………64
  - 1．経鼻胃管からの移行 64
  - 2．中心静脈栄養からの移行 65
- II PEG栄養の一般的注意……………………………………67
  - 1．経腸栄養剤の維持量について 67
  - 2．水分の補充を 67
  - 3．PEGカテーテルを閉塞させないために 67
- III 胃食道逆流症例の栄養投与法………………………………67
  - 1．胃食道逆流と呼吸器感染症 67
  - 2．PEGによって誤嚥性肺炎は改善するか？ 68
  - 3．PEGは胃運動機能に影響を及ぼすか？ 68
  - 4．経腸栄養剤の投与速度 69
  - 5．胃食道逆流症例への対策 70
- IV より生理的な経腸栄養のための提言……………………72
  - 1．「経腸栄養」に対する誤解 72
  - 2．胃瘻は生理的か？ 73
  - 3．在宅医療に求めるもの 73

11 カテーテルの管理―カテーテルを長もちさせる方法 —————————————————— 75
- I カテーテルをよく観察すること………………………………75
- II カテーテルは正しく使う………………………………………76
  - 1．バルーン型の場合 76
  - 2．ボタン型の場合 76
- III カテーテルはどのくらいもたせればよいか…………………77
- IV カテーテル長期使用による問題………………………………77
- V カテーテルを長もちさせる方法………………………………78
  - 1．ボタン型の場合 78
  - 2．チューブ型の場合 79

12 PEG造設術後長期の瘻孔ケア —————————————————— 83
- I 瘻孔ケアの実際…………………………………………………83
- II PEGの合併症の種類と発生時の管理…………………………87

13 PEG造設術後長期の合併症と対策 —————————————————— 91
- I バンパー埋没症候群……………………………………………91
- II 瘻孔の開大………………………………………………………92
- III 胃液の漏れによる瘻孔周囲の皮膚炎…………………………93
- IV 不良肉芽…………………………………………………………93
- V 胃潰瘍……………………………………………………………93
- VI 幽門閉塞、十二指腸閉塞………………………………………94

14 PEG導入に伴う管理指導 —————————————————— 95
- I 指導の計画………………………………………………………95
  - 1．被指導者 95
  - 2．指導者 96
  - 3．指導の方法 96

CONTENTS

   4．指導終了までの期間　97
  II　指導内容 …………………………………………………………………………97
   1．パンフレット　97
   2．チェックリスト　106
  III　退院準備 ………………………………………………………………………106
   1．在宅療養に必要な療養条件の整備　107
   2．退院後の主治医の確認　107
   3．胃瘻に関する連絡先と連絡方法の確認　107

15　在宅ケアとPEG ──────────────────────────── 109

  I　「望まれる在宅医療」であるために ……………………………………………109
  II　在宅栄養療法におけるPEGの意義 ……………………………………………109
  III　かかりつけ医としての開業医におけるPEGの意義 …………………………110
   1．1日1本の点滴トリック　110
   2．開業医はPEGをどう捉えているか　111
   3．開業医におけるPEGの意義　118
  IV　PEGの在宅管理のために ………………………………………………………118
  V　胃瘻の在宅管理 …………………………………………………………………119
   1．まず胃瘻を理解する！　119
   2．PEGカテーテルの基本構造を理解する！　119
   3．バンパー式カテーテルの場合　120
   4．バルーン式カテーテルの場合　121
  VI　PEGカテーテルの定期的交換 …………………………………………………121
  VII　地域におけるPEG認知とインフラ整備 ………………………………………122

16　長期経管栄養に伴う問題点─在宅経腸栄養法の合併症とその対策 ─── 124

  I　在宅経腸栄養法の前提条件 ……………………………………………………124
  II　在宅経腸栄養法のアクセス経路 ………………………………………………124
  III　在宅経腸栄養法の合併症 ………………………………………………………124
   1．経路栄養チューブに起因した合併症　124
   2．経腸栄養剤とその投与法に関連した合併症　124
   3．代謝性合併症　125
  IV　極めて稀であるが起こり得る経験例（自験例） ………………………………126
   1．経腸栄養剤連用による銅欠乏症　126
   2．胃瘻による長期経腸栄養法の患者の栄養評価と血中銅、亜鉛、セレン濃度の関連　127
   3．血清セレン低下症の改善例　128
  V　在宅成分栄養経管栄養法指導管理料とは ……………………………………129
   1．在宅成分栄養経管栄養法指導管理料で注意すべき点　129
  VI　PEG後の長期経過観察例の検討─合併症の原因とその対策 ………………129
  VII　長期栄養のための経腸栄養剤の進歩 …………………………………………131
  VIII　在宅にかかわる情報入手経路 …………………………………………………132

17　減圧胃瘻造設術 ─────────────────────────────── 133

  I　対象疾患 …………………………………………………………………………133
  II　減圧PEGと経鼻減圧カテーテルとの比較 ……………………………………134
  III　造設時の注意事項 ………………………………………………………………134
  IV　成績 ………………………………………………………………………………135

18 胃瘻カテーテルの交換 ――― 137
- I 胃瘻カテーテルの種類とその特徴 …………………………137
  1. バンパー式カテーテル　138
  2. バルーン式カテーテル　138
  3. ボタン式カテーテル　139
- II 胃瘻カテーテル交換時の注意 …………………………139
  1. カテーテル交換の手技　141
  2. 内視鏡下でのカテーテル交換　141
  3. 用手的カテーテル交換　142
- III カテーテル交換に伴う合併症とその対策 …………………………143
  1. 腹腔内誤挿入　143
  2. 横行結腸内誤挿入　145

19 在宅療養に関する保険制度 ――― 147
- I 在宅経腸栄養に関する保険制度のポイント …………………………147
  1. 消化態経腸栄養剤の場合　147
  2. 半消化態経腸栄養剤(薬価収載されたもの)の場合　150
  3. 半消化態経腸栄養剤(薬価収載されていないもの)と食品の流動食の場合　151
  4. 交換用胃瘻カテーテルの保険請求　151
- II 在宅経腸栄養に関する保険制度の問題点 …………………………152
- III 在宅経腸栄養に関する保険制度の将来 …………………………152

20 PEG普及のための組織紹介 ――― 154
  1. 全国組織　154
  2. 地域の研究会などの組織　155

21 栄養剤の種類と成分 ――― 156

22 カテーテルの種類 ――― 158

1 胃瘻とは

I ── 瘻(孔)とは

瘻を南山堂の医学大辞典(第15版)[1]で調べると次のように述べてある。すなわち、「ある方向への長さ、あるいは深さにわたっている組織の管状の欠損をいう」と。つまり、身体の中にできた孔が連なっているものと考えればわかりやすい。原因については、先天的な奇形を除けば、ほとんどは炎症性に形成される。瘻孔のできた部位をもって〇〇瘻と呼ばれ、例えば消化管関連では癌性食道気管・気管支瘻(図1)は本来つながっていない食道と気管・気管支が癌によってできた潰瘍のため孔ができてつながった場合をいい、炎症性腸疾患の腸瘻(図2)は小腸(時に大腸)と体表面あるいはほかの小腸が通じている場合、痔瘻(図3)では肛門管と体表面(多くは肛門の周囲)が通じている場合で、よく耳にする瘻孔の名前である。このような病的に形成された

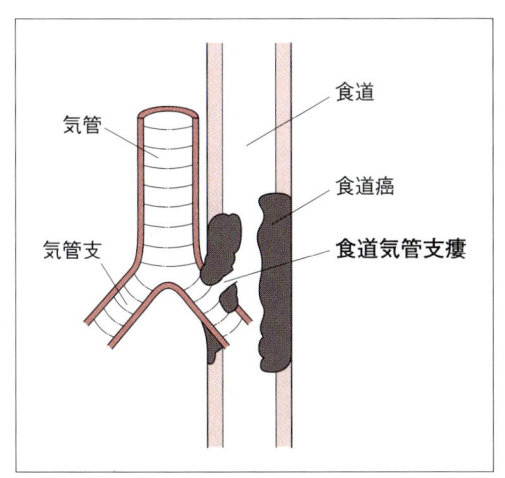

図1. 食道癌による食道気管支瘻

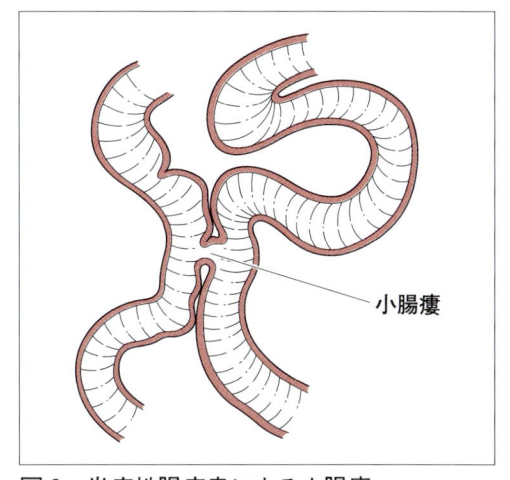

図2. 炎症性腸疾患による小腸瘻

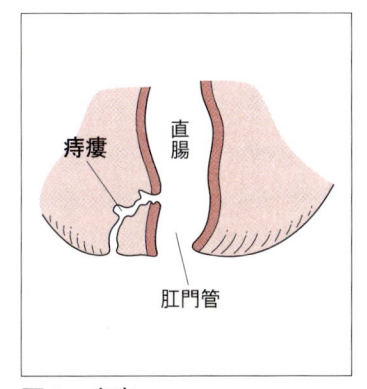

図3. 痔瘻

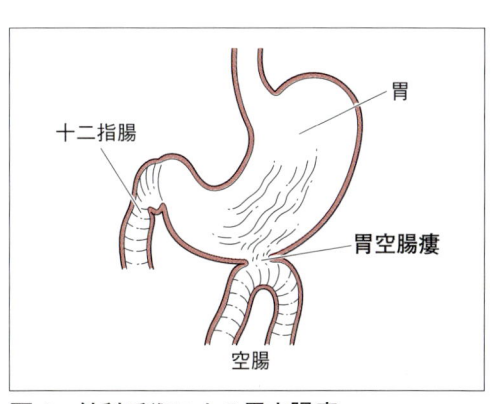

図4. 外科手術による胃空腸瘻

瘻孔以外に、ある目的をもって、人工的に作成した孔も瘻と呼ばれ、その術式は○○瘻造設術と呼ばれる。今回のテーマである胃瘻造設術以外にも腸瘻造設術はよく行われる術式であるし、人工肛門造設術も腸瘻造設術の一種である。これらの瘻孔は消化管と体表をつなぐ形であるが、胃空腸瘻造設術(図4)は胃と空腸を腹腔内で外科的に縫い合わせて消化液を通す道を作成することを指す。

II──● 胃瘻

　単純に胃瘻という場合は、胃と体表とがつながっている状態を示す。胃とほかの臓器がつながっている場合は両者の臓器名をつけ、胃空腸瘻、胃結腸瘻、胃十二指腸瘻などと呼ぶ。人工的につくられたもの以外では、外傷性や炎症性が多い。炎症性で多いのは胃切除術にみられる縫合不全(leakage：リーク)である。胃液が漏れている状態を縫合不全といい、漏れた内容物を体表に誘導する行為をドレナージ、誘導するために入れた管をドレーン、ドレーンが入っている通路を瘻孔(胃瘻)と呼ぶ。人工的につくられたものでは、その造設手技を胃瘻造設術と呼ぶ。その目的は栄養注入の経路としての栄養瘻と胃液や腸液を体外に排出するための減圧瘻がほとんどである。特殊な例として内視鏡治療や腹腔鏡治療のため、ごく一時的な治療経路としての胃瘻造設術も行われている。早期胃癌に対する腹腔鏡下胃内手術(図5)などはその典型である。

　栄養瘻としての胃瘻は経口摂取不能の病態で用いられ、脳梗塞後遺症、脳外科手術後遺症、筋萎縮性側索硬化症(ALS)、脊髄小脳変性症などの機能的嚥下障害の場合と、咽喉頭癌や食道癌、噴門部癌による上部消化管狭窄など形態的異常による嚥下障害に分けられる。減圧胃瘻は切除不能の胃癌や膵臓癌による幽門狭窄や十二指腸狭窄、癌性腹膜炎による慢性イレウスをはじめ、食道癌手術時の縫合不全(リーク)防止など、経鼻胃管やイレウス管の長期使用による鼻腔潰瘍や咽頭痛を避けるために行われる。

　胃瘻造設術は歴史的にみて、外科的胃瘻造設術、経皮内視鏡的胃瘻造設術(PEG)、腹腔鏡下胃瘻造設術がある。頻度的には前2方法がそのほとんどを占めている。

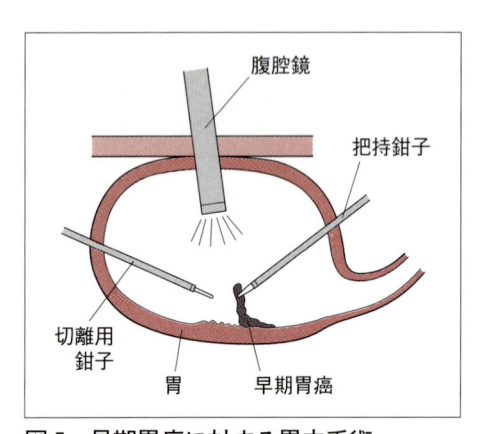

図5．早期胃癌に対する胃内手術

III──● 外科的胃瘻造設術

　外科的な胃瘻造設術(gastrostomy)は1839年のSedillot以来、さまざまな術式が考案されたが、1891年のWitzel法、1894年のStamm法、1896年のKader法は今日なお用いられている[2]。これにはそれなりの理由がある。胃瘻造設時の重大な合併症は、消化管内容物が腹腔内に漏れて腹膜炎を起こすことである。高カロリー輸液の知識や強力な抗生剤のない時代にあっては、腹膜炎は致死的な病気の1つであった。

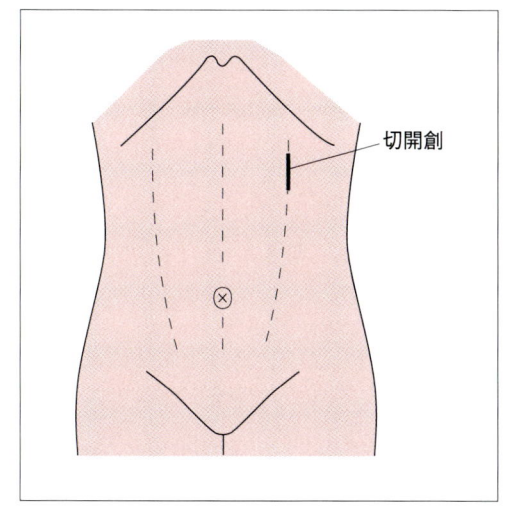

図6．外科的胃瘻造設術の皮膚切開

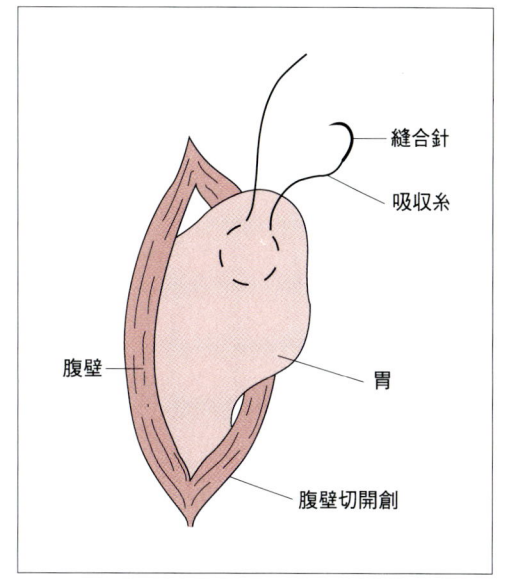

図7．巾着縫合

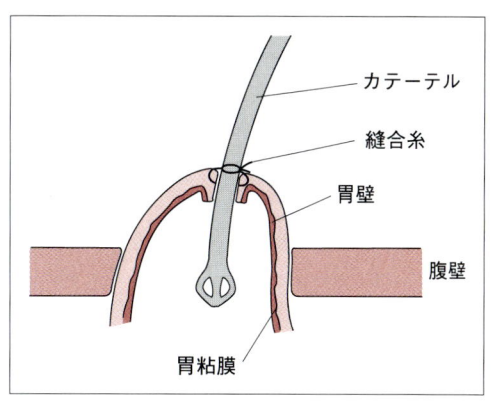

図8．カテーテルの留置と巾着縫合糸の結紮固定

　この消化液の腹腔内流入の原因は、瘻孔周囲の胃壁と腹壁の癒着不全や、カテーテルの周囲からの漏れ、カテーテルの事故抜去であった。これらを防止するため、あるいはその危険性を少なくするための術式が考えられ、その結果生き残っているのが上記の術式である。
　これらの合併症は外科的胃瘻造設術に特有なものではなく、内視鏡的胃瘻造設術にも当てはまるものである。このことに考えが及ぶと、今日用いられている外科的胃瘻造設術の手技を理解しておくことは、造設にまつわる合併症防止に非常に有用である。
　ここでは今日最もよく用いられている Stamm 法についての概略を述べる。

1）左腹直筋外縁で腹壁を縦切開し(図6)、腹腔内に入る。
2）胃を創外に引き出し、胃のほぼ中央で吸収糸で巾着縫合をかける(図7)。
3）巾着縫合の中心で胃壁を小切開し、胃瘻用のカテーテルを胃内に挿入する。
4）巾着縫合した糸を結紮し、その糸をカテーテルに固定する(図8)。
5）その外側で同様にもう1本巾着縫合をおき、結紮する。この糸はカテーテルには結びつけない。
6）この巾着縫合した外側で、4箇所腹壁と胃壁を縫合固定する。
7）腹壁創を縫合閉鎖し手術を終了する(図9)。

以上が外科的胃瘻造設術である。

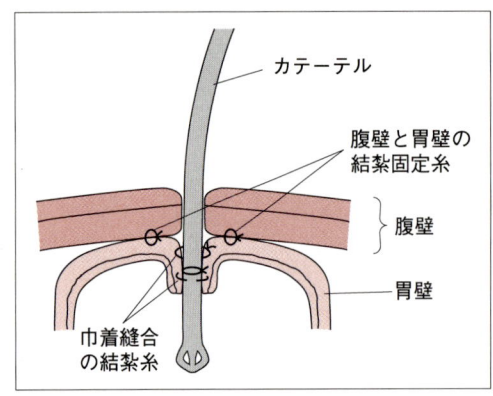

図9. 外科的胃瘻造設術の完成

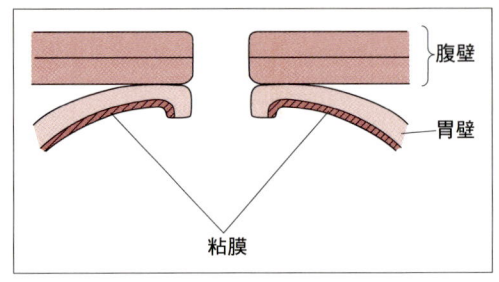

図10. 管状瘻

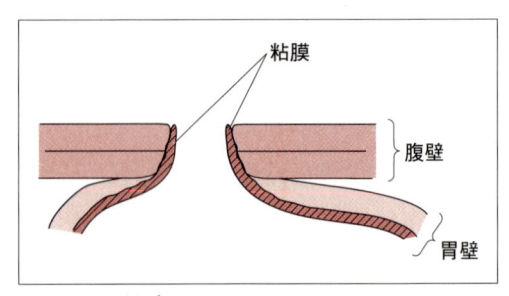

図11. 唇状瘻

　ここで重要なことは、①カテーテルが胃壁に固定されている、②カテーテルを挿入した胃壁の切開口は巾着縫合により、切開部の胃壁は胃内に内翻している、③瘻孔周囲の胃壁と腹壁は縫合固定されている、ことである。内翻していることで粘膜の再生機序が働いても、胃粘膜が瘻孔周囲を伝わり、体表に出てくることが少なく、正常の管状瘻の状態となる（図10）。粘膜が体表に出てくると、いわゆる唇状瘻の状態となり（図11）、粘液が出て瘻孔周囲の汚染につながったり、瘻孔の閉鎖が困難になる。腹壁と胃壁が縫合されていることは、カテーテル抜去時でも胃壁が腹腔内に落ち込むことがなく、流出する胃液は体表に出てくる。すなわち腹腔内に流出して汎発性腹膜炎を起こすことがなくなる。

IV ● 経皮内視鏡的胃瘻造設術の胃瘻形成

　PEG では、カテーテルと胃壁の直接の固定はなく、カテーテルのバンパー部がカテーテル脱出予防となる。胃粘膜は内翻していない。腹壁胃壁の固定はなく、バンパーとストッパーによって、胃壁と腹壁がサンドウィッチ状に押しつけられ癒着することになる[3]（図12）。この癒着に要する時間は一応2週間以内とされているが、この根拠となっているのは、T-チューブ留置時における瘻孔形成期間である。総胆管結石症では、総胆管切開術を行い、総胆管内の結石を除去した後、総胆管内の減圧のため、総胆管内にT-チューブを留置し、そのT-チューブを腹腔内を通し、腹壁の外に誘導する[4]（図13）。その後T-チューブ周囲に線維性癒着が起こり、T-チューブ周囲に管状瘻を形成する。管状瘻が形成されると、T-チューブを抜去しても安全であるとされ、この瘻孔形成期間が2週間必要とされている。この2週間をもって、胃瘻形成期間としているのが現状である。しかし、実際には遊離腹腔内にあるT-チューブ周囲に組織が集まってきて瘻孔を形成するのと、PEGのようにカテーテルが遊離腹腔内を通過せず、胃壁腹壁の組織に囲まれているのでは、その状態はまったく異なっている。胃壁と腹壁の癒着はもっと早い時期に完成されるに違いない。しかしその癒着の程度はバンパーとストッパーの圧迫程度によって異なっているため一概に述べることはできない。残念ながらこの癒着時期に関する検

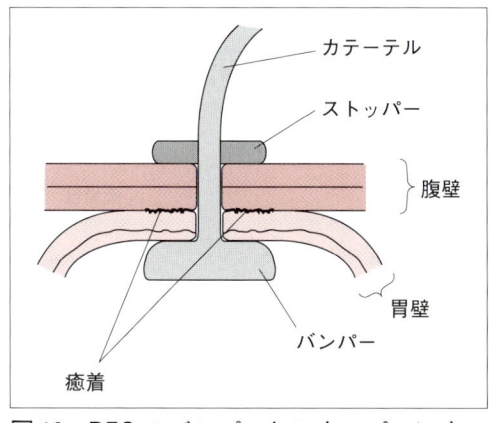

図12. PEGのバンパーとストッパーによる腹壁胃壁の固定

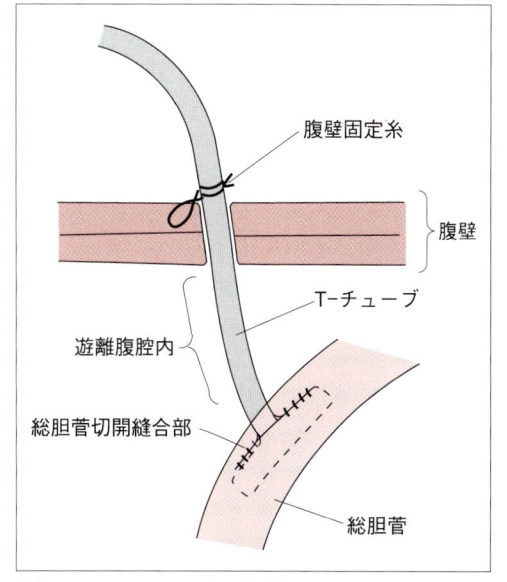

図13. T-チューブの留置

証の報告はいまだない。筆者らのウサギを使った腹壁と胃壁の癒着の程度を調べる実験では、術後3日目に既に強い線維性の癒着を認めた例があった。一方で圧迫の条件が悪いと2週間を経ても癒着が形成されていない例もあった。このことから瘻孔周囲の腹壁と胃壁の癒着は1週間以内に完成するものと思われる。一方、1週間経っても形成されない癒着は2週間以上経ったからといって形成されるとは思えない。そのような胃瘻はカテーテル交換時に種々の合併症の原因となり得ると思われる。

V PEGの癒着の程度

　PEGによる腹壁と胃壁の癒着がどの程度起こるのかといった実体の報告はない。外科的な小腸瘻造設術(手技としては外科的胃瘻造設術と大きな違いはない)の術後の状態を観察すると、癒着の範囲はそれほど広くはないことから、PEGの癒着も広い範囲に起こるとは考えにくい。図14は胃癌の幽門狭窄に対し減圧のためPEGを行った例の開腹所見である。抗癌剤治療の効果があり、手術可能となったため、開腹時にPEGの状態を観察したもので、シェーマと合わせてご覧頂きたい。この例では胃壁と腹壁の癒着は瘻孔周囲に留まっている。胃壁を通して、三角型のバンパーの角が観察されるが、バンパー全体の面積を占めるほどの癒着は見当たらない。抗癌剤治療という、通常のPEG対象患者には行わないような治療の後の状態ではあるが、癒着の範囲は比較的狭いといえる。図15はPEGが不要となり、抜去した後の癒着の程度を腹腔鏡で観察したものである。PEG抜去約1年後に結腸癌が発見され、腹腔鏡補助下結腸切除術を行った。PEGを行った部位は腹壁と胃壁間に線維性の細い癒着が残るだけで、胃壁と腹壁は既に癒着解離が起こり離れてしまっている。この例も、上記症例と同様に一般のPEG例とは異なり、現在既にカテーテルが外された状態であり、PEG使用中の癒着の程度をみたものではない。しかし、この2例を通して考えられることはPEGの癒着範囲は比較的限局していると考えて

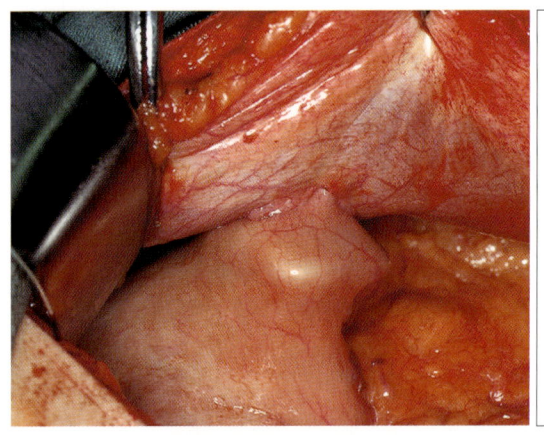

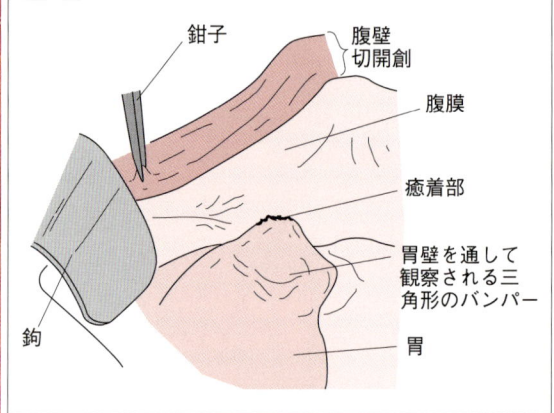

図 14. PEG の腹壁と胃壁の癒着

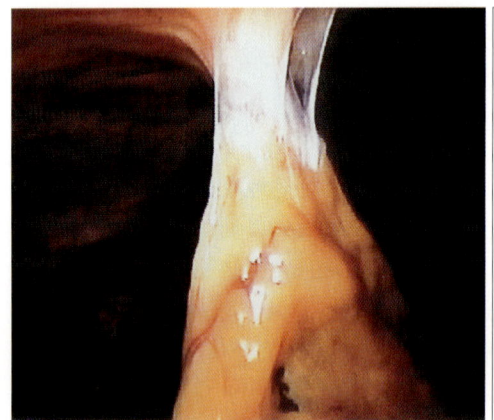

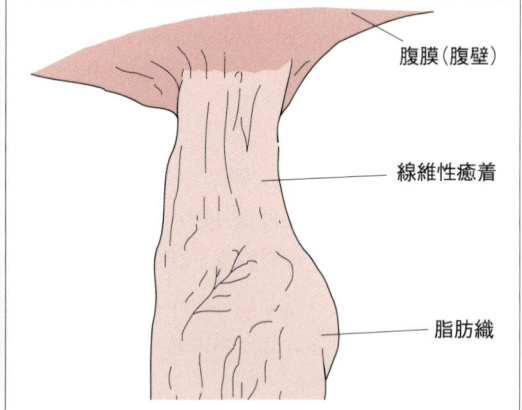

図 15. PEG の抜去後の癒着

もよさそうである。PEG の癒着程度が問題となるのは、カテーテル交換時の操作である。これについては第 18 章「胃瘻カテーテルの交換」(137 頁)を参照頂きたい。

嶋尾　仁

文献

1) 南山堂医学大辞典(第 15 版). 南山堂, 東京, 1972.
2) 石田正統：胃瘻造設術 Gastrostomy；胃手術のすべて(第 4 刷). 上巻 pp 311-319, 金原出版, 東京, 1979.
3) Gauderer MWL, Ponsky JL, Izant RJ Jr, et al：Gastrostomy without laparotomy；A percutaneous technique. J Pediatr Surg 15：872-875, 1980.
4) 嵩原裕夫, 古味信彦：胆嚢摘出術, 総胆管切開術；新一般外科術前・術中・術後管理(第 2 版第 1 刷). pp 752-761, へるす出版, 東京, 1993.

2 PEGの歴史

● はじめに

　PEG(Percutaneous Endoscopic Gastrostomy)は内視鏡を用いて開腹せずに腹壁外と胃内腔との間の瘻孔(胃瘻)を形成する手技である。邦訳により経皮内視鏡的胃瘻造設術または単に内視鏡的胃瘻造設術と呼ばれるが、海外同様、わが国でも、PEG(ペグ)という呼称が親しまれている。

　臨床的有用性が十分に認知され、既に日常診療にも浸透しているPEGが開発されたのは約四半世紀前のことであり、敢えて歴史というほどのものはないが、その開発の経緯から今日の広い普及に至るまでの変遷をたどってみたい。

I ● 胃瘻の歴史

　PEGは内視鏡的に胃瘻を造設する手技であり、胃瘻自体の歴史は古い。かつては胃瘻造設といえば開腹的な外科手術を意味し、1世紀以上の歴史をもちながら、いまだにその有用性が失われていない数少ない外科手技の1つである。

　外傷によって生じた胃瘻の歴史は17世紀にさかのぼるが、意図的に胃瘻を造設する試みは19世紀前半のことである。1849年にSedillotにより初めてヒトにおける胃瘻造設が行われた。Sedillotの2回の試みでは縫合不全の問題を解決できず、残念ながら患者はいずれも死亡した。その後の改良により問題点が一つひとつ克服され、1890年代に登場したWitzelやStammの手技が現代の外科的胃瘻造設法の原型となっている[1]。

　こうして比較的安全に確実に造設できるようになった胃瘻は、有用な経腸栄養の経路として評価され、徐々に普及をみるようになった。しかしながら、外科的胃瘻造設の合併症は決して少なくなく、また開腹手術であるという心理的な抵抗感も大きいため、今日のような胃瘻の普及をみるには至らなかった。

　一方、わが国では安易な長期経静脈栄養管理や経鼻胃管留置があまり批判を受けることがなかったため、PEGの登場以前に胃瘻はむしろ例外的な手段と捉えられていた。

II ● PEGの開発

　1970年代後半、小児外科医のGaudererはより簡便で侵襲が少なく、かつ安全な胃瘻造設法を模索していた。彼の診療範囲には脳障害のため自発的に摂食できずに胃瘻を必要としている多くの小児がいたためである。栄養不良でしばしば体躯が変形している小児に対し、全身麻酔を用いず、開腹せずに胃瘻を造設できる方法を検討中であったが、少なくとも、①造設部位を確実に決められること、②周囲臓器に不慮の損傷を与えないこと、③胃漿膜面を確実に腹壁に接触させられること、などの条件が必要と考えた[1]。

　1979年に彼らの到達した結論は、内視鏡の助けを借りることにより、上記の条件が満たされ

るであろうということであった。そこで内視鏡外科技術に長けた Ponsky との協力により、手技の詳細が練りあげられた。そしてついに神経障害のため嚥下不可能な生後 6 ヵ月の小児に、歴史的な PEG の第 1 例が行われ成功を収めた。

この手技の概要が小児外科領域[2]と、消化器内視鏡領域[3]において報告され一躍脚光を浴びた。しかしより一層の注目を集めたのは後者の消化器内視鏡分野のようであり、内視鏡医から PEG の追試や臨床的有用性の検討に関する報告が相次いだ。

その当時のわが国では、長期の経静脈栄養や経鼻胃管留置が容認されていた医療環境のためもあり、胃瘻そのものが臨床であまり用いられていなかった。このため PEG の開発段階は完全に立ち後れた。

Gauderer と Ponsky の報告に興味を示した門田と上野は、さらに簡便な PEG の方法の検討を開始した。PEG の原法である pull 法では、内視鏡を 2 回挿入する煩雑性があり、また後に証明されたように、胃瘻チューブの清潔性が保てないことからくる感染の懸念があったため、これらの問題点を克服しようと試みた。

こうして開発されたのが introducer 法による PEG であり、1982 年の学会報告を経て 1983 年に論文発表がなされた[4]。introducer 法のねらいは簡便性ばかりではなく、清潔手術を可能にすることである。そして腹壁側の清潔野からのチューブ挿入でも、内視鏡ガイド下のコントロールにより、前述の Gauderer の 3 条件を満たせると考えた。しかし当初は膀胱瘻用のキットを流用したため、多くの問題点を抱えていた。穿刺針があまり鋭利でないこと、チューブ径が極めて細いこと、トロカール外筒を抜去できないことなどの点は、その後の改良を必要とした。

わが国での introducer 法 PEG の開発とほぼ同時期に、金沢医大の北谷ら、京都府立医大の岡野ら、慈恵医大の村井ら、北里大の嶋尾らにより、各種の PEG 法を用いた臨床報告が相次いでみられるようになった。しかしながら胃瘻自体が広く医療に浸透していなかったわが国では、消化器内視鏡分野以外ではまったくといっていいほど注目を集めることはなかった。当然の結果として、PEG が医療全体に普及したのはずっと後のことである。

III ── PEG の改良と普及

PEG の開発後、海外では多くの臨床的検討によりその有用性が認められ、徐々に普及をみることになった。特に医療費高騰に悩む米国や、効率のよい医療を目指している英国圏では、この傾向が顕著であった。これらの国々での高い評価は、単に医療経済的側面というよりも、常に適正な医療を取り入れる先進性を基盤としているのかも知れない。いずれにしろ米国では 1994 年当時で既に年間 45 万件近くの PEG が行われていた。

Gauderer/Ponsky の pull 法はもともと比較的完成度が高く、開発当初以来あまり大きな技術改良はなされていない。後に胃瘻チューブの挿入がガイドワイヤーを介してより確実に行われる push 法が開発されたが、技術的な概念は本質的に同様で、主に術者の好みにより使い分けられている。強い牽引固定による胃内のバンパーの埋没や圧迫壊死の問題点が指摘されるようになり、固定具(T-ファスナー)が開発された。現在各社が工夫を凝らした造設チューブや交換チューブが市販され、好みにより選択することが可能である。身体活動度の高い患者に適するボタン型チューブは、当初交換チューブとして作製されたが、これを一期的に留置するキットも開発された(One-Step Button)。

pull/push法の理論的な問題点は、清潔手術が不可能なための創部感染や腹膜炎などの感染合併症である。このため予防的抗生剤投与の是非が検討された。多少の異論があったが、現在では予防的抗生剤投与が医学的にも医療経済的にも妥当と考えられている。それでも感染を完全に回避することは困難で、全例に抗生剤投与を行った前向き比較試験での創部感染発生率は、introducer法の0%に対し、21.4%と高率であることが知られている[5]。国内の報告もほぼ同様の結果を示し、pull/push法による感染合併症は不可避と考えられる。このため鈴木は感染防止シース付きキットを考案し、その有用性を報告している。既にキットは市販されているが、いまだ広い普及をみるには至っていない。

　introducer法ではバルーンの破裂や脱気によるチューブ逸脱、造設チューブ径が細いこと、太い穿刺針による損傷の懸念などが欠点として知られていたため、数々の技術改良がなされた。海外ではRusselらによりガイドワイヤー方式のintroducerキットが開発されたが、筆者らの試用でもあまり良好な感触は得られなかった。当初流用した膀胱瘻用キットは問題があり、すぐにpeel-away式の外筒をもつ専用の穿刺針が開発された。多少チューブ径が太くなり、鋭利な針先端の形状により穿刺も容易となった。その後チューブの材質や形状が見直され、問題点を一つひとつ克服するための改良が引き続きなされている。現在初期造設チューブをより大径化するための試作品を開発中である。

　introducer法における大きな改良は、鮒田式胃壁固定具の開発である。この固定具を用いた簡単な縫合固定の結果、より安心して安全な穿刺が可能となった。欠点は比較的高価なことであるが、使用頻度が高いため、introducer法のPEG造設キットに含まれている。鮒田式固定具は海外で開発されたT-ファスナーよりも優れているとの意見が多い。introducer法のみならずpull/push法での造設に際しても有用と考えられるため、キットとしてだけでなく単品で入手できるようにしたい。

　こうした技術改良と併行して、わが国でもPEGの臨床的有用性に対する評価は徐々に高まり、消化器内視鏡関係者のみならず、対象患者の多い診療領域（神経内科、脳外科、リハビリテーション科など）にも知られるところとなった。長期の瘻孔管理技術も改善し、また後述の適応拡大（11頁）とも相俟って、ここ数年PEG施行件数は飛躍的に増加し、1998年には推定7万7,000件のPEGが行われた。おそらく現在では年間10万件を超えているものと思われる。

● おわりに

　胃瘻の歴史と、PEGの開発経緯、そして現在に至るまでの変遷につき述べた。わが国でもようやくここ数年、PEGの価値が認識され、広く用いられるようになってきた。もともと社会性を有するこの手技が、さらに多くの患者とその家族に幸せをもたらし、社会に貢献することを願ってやまない。

上野文昭

文献

1) Gauderer MWL, Stellato TA：Gastrostomies；Evolution, techniques, indications and complications. Curr Prob Surg 23：661-719, 1986.
2) Gauderer MWL, Ponsky JL, Izant RJ：Gastrostomy without laparotomy；A percutaneous technique. J Pediatr Surg 15：872-875, 1980.
3) Ponsky JL, Gauderer MWL：Percutaneous endoscopic gastrostomy；A nonoperative technique for feeding

gastrostomy. Gastrointest Endosc 29：9-11, 1981.
4) 上野文昭, 門田俊夫：経皮内視鏡的胃瘻造設術；簡易化された新手技に関する報告. Progress of Digestive Endoscopy 23：60-62, 1983.
5) Dietel M, Bendago M, Spratt EH, et al：Percutaneous endoscopic gastrostomy by the "pull" and "introducer" methods. Can J Surg 31：102-104, 1988.

3 PEGの適応

● はじめに

　PEGの歴史は比較的浅いが、造設される胃瘻自体は1世紀以上の歴史をもつ外科的胃瘻造設術と基本的に同一であり、したがって臨床上の目的も同様といえる。わずかに異なる点は、医学的にまたは心理的にあまり侵襲を加えたくないような症例に対しても適応範囲が広がっていることであろう。

　PEGの適応症例の多くは、必要な栄養を自発的に経口摂取できない患者に対する経腸栄養路の確保である。そのほかにも種々の適応があり、最近では特殊な応用も試みられている。またPEGの適応を考えるうえで、相対的な禁忌を把握し、Risk/Benefitを評価することも重要である。これらにつき順を追って述べることとする。

I ● PEGの適応に関する基本的な考え方

　必要な栄養を経口摂取できない状態が1ヵ月以上続くことが見込まれる症例では、経静脈栄養や経鼻胃管栄養ではなく、胃瘻造設が適応となる。そして胃瘻造設手技としてはPEGが第一選択となる[1]。減圧ドレナージ目的のPEGにおいても、同様の考え方が当てはまる。すなわち経鼻胃管が1ヵ月以上留置されることが見込まれるすべての症例が、原則的にPEGの適応となる。

II ● PEGの一般的な適応

　日常診療におけるPEGの適応を**表1**にまとめた。PEGは消化器内視鏡治療手技の1つであるが、対象例の多くが消化器疾患患者ではないことが特徴である。

表1．PEGの一般的な適応

■経腸栄養のアクセス確保
1. 自発的な摂食意欲が障害されている例
2. 嚥下機能障害のため経口摂取が困難な例
3. 頭部・顔面・頸部の外傷や腫瘍のため摂食困難な例
4. 食道・胃噴門部病変のため経口摂取が望ましくない例
5. 長期の成分栄養が必要なクローン病症例

■誤嚥性肺炎の予防と治療
1. 摂食によりしばしば誤嚥する例
2. 経鼻胃管留置に伴う誤嚥

■減圧ドレナージ
1. 幽門狭窄
2. 上部小腸閉塞

1．経腸栄養のアクセス確保

　日常診療におけるPEGの適応の多くは、栄養経路を確保するための胃瘻造設である。過去には、自発的に摂食できない患者に対して栄養管理のみを目的として漫然と経静脈栄養が行われ、長期の入院管理がなされていたこともあった。末梢静脈からの輸液は栄養学的に不十分であり、また中心静脈からの高カロリー輸液は、消化・吸収能が正常な腸管を有する例では第一選択とはなり得ず、より生理的な経腸栄養が望ましい。この点についてはもはや論争の余地はなく、医学的にコンセンサスが得られている。

　経鼻胃管は経腸栄養の便利なアクセスではあるが、そのマイナス面が正しく認識されていないようである。経鼻胃管の最大の利点は留置が容易なことであるが、半面高頻度に自己（事故）抜去される。また逆流性食道炎、誤嚥性肺炎、鼻翼損傷などの合併症も知られている。患者本人のみならず家族の受容性も胃瘻に劣る。一般に経鼻胃管を留置したままでは、在宅管理は容易でない。脳血管障害患者における経鼻胃管との前向き無作為割付比較試験では、早期PEG導入は生命予後、栄養管理、早期退院のいずれの面でも優位であった[2]。

　このような理由で、長期にわたる経腸栄養のアクセスとしては胃瘻が望ましく、その造設法としては一般にPEGが第一選択と考えられている。但し現在では影の薄くなった外科的胃瘻造設や透視下胃瘻造設も有用な手技であることに変わりはなく、合併症や予後の点で、差異は少ないとされている[3]。開腹的胃瘻造設に対するPEGの最大の優位点は、患者側・医療側双方の心理的な抵抗感が少ないことかも知れない。また最近では腹腔鏡補助下の胃瘻造設も行われているが、その評価は定まっていない。

2．誤嚥性肺炎の予防と治療

　摂食意欲の低い患者や嚥下機能が正常でない患者では、無理な経口摂取の結果、誤嚥性肺炎を生じることをしばしば経験する。また経鼻胃管が留置されている症例でも、高頻度に肺炎を生じる。呼吸器感染症は、これらの患者の在宅医療への移行の妨げとなるだけでなく、生命予後を脅かすこともある。

　実際、経鼻胃管を抜去するだけで、繰り返す肺炎から解放されることもあり、医学的にも医療経済のうえでも、PEGが正しい選択といえる。

3．減圧ドレナージ

　幽門狭窄や上部小腸閉塞に対し、減圧ドレナージを目的とした胃瘻造設が必要なことがあり、この場合もPEGが有用である[4]。良性の閉塞機転に対しては、通常外科的なアプローチが適応となり、減圧ドレナージに終始することはない。また悪性閉塞であっても、外科的な切除・吻合術、バイパス手術、あるいはバルーン拡張術やステント留置術が可能であれば、ドレナージよりも優先すべきである。これらの手段が不可能な場合に外的ドレナージが適応となる。

　意識清明な患者にとり経鼻胃管留置の苦痛は大きいため、胃瘻造設をためらう必要はない。但し生命予後が極めて不良の例や、既に意識レベルの低下をきたしているような例では、経鼻胃管の方が望ましいと思われる。

III ── PEG の応用と特殊病態での適応

表1に挙げたような適応が一般的であるが、その他のやや特殊な適応についても述べてみたい。

1. 消化器疾患治療における PEG の応用

実際に PEG を行うのは消化器領域を専門とする医師であることが多いが、前述のように対象例の多くは消化器疾患患者ではない。わが国の縦割り診療の弊害もあり、少なくとも初期の段階では、PEG の適応例につき消化器医が依頼を受けることが少なかった。このため消化器疾患を有する患者における PEG の応用が試みられた。

胃軸捻転に対する胃壁固定や PTCD チューブの経胃瘻的内瘻化なども PEG の応用である。また上部消化管病変に対する内視鏡治療を行う際、経口・経食道的な内視鏡挿入では技術的困難を伴うときには、経胃瘻的処置も行われる。PEG を介しての EMR やステント留置などが試みられるようになった。

2. 特殊病態に対する PEG の応用

特殊病態に対する適応も拡大しつつある。既に広く行われつつあるため、一般的な適応に含んだが、クローン病患者における成分栄養剤の投与経路としての PEG も本質的には特殊適応と考えられる。最近では、妊娠中毒症や神経性食思不振症における栄養管理のために PEG が有効であったとの報告もある。AIDS 症例での栄養管理にも有用とされている。呼吸管理やリハビリテーションを容易化することを主目的とした PEG も行われるようになった。

IV ── PEG の禁忌

2002年に開催されたコンセンサス会議において PEG の禁忌が選定された。

PEG の絶対的な禁忌は少ない(表2)。要は内視鏡自体が施行不可能な場合や、内視鏡を行うだけでも過大な侵襲となるような全身状態不良の例、小手術も躊躇するような高度な出血傾向などが絶対的な禁忌となる。

表3. PEG の相対的禁忌

1.	腹水貯留
2.	極度の肥満
3.	著明な肝腫大
4.	胃の腫瘍性病変や急性粘膜病変
5.	胃手術、その他の上腹部手術の既往
6.	横隔膜ヘルニア
7.	出血傾向
8.	妊娠
9.	門脈圧亢進
10.	腹膜透析
11.	癌性腹膜炎
12.	全身状態不良例
13.	生命予後不良例
14.	非協力的な患者と家族

表2. PEG の絶対的禁忌

1.	通常の内視鏡検査の絶対的禁忌
2.	内視鏡が通過不可能な咽頭・食道狭窄
3.	胃前壁を腹壁に近接できない状況
4.	補正できない出血傾向
5.	消化管閉塞(減圧ドレナージ目的以外の場合)

しかしながらPEGの合併症は決して少なくないため、その危険と患者側の受ける利益を見極めながら、相対的に適応を決めなければならない。表3に示すような例では、PEGが技術的により困難であるか、PEGの効果があまり芳しくないため、より慎重な適応基準を設定すべきである。必要とあれば種々の対策を講じて行うことも可能である。相対的な禁忌とは、裏返せば相対的な適応ともいえる。

V── 適応に関する問題点と再評価(表4)

海外、特に米国においてPEGは日常的な手技であり、また最近ではわが国でもPEGの普及は著しい。PEGの有用性と臨床的意義が広く認識され、社会に貢献しつつあることは大変喜ばしいが、最近ではPEGの濫用を指摘する報告もある。

まず第一に挙げなければならないのは、短期予後不良例に対する濫用であろう。PEGの基本的な適応基準は、向こう1ヵ月以上にわたり経腸栄養管理が必要となることであるが、その予測は結構困難である。ある研究では、約10％のPEG施行例でこの予測が外れるという。

患者側(多くの場合はその家族が代理意思決定者)の理解不足のままに、PEGが行われることも少なくない。インフォームド・コンセントは手技の説明だけでなく、将来の治療ゴールとその中でのPEGのもつ意義、そしてほかの選択肢の存在なども十分に説明すべきである。実際には意思決定者にこれらの情報が提供されていないことが多いと報告されている[5]。不十分なインフォームド・コンセントの根底にあるのは、医療側の視点のみでの適応決定である。まして、医療側の都合でPEGを施行すべきではない。早期退院の理由づけにPEGを行うことは決して許されない。

PEGの手技自体が成功しても、在宅医療の準備不足のために実際に役立たないこともある。在宅管理に対する患者側の積極的な姿勢や、周囲からの支援(医療面・精神面・経済面など)が必須である。

手技を安全、確実に行うことも重要であるが、問題はその後どうなるかである。個々の患者の病状に応じた治療ゴールを明確に設定し、その目標に向けてPEGを活用したい。PEGはあくまでも脇役であり、主役と考えている限り成功は望めない。7,000例以上を対象とした後向き研究でも、PEGが重症例や終末期患者に行われることが多く、果たして患者のQOLや生命予後に貢献しているかどうかの点が未解決である[6]。

これまでのPEGに関する研究の多くは、あまりにも医療側の視点で行われていたきらいがある。以上述べたような正しい適応を考えるうえで、患者立脚型のアウトカム研究が待望される。

表4. PEGの適応に関する問題点

1. 短期予後不良例に対する濫用
2. 不十分なインフォームド・コンセント
3. 医療側の視点のみでの適応決定
4. 在宅医療の準備不足
5. 治療ゴールの不明瞭さ
6. 適切なアウトカム研究の不足

● おわりに

PEGの適応や禁忌につき述べた。研究者や臨床医の創意工夫により、さまざまな応用手技が開発され、特殊病態での適応も広がっているが、やはり適応の多くを占めるのは長期経腸栄養アクセス確保である。単なる造設を目的とせず、対象例の治療目標を達成するうえでPEGを効

果的に活用することが肝要である。

上野文昭

文献

1) American Gastroenterological Association：American Gastroenterological Association technical review on tube feeding for enteral nutrition. Gastroenterology 108：1282-1301, 1995.
2) Norton B, Homer-Ward M, Donnelly MT, et al：A randomised prospective comparison of percutaneous endoscopic gastrostomy and nasogastric tube feeding after dysphagic stroke. BMJ 312：13-16, 1996.
3) Cosentini EP, Sauter T, Gnant M, et al：Outcomes of surgical, percutaneous endoscopic, and percutaneous radiologic gastrostomies. Arch Surg 133：1076-1083, 1998.
4) Herman LL, Hoskins WJ, Shike M：Percutaneous endoscopic gastrostomy for decompression of the stomach and small bowel. Gastroint Endosc 38：314-318, 1992.
5) Callahan CM, Haag KM, Buchanan NN, et al：Decision-making for percutaneous endoscopic gastrostomy among older adults in a community setting. J Am Geriatr Soc 47：1105-1109, 1999.
6) Rabeneck L, Wray NP, Peterson NJ：Long-term outcomes of patients receiving percutenous endoscopic gastrostomy tubes. J Gen Intern Med 11：287-293, 1996.

4 PEGの造設手技

● はじめに

　PEG そのものは開発当初の方法からさまざまな変法が発表され行われている。これらの造設方法は開発者 Ponsky により3つに分類されている。

　1）pull 法：Ponsky らの開発したオリジナルな方法で PEG カテーテルを胃内腔から腹壁外へ引き出して造設する方法（図1）

　2）push 法：Sacks-Vine 法に代表されるガイドワイヤーを軸として PEG カテーテルを腹壁外へ押し出して造設する方法（図2）

　3）introducer 法：門田-上野法や Russell 法に代表されるトロカールを刺入し内筒を抜去しトロカールの外筒を通して PEG カテーテルを胃内に留置する方法（図3）

　この3法が Ponsky 編集による「Techniques of Percutaneous Gastrostomy」（Igaku-Syoin 1988）での分類である。

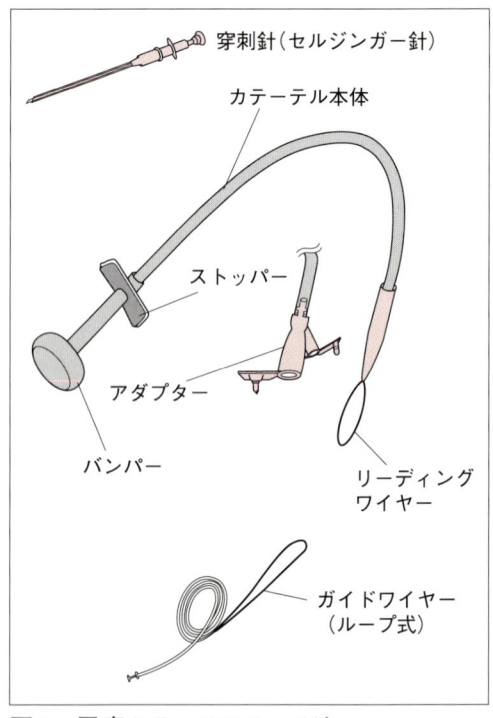

図1．胃瘻カテーテル：pull 法

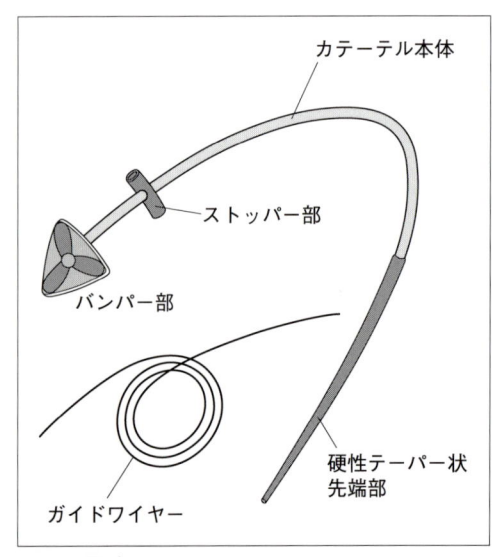

図2．胃瘻カテーテル：push 法

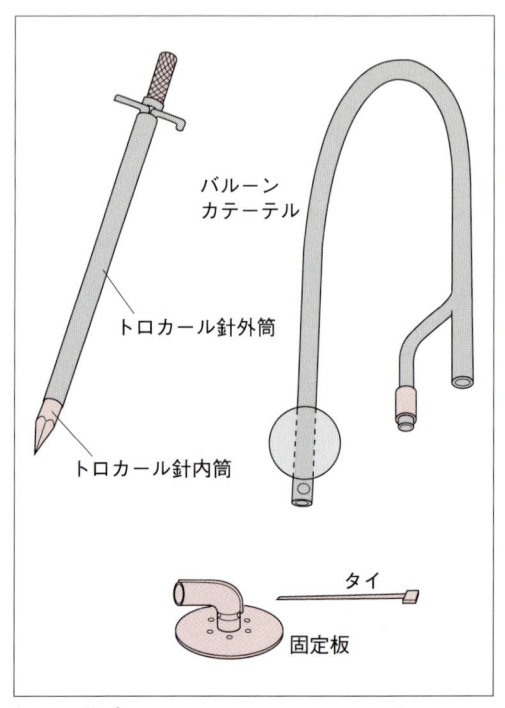

図3．胃瘻カテーテル：introducer 法

I──●どの手技を選択するか

　PEG を造設する前にどの手技を選択するか決定しなければならない。それぞれの手技には特徴がありその特徴により造設時のみならず術後の管理や交換の方法まで異なってくるので介護者や入院受け入れ施設などと十分な相談をしたうえで決定したい。なお特殊な症例での手技の選択については第5章「PEG の特殊症例への手技」(31頁)を参照して頂きたい。

II──●それぞれの手技と管理上の特徴

　それぞれの造設手技には特徴があり、また造設されたカテーテルの形状によっても管理のうえで一長一短がある。**表1**にその特徴をまとめてみた。

表1. 各造設手技の特徴

	pull	push	introducer	One-Step Button
器材				
穿刺針径	14 G(細い)	14 G(細い)	13～15 F(太い)(4 mm 強)	メジャーリングディバイス(中間径)
標準カテーテル径	20、28 Fr	14、18、20 Fr	12、14 Fr	24 Fr(キャップ埋没部は太い)
バンパー形状	ドーム型など	三角型	バルーン	マッシュルーム型
造設操作				
穿刺針の切れ	良好	良好	胃壁に斜めに入ると悪い	胃壁に斜めに入ると悪い。時に切れが悪い場合あり
カテーテルの腹壁への通過状態	問題なし	問題なし	トラカール内を通過するため良好	キャップ埋没部が太く通過不良。強い牽引を必要とする可能性あり
カテーテルへの細菌付着の可能性	可能性あり(口腔内通過)	可能性あり(口腔内通過)	ほとんどなし	可能性あり(口腔内通過)
内視鏡挿入回数	2回	2回	1回	2回
固定具の必要性	なくてもよい	なくてもよい	必須	あった方がよい
適応				
残胃	○	○	△	△
食道噴門部狭窄	×	×	○	×
腹水症例	○	○	○	△
減圧用	○	○	△	△
管理上				
カテーテル区分	バンパー型	バンパー型	バルーン型	ボタン型
胃壁への圧迫力	強い	強い	弱い	強い
バンパー埋没	可能性あり	可能性あり	なし	可能性あり
自己抜去への抵抗性	強い	強い	弱い	弱い(但しつかみ難い)
バルーン破損漏れ	なし	なし	あり	なし
蒸留水の確認	必要なし	必要なし	必要あり	必要なし
清拭、入浴時	カテーテルが邪魔	カテーテルが邪魔	カテーテルが邪魔	介護容易
栄養注入時の接続	衣服の外で容易	衣服の外で容易	衣服の外で容易	脱衣あるいは一部を外す必要あり煩雑
カテーテル内汚染	あり	あり	あり	少ない
カテーテル交換時				
疼痛の有無	あり	あり	なし	あり
操作	やや煩雑	やや煩雑	容易	やや煩雑

1．各手技の特徴

❶pull法

穿刺針はセルジンガー針を用いるため、ほかの臓器損傷が少なく切除胃など狭い範囲の刺入部位でも造設可能である。腹壁固定具は別に購入しなければならない。カテーテルは20フレンチサイズ(Fr)が標準で採用されており栄養注入時に詰まりにくい。経口的にカテーテルを留置するため口内細菌がカテーテルに付着する可能性が否定できない。バンパーの確認のため内視鏡を2回挿入しなければならない。食道噴門部に狭窄があるとバンパーでこすれて出血する可能性あり。狭窄が強いとバンパーが入っていかない。バンパーの形状によっては用手的交換が可能であるが多少の痛みを伴う。管理上ではintroducer法のようなバルーンの蒸留水の定期的な確認などは必要がない。管理上からは最も楽である。

❷push法

セルジンガー針を用いるため穿刺に関してはpull法と同様である。キットによっては腹壁固定具がセットに組まれており固定具の新たな購入は不要である。有腹水症例や自己抜去の可能性の強い症例ではこのキットの使用が必須である。このメーカーのカテーテルは18 Frであるが20 Frと差はない。但し用手的なカテーテル交換はバンパーの形状上不可能で内視鏡を用いた交換となる。そのほか、挿入法を除いて内視鏡を2回挿入しなければいけないことも含め管理上からはpull法と同じである。

❸introducer法

穿刺針が太いため刺入時の制限はpull法やpush法に比べて多い。バルーンの早期破損事故予防のため腹壁固定は必須である。カテーテルは細くpull法やpush法に比べて詰まりやすい。造設手技としてカテーテルが口腔内を通過しないため口腔内の細菌汚染はない。内視鏡の挿入は1回で済む。バンパーはpull法やpush法に比べてバルーンであるので粘膜に対しては最もソフトである。バルーンの確認のため1～2週間に1度蒸留水を抜き、新たに蒸留水を入れる作業が必要である。カテーテルを固定板で固定しておかないと蠕動で十二指腸へ入り込み十二指腸閉塞を起こして注入した栄養剤を嘔吐することがある。カテーテルの交換は容易で看護サイドで可能である。交換時の痛みもほとんどない。キット自体はほかの方法のキットより安価である。

Ⅲ──●術前処置

1）**剃毛**：特に毛深い場合には両乳腺を結んだ線より下、臍部まで行う。
2）**浣腸**：結腸特に横行結腸がガスで充満していると誤穿刺の危険性がある。腸を空虚にしておいた方がよい。
3）**禁飲食**：術当日朝から禁飲食とし点滴を投与しておく。経鼻胃管からの栄養投与も中止する。
4）**前投薬**：特に必要はない。
5）**口腔ケア**：施行2～3日前からうがいや口腔ケアを行う。

Ⅳ── 施行場所

通常は内視鏡室または病室のベッドサイドで行う。開腹手術の既往のある場合や消化管狭窄でブジーを行う場合はX線室で透視下に行う。

Ⅴ── 準備器材

❶ 基本器材（キットによって内容が異なるため必要なものを増減すること）

- 直視型電子内視鏡
- 手術用滅菌シーツ小5枚（4枚は術野の被覆に1枚は処置台に広げPEGキットを置く）および布鉗子4本
- 滅菌手袋
- 鎮痛剤：塩酸ペチジン（オピスタン®）35 mg、鎮静剤：フルニトラゼパム（ロピプノール®）など
- 局麻用1％キシロカイン
- 10 mℓ注射器2本（局麻用およびintroducer法のバルーン注入用）
- 消毒薬（イソジン® など）
- PEGキット一式
- ＃11 メス
- ポリペクトミー用スネア鉗子（使い古しでよい）
- 直剪刀
- ガーゼ数枚
- 絆創膏
- T-ファスナーおよびT-ファスナー固定用ペンチまたは鮒田式腹壁固定具

❷ 症例により準備するもの

- 消化管ブジーおよびガイドワイヤー：食道噴門部の狭窄例の拡張用

Ⅵ── 手技の実際

すべての手技で穿刺針を刺すところまでは共通の手技である。本来ならば共通の手技は一括して記述しその他の相違部分のみ別に記述すればよいが、読者がこの本を参考にしながら手技を行う場合にはページをめくったり戻したりしなければならず煩雑になる。ここではそれぞれの手技ごとに体位の項から順次省略せずに記述することにした。したがって時間のあるときに読まれる場合は1)〜9)までは同一の記載であるので、飛ばして読んで頂いて結構である。

1. pull法の手順

1) 体位：仰臥位で行う。
2) 咽頭麻酔：可能であればキシロカイン® ビスカスで、不可能の場合はキシロカイン® スプレーを行う。
3) 鎮痛・鎮静剤の投与：鎮痛剤として塩酸ペチジン1/2〜1アンプル静注、鎮静剤としてフ

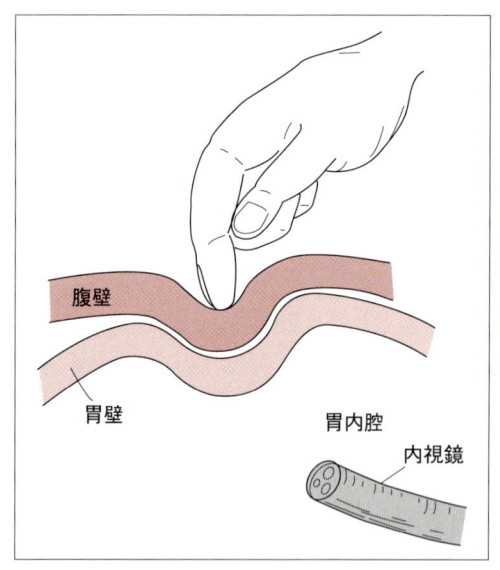

図 4．穿刺部位の決定(1)
腹壁と胃壁の間に介在物がない場合は胃内腔からの観察で胃壁が圧迫に応じて粘膜下腫瘍様に内腔に盛り上がる。

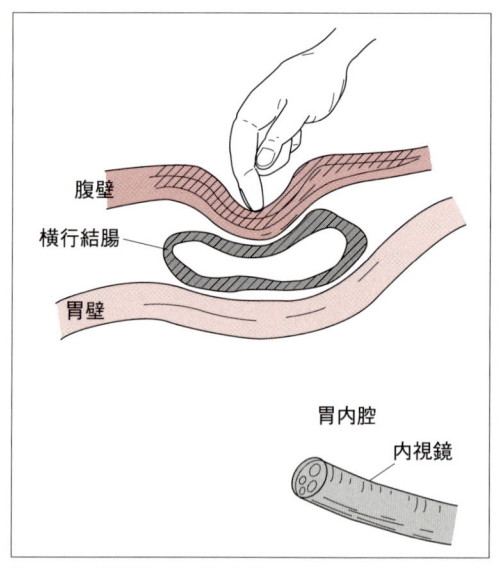

図 5．穿刺部位の決定(2)
胃壁と腹壁の間に介在物（横行結腸や肝左葉）があると、胃壁は圧迫に応じて全体的に平らな隆起を示すが、粘膜下腫瘍様の盛り上がりは示さない。

ルニトラゼパム 2 ml を 20 ml で薄め効果をみながら静注。

　4）**腹部の消毒**：イソジン® で上腹部を十分な範囲にかけて消毒し滅菌シーツをかける。

　5）**内視鏡の挿入と胃内の観察**：内視鏡を胃内まで挿入し胃液を十分吸引した後、胃内を観察する。

　6）**穿刺部位の決定**：内視鏡で送気し胃を十分にふくらませる。次いで穿刺医師は左肋骨弓下 3〜5 cm くらいの部位を指で強めに圧迫し、その圧迫に応じて胃壁が粘膜下腫瘍様に盛り上がる部位を探す（図 4）。胃壁と腹壁の間に結腸や肝左葉が入っていると粘膜下腫瘍様の盛り上がり方はしない（図 5）。十分な時間をかけてこの部位を探す。どうしても粘膜下腫瘍様に盛り上がってこないときは超音波診断装置や X 線透視下で穿刺部位を検索する。

　7）**局所麻酔**：穿刺部位が決定したらその周囲に十分な局所浸潤麻酔を行う。腹壁胃壁の固定を行う場合はその範囲を広くする。

　8）**胃瘻周囲の腹壁胃壁の固定**：腹壁と胃壁の固定は可能であればやっておいた方がよい。胃瘻造設によって起こる腹壁と胃壁の癒着はその範囲が思ったより少ない。カテーテル交換を内視鏡を用いず用手的に行う場合、カテーテル再挿入時にカテーテル先端で癒着を剥離し、カテーテル先端が腹腔内に入ることがある。癒着範囲を広くするために T-ファスナーまたは鮒田式腹壁固定具で腹壁胃壁の固定を行っておいた方が安全である。この固定は introducer 法でバルーンカテーテルを用いる場合や腹水のある症例に胃瘻を造設する場合には必須となる。癒着面積を瘻孔の全周にわたって広くする場合は、3 点以上の固定が必要である。2 点では固定されていない方向の癒着面積は広がらない。通常われわれは 3 点の固定を行い、有腹水症例では胃瘻周囲に 4 点の固定を置いている。

　9）**皮膚切開**：3 点固定した T-ファスナーの間でカテーテルの太さより 2〜3 mm 大きめの

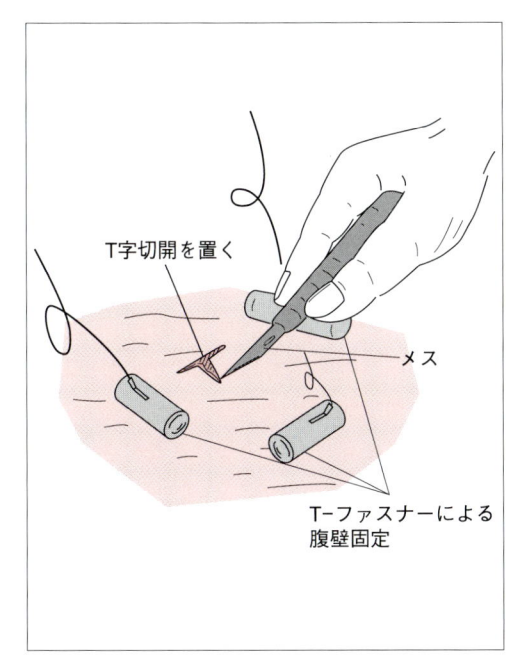

図6. 腹壁固定とT字切開
腹壁固定の中心で約1cmのT字型の皮膚切開を置く。

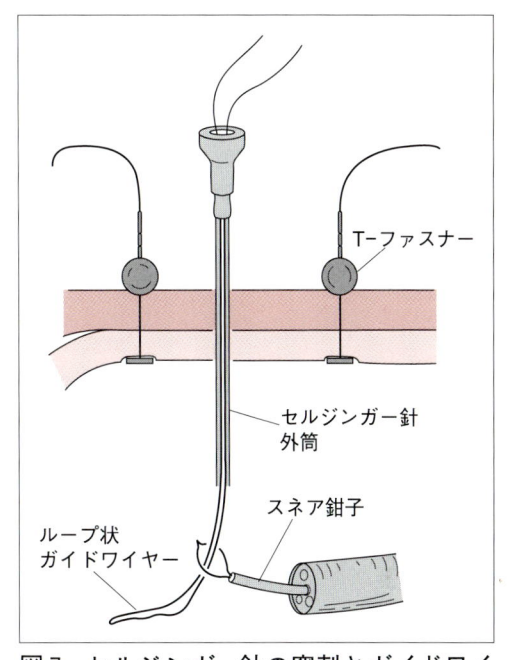

図7. セルジンガー針の穿刺とガイドワイヤーの送り込み
送り込んだループ状ガイドワイヤーを内視鏡のスネア鉗子で把持し、内視鏡とともに口腔外へ抜去する。

皮膚切開を置く(図6)。皮膚切開は真皮まで完全に切開する。皮下脂肪や腹直筋前鞘は切開をする必要はない。カテーテルの太さギリギリであるとカテーテルを引き抜くとき痛みが強かったり、早期に瘻孔周囲炎を起こしたとき浸出液や膿の排泄口がなくなるため感染を助長することになる。通常われわれは1cm程度のT字切開を置くようにしている。

10) **穿刺とガイドワイヤーの送り込み**：皮膚切開部からセルジンガー針を胃内に向け穿刺する。内視鏡で針先が胃内に到達したことを確認する。胃内ではスネア鉗子でセルジンガー針をつかんでおく。これは患者の体動や吃逆でセルジンガー針が抜去することの防止のためである。セルジンガー針を把持したら、その内筒を抜去し付属のループ状ガイドワイヤーを胃内に送り込む。

11) **ガイドワイヤーの把持と口腔外への引き出し**：ガイドワイヤーが針先から出てきたら締めていたスネアをいったん軽くゆるめてガイドワイヤーの方へずらし、再度スネアを絞り込んで今度はガイドワイヤーだけを把持する(図7)。把持したガイドワイヤーを内視鏡とともに口腔外に引き出す。

12) **ガイドワイヤーとカテーテルの結びつけ**：pull法のガイドワイヤーはループ状になっている。口腔外へ引き出したガイドワイヤーとPEGカテーテルの先端の輪になったリーディングワイヤーを結びつける(図8)。

13) **カテーテルの留置**：口腔外でイソジン® 液を含ませたガーゼでカテーテルを消毒する。カテーテルを結びつけたガイドワイヤーの腹壁の外へ出ている部分を引き、カテーテルが腹壁から出てバンパーの抵抗のあるところまで引き出す。

現在のカテーテルにはバンパー部分からの距離目盛りを打ってあるものが多くこれらの目盛りの数字を目安にするのもよい。

14）**バンパー位置の確認**：再度内視鏡を挿入しカテーテルのバンパー部分が胃壁に密着していることを確認する。

15）**ストッパーでの固定**：リーディングワイヤーを根元で切りストッパーを入れ内視鏡でバンパーが胃壁から1〜2cm離れた箇所になるよう観察しながらストッパーを固定する（図9）。但しT-ファスナーで固定を行わなかった場合は胃壁と腹壁をバンパーとストッパーで挟み込むようにする(図10)。締めつけの程度は腹壁外でカテーテルをねじって回すと胃内腔でバンパーが十分回るくらいにとどめておく。過度の締めつけは粘膜の圧迫壊死を起こすため避けなければならない。

16）**コネクターの取りつけ**：腹壁から出たカテーテルを必要な長さで切り、コネクターを取りつける。

17）最後に瘻孔周囲を消毒しガーゼで覆い絆創膏で固定する。

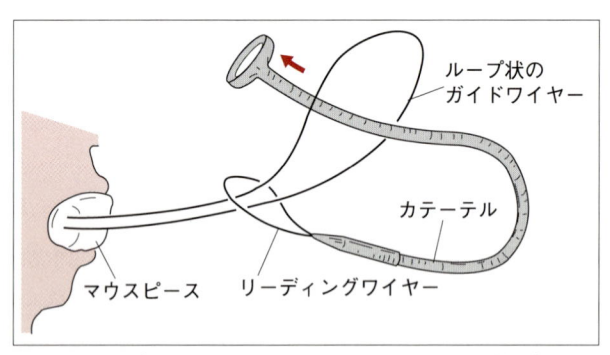

図8．ループ状ガイドワイヤーとカテーテルの結びつけ
口腔外から出したループ状ガイドワイヤーを上図の如くカテーテルに結びつける。

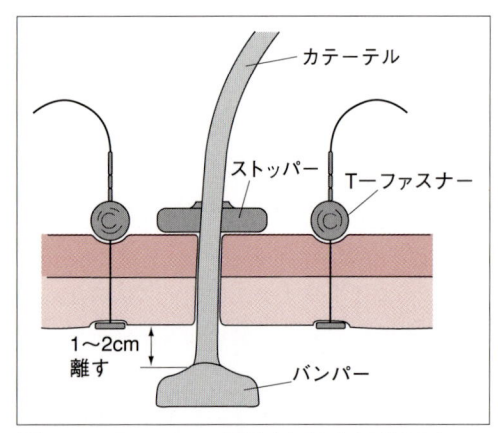

図9．カテーテルの固定(1) 固定具使用時
固定具（T-ファスナー）で固定するためバンパーとストッパーで腹壁胃壁固定をする必要はない。

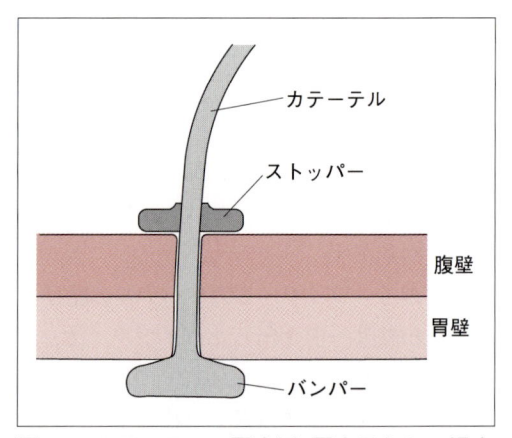

図10．カテーテルの固定(2) 固定具なしの場合
バンパーとストッパーの締めを利用して腹壁と胃壁を固定する。

2．push 法の手順

1）**体位**：仰臥位で行う。
2）**咽頭麻酔**：可能であればキシロカイン® ビスカスで、不可能の場合はキシロカイン® スプレーを行う。
3）**鎮痛・鎮静剤の投与**：鎮痛剤として塩酸ペチジン 1/2〜1 アンプル静注、鎮静剤としてフルニトラゼパム 2 ml を 20 ml で薄め効果をみながら静注。
4）**腹部の消毒**：イソジン® で上腹部を十分な範囲にかけて消毒し滅菌シーツをかける。
5）**内視鏡の挿入と胃内の観察**：内視鏡を胃内まで挿入し胃液を十分吸引した後、胃内を観察する。
6）**穿刺部位の決定**：内視鏡で送気し胃を十分にふくらませる。次いで穿刺医師は左肋骨弓下 3〜5 cm くらいの部位を指で強めに圧迫し、その圧迫に応じて胃壁が粘膜下腫瘍様に盛り上がる部位を探す(図 11)。胃壁と腹壁の間に結腸や肝左葉が入っていると粘膜下腫瘍様の盛り上がり方はしない(図 12)。十分な時間をかけてこの部位を探す。どうしても粘膜下腫瘍様に盛り上がってこないときは、超音波診断装置や X 線透視下で穿刺部位を検索する。
7）**局所麻酔**：穿刺部位が決定したらその周囲に十分な局所浸潤麻酔を行う。腹壁胃壁の固定を行う場合はその範囲を広くする。
8）**胃瘻周囲の腹壁胃壁の固定**：腹壁と胃壁の固定は可能であればやっておいた方がよい。胃瘻造設によって起こる腹壁と胃壁の癒着はその範囲が思ったより少ない。カテーテル交換を内視鏡を用いず用手的に行う場合、カテーテル再挿入時にカテーテル先端で癒着を剥離しカテーテル先端が腹腔内に入ることがある。癒着範囲を広くするために T-ファスナーまたは鮒田式腹壁固定具で腹壁胃壁の固定を行っておいた方が安全である。この固定は introducer 法でバルーンカテーテルを用いる場合や腹水のある症例に胃瘻を造設する場合には必須となる。癒着面積を瘻孔の全周にわたって広くする場合は、3 点以上の固定が必要である。2 点では固定さ

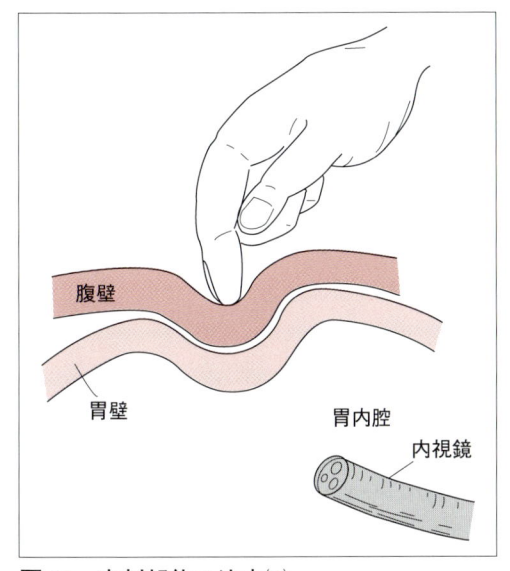

図 11．穿刺部位の決定(1)

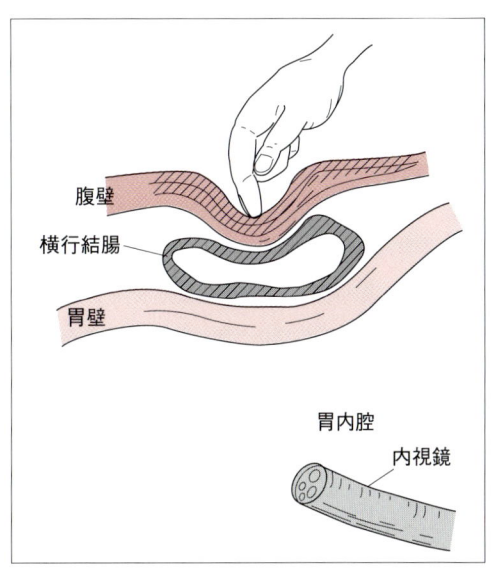

図 12．穿刺部位の決定(2)

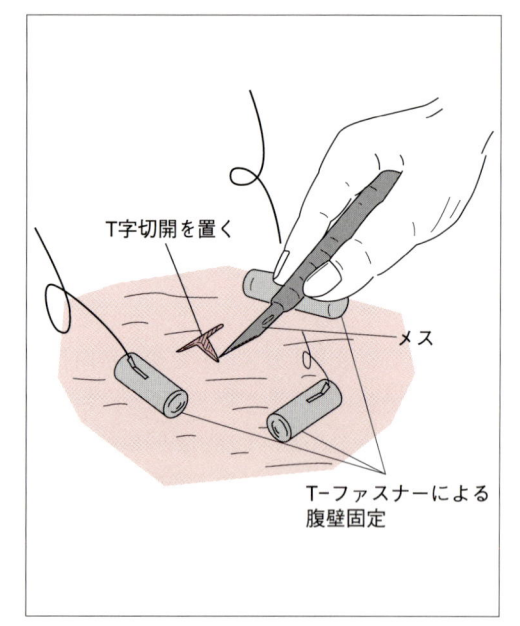

図 13．腹壁固定と T 字切開

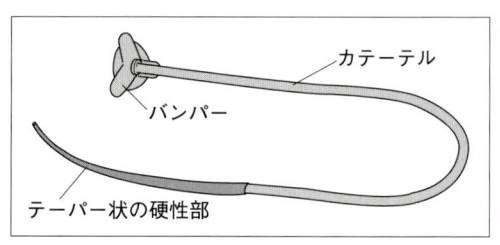

図 14．push 式カテーテル

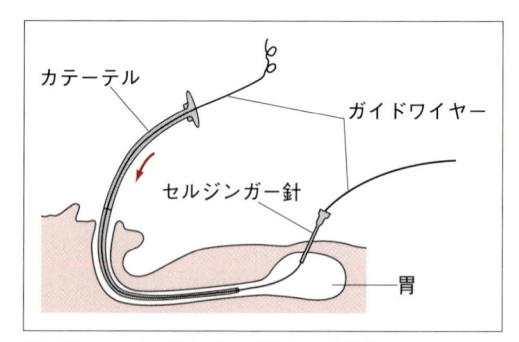

図 15．push 式カテーテルの留置

れていない方向の癒着面積は広がらない。通常われわれは 3 点の固定を行い、有腹水症例では胃瘻周囲に 4 点の固定を置いている。

9）**皮膚切開**：3 点固定した T-ファスナーの間でカテーテルの太さより 2〜3 mm 大きめの皮膚切開を置く（図 13）。皮膚切開は真皮まで完全に切開する。皮下脂肪や腹直筋前鞘は切開をする必要はない。カテーテルの太さギリギリであるとカテーテルを引き抜くとき痛みが強かったり早期に瘻孔周囲炎を起こしたとき浸出液や膿の排泄口がなくなるため感染を助長することになる。通常われわれは 1 cm 程度の T 字切開を置くようにしている。

10）**穿刺とガイドワイヤーの送り込み**：穿刺とガイドワイヤーの送り込みの操作は pull 法と基本的に同じである。しかしガイドワイヤーの形状はループ状ではなく通常の 1 本の線状である。この把持したガイドワイヤーを内視鏡とともに口腔外に引き出す。ガイドワイヤーは十分な長さだけ引き出す。push 法カテーテルは先端からバンパー部まで中空になっており先端部は腹壁を貫くため硬いテーパー状を呈している（図 14）。引き出したガイドワイヤーを中空になったカテーテルの先端から中に通す。

11）**カテーテルの留置**：腹壁側および口腔側のガイドワイヤー両端を引き伸展させながらカテーテルを口腔側から押し込んでいく（図 15）。この胃壁に対して押し込んでいく操作をもって push 法と名づけられている。カテーテル先端が腹壁外に出たらそのカテーテルを引っ張ってバンパーの当たるところでいったん止める。

12）**バンパー位置の確認**：再度内視鏡を挿入しカテーテルのバンパー部分が胃壁に密着していることを確認する。

13）**ストッパーでの固定**：ストッパーを入れ内視鏡でバンパーが胃壁から 1〜2 cm 離れた箇所になるよう観察しながらストッパーを固定する（図 9：22 頁）。但し T-ファスナーで固定を行わなかった場合は胃壁と腹壁をバンパーとストッパーで挟み込むようにする（図 10：22 頁）。締めつけの程度は腹壁外でカテーテルをねじって回すと胃内腔でバンパーが十分回るくら

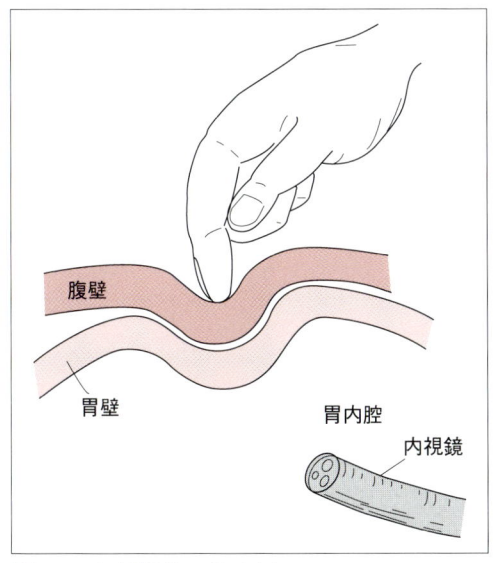

図16. 穿刺部位の決定(1)

図17. 穿刺部位の決定(2)

いにとどめておく。過度の締めつけは粘膜の圧迫壊死を起こすため避けなければならない。

14）コネクターの取りつけ：腹壁から出たカテーテルを必要な長さで切りコネクターを取りつける。

15）最後に瘻孔周囲を消毒しガーゼで覆い絆創膏で固定する。

3．introducer法の手順

introducer法ではバルーンの早期破損事故防止のため腹壁胃壁固定は必ず行った方がよい。

1）**体位**：仰臥位で行う。

2）**咽頭麻酔**：可能であればキシロカイン® ビスカスで、不可能の場合はキシロカイン® スプレーを行う。

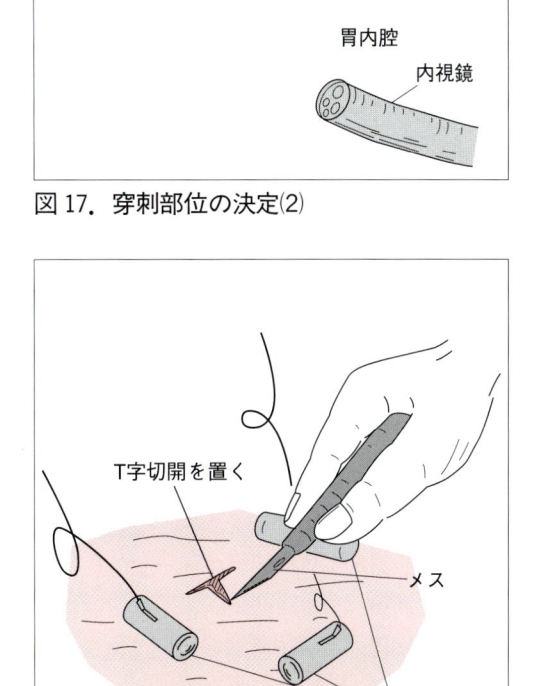

図18. 腹壁固定とT字切開

3）**鎮痛・鎮静剤の投与**：鎮痛剤として塩酸ペチジン1/2〜1アンプル静注、鎮静剤としてフルニトラゼパム2 mlを20 mlで薄め効果をみながら静注。

4）**腹部の消毒**：イソジン® で上腹部を十分な範囲にかけて消毒し滅菌シーツをかける。

5）**内視鏡の挿入と胃内の観察**：内視鏡を胃内まで挿入し胃液を十分吸引した後、胃内を観察する。

6）**穿刺部位の決定**：内視鏡で送気し胃を十分にふくらませる。次いで穿刺医師は左肋骨弓下3〜5 cmくらいの部位を指で強めに圧迫し、その圧迫に応じて胃壁が粘膜下腫瘍様に盛り上

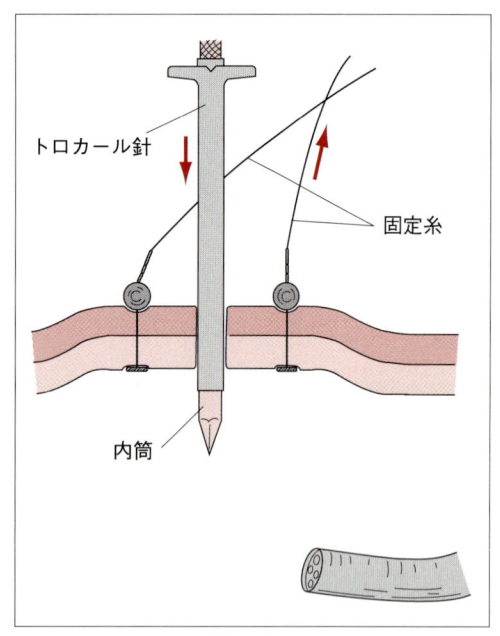

図 19．トロカール針の刺入

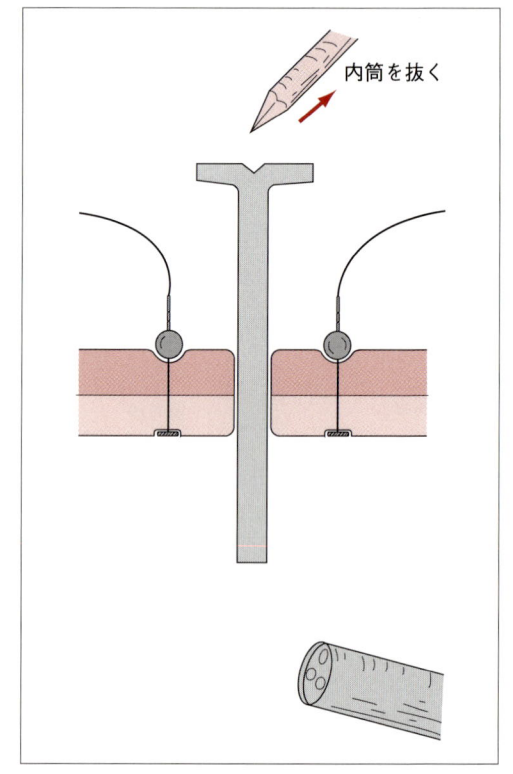

図 20．トロカール針内筒の抜去

がる部位を探す(図 16)。胃壁と腹壁の間に結腸や肝左葉が入っていると粘膜下腫瘍様の盛り上がり方はしない(図 17)。十分な時間をかけてこの部位を探す。どうしても粘膜下腫瘍様に盛り上がってこないときは、超音波診断装置やX線透視下で穿刺部位を検索する。

　7）局所麻酔：穿刺部位が決定したらその周囲に十分な局所浸潤麻酔を行う。腹壁胃壁の固定を行う場合はその範囲を広くする。

　8）胃瘻周囲の腹壁胃壁の固定：腹壁と胃壁の固定は introducer 法では必須と考えていた方がよい。バルーンの破損やバルーン内の蒸留水の漏れによる事故が報告されている。また胃瘻造設によって起こる腹壁と胃壁の癒着はその範囲が思ったより少ない。カテーテル交換を内視鏡を用いず用手的に行う場合カテーテル再挿入時にカテーテル先端で癒着を剝離しカテーテル先端が腹腔内に入ることがある。癒着範囲を広くするための腹壁胃壁の固定の意味もある。癒着面積を瘻孔の全周にわたって広くする場合は、3点以上の固定が必要である。2点では固定されていない方向の癒着面積は広がらない。通常われわれは3点の固定を行い、有腹水症例では胃瘻周囲に4点の固定を置いている。

　9）皮膚切開：3点固定したTーファスナーの間でカテーテルの太さより2〜3 mm 大きめの皮膚切開を置く(図 18)。皮膚切開は真皮まで完全に切開する。皮下脂肪や腹直筋前鞘は切開をする必要はない。カテーテルの太さギリギリであるとカテーテルを引き抜くとき痛みが強かったり早期に瘻孔周囲炎を起こしたとき浸出液や膿の排泄口がなくなるため感染を助長することになる。通常われわれは 1 cm 程度の T 字切開を置くようにしている。

　10）トロカール針の刺入：固定の糸を引きながらトロカール針を胃内腔に突き刺す(図 19)。トロカール針はセルジンガー針と異なり太いため切れが悪いことがある。固定の糸を引きながらの方が刺入が容易である。

図21. バルーンカテーテルの挿入

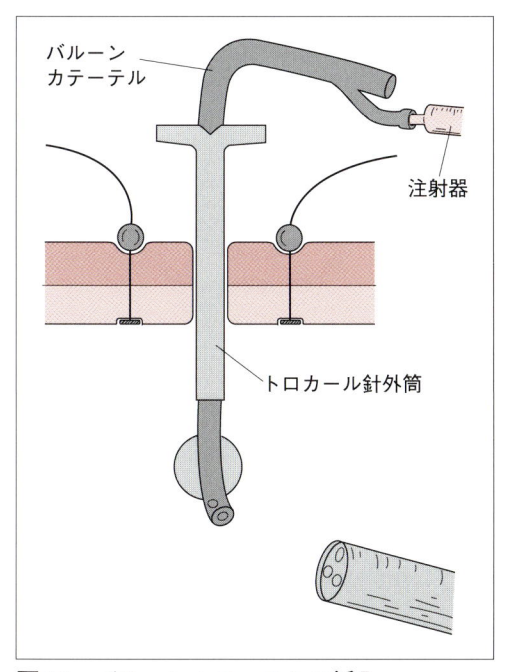

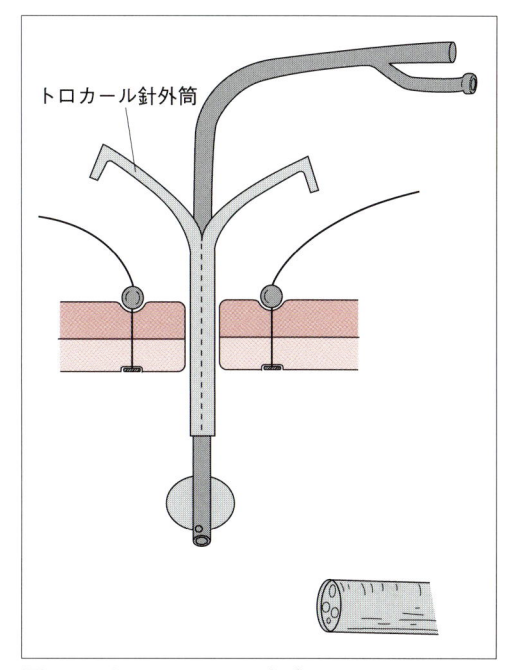

図22. ピールアウェイ方式によるトロカール針外筒の抜去

11）バルーンカテーテルの挿入：トロカール針の内筒を抜去し（図20）バルーンカテーテルを挿入する。

12）バルーンの注水：蒸留水を指定量注入しバルーンをふくらませる（図21）。

13）外筒の抜去：トロカール針の外筒を引き裂きながら抜き取る（図22）。外筒はピールアウェイ方式で容易に裂くことが可能である。

14）固定板の取りつけ：ストッパー作用をする固定板を取りつけタイで固定する。

15）最後に瘻孔周囲を消毒しガーゼで覆い絆創膏で固定する。

4．One-Step Button(OSB)の手順

基本手技は pull 法である。穿刺針が特別のものを使うことと、埋め込んである One-Step Button を引き出す操作が加わる。

1）体位：仰臥位で行う。

2）咽頭麻酔：可能であればキシロカイン® ビスカスで不可能の場合はキシロカイン® スプレーを行う。

3）鎮痛・鎮静剤の投与：鎮痛剤として塩酸ペチジン 1/2～1 アンプル静注、鎮静剤としてフルニトラゼパム 2 ml を 20 ml で薄め効果をみながら静注。

4）腹部の消毒：イソジン® で上腹部を十分な範囲にかけて消毒し滅菌シーツをかける。

5）内視鏡の挿入と胃内の観察：内視鏡を胃内まで挿入し胃液を十分吸引した後、胃内を観察する。

6）穿刺部位の決定：内視鏡で送気し胃を十分にふくらませる。次いで穿刺医師は左肋骨弓下 3～5 cm くらいの部位を指で強めに圧迫し、その圧迫に応じて胃壁が粘膜下腫瘍様に盛り上

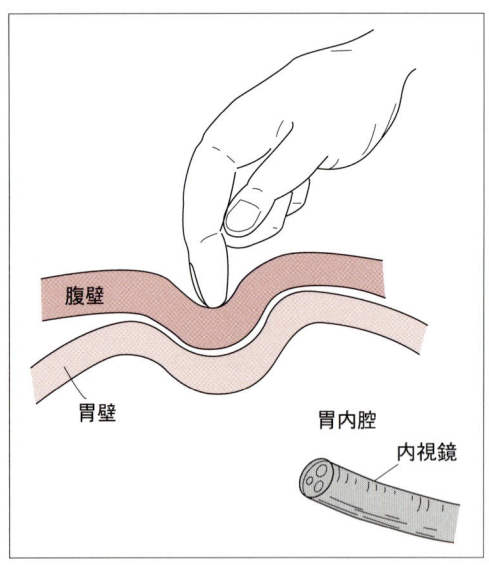

図23. 穿刺部位の決定(1)

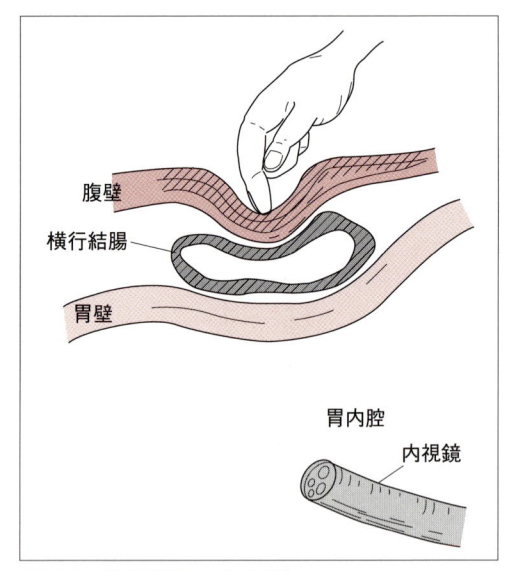

図24. 穿刺部位の決定(2)

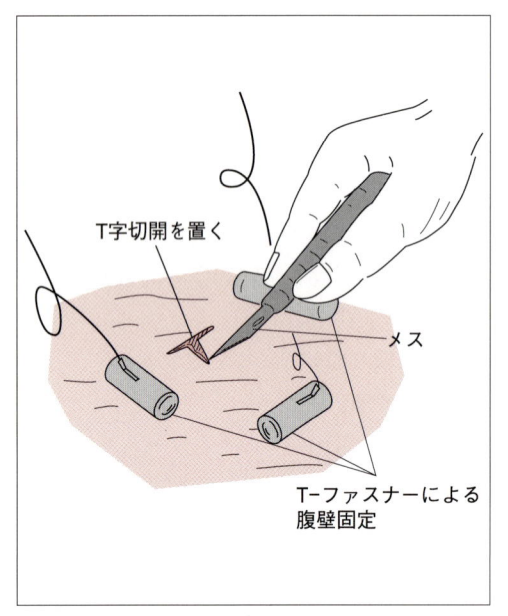

図25. 腹壁固定とT字切開

がる部位を探す(図23)。胃壁と腹壁の間に結腸や肝左葉が入っていると粘膜下腫瘍様の盛り上がり方はしない(図24)。十分な時間をかけてこの部位を探す。どうしても粘膜下腫瘍様に盛り上がってこないときは、超音波診断装置やX線透視下で穿刺部位を検索する。

7）**局所麻酔**：穿刺部位が決定したらその周囲に十分な局所浸潤麻酔を行う。腹壁胃壁の固定を行う場合はその範囲を広くする。

8）**胃瘻周囲の腹壁胃壁の固定**：腹壁と胃壁の固定は可能であればやっておいた方がよい。胃瘻造設によって起こる腹壁と胃壁の癒着はその範囲が思ったより少ない。カテーテル交換を内視鏡を用いず用手的に行う場合、カテーテル再挿入時にカテーテル先端で癒着を剝離し、カテーテル先端が腹腔内に入ることがある。癒着範囲を広くするためにT-ファスナーまたは鮒田式腹壁固定具で腹壁胃壁の固定を行っておいた方が安全である。この固定はintroducer法でバルーンカテーテルを用いる場合や、腹水のある症例に胃瘻を造設する場合には必須となる。癒着面積を瘻孔の全周にわたって広くする場合は、3点以上の固定が必要である。2点では固定されていない方向の癒着面積は広がらない。通常われわれは3点の固定を行い、有腹水症例では胃瘻周囲に4点の固定を置いている。

9）**皮膚切開**：3点固定したT-ファスナーの間でカテーテルの太さより2〜3 mm大きめの皮膚切開を置く(図25)。皮膚切開は真皮まで完全に切開する。皮下脂肪や腹直筋前鞘は切開を

図26. メジャーリングディバイス

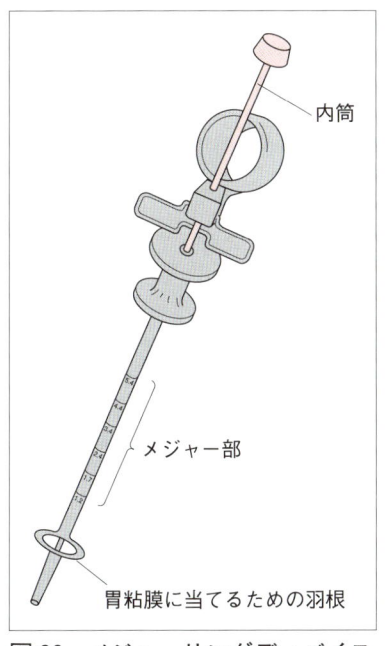

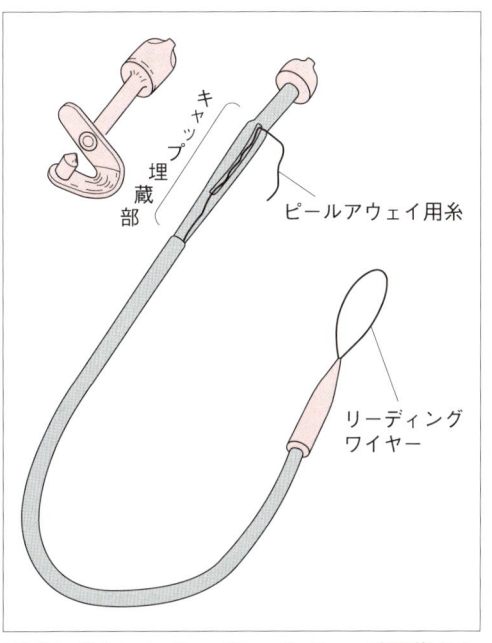

図27. ボタンとOne-Step Buttonが埋蔵されたカテーテル

する必要はない。カテーテルの太さギリギリであるとカテーテルを引き抜くとき痛みが強かったり、早期に瘻孔周囲炎を起こしたとき、浸出液や膿の排泄口がなくなるため感染を助長することになる。通常われわれは1cm程度のT字切開を置くようにしている。

10) **穿刺と腹壁胃壁の厚さの測定**：穿刺針は特別のメジャーリングディバイス(図26)を用いる。メジャーリングディバイスを胃内まで刺入したら先端の羽根の部分を開きその羽根が胃粘膜に当たるまで引き抜き腹壁と胃壁の厚さの和を測定する。壁の厚さに応じて3～4種類の長さのOne-Step Buttonが埋没されたカテーテル(図27)が用意されているので、適当なものを選ぶ。

11) **ガイドワイヤーの送り込み**：メジャーリングディバイスの内筒を抜去しループ状ガイドワイヤーを送り込む。

12) **ガイドワイヤーの把持と口腔外への引き出し**：ガイドワイヤーを胃内でスネア鉗子で把持し内視鏡とともに口腔外へ引き出す。

13) **ガイドワイヤーとカテーテルの結びつけ**：口腔外でループ状ガイドワイヤーをOne-Step Buttonが埋没されたカテーテルのリーディングワイヤーと結びつける(図8：22頁参照)。

14) **メジャーリングディバイスの引き抜きとカテーテルの留置**：メジャーリングディバイスの羽根をゆるめた後、腹壁側のガイドワイヤーを引きメジャーリングディバイスとともにカテーテルを引き出す。カテーテルはバンパーが胃粘膜に当たるところまで引き出す。

15) **バンパー位置の確認**：内視鏡を再度胃内に挿入しバンパーの位置を確認する。

16) **One-Step Buttonの分離**：カテーテル途中のOne-Step Buttonの頭が埋没されているところにあるピールアウェイ用の糸を引き、カテーテルとOne-Step Buttonを分けてしまう。

17) **腹壁の締めつけ**：固定を行った場合は必要ない。固定を行わなかった場合、One-Step

Buttonが長くButtonの頭部と腹壁の隙間が大きい場合は、付属のスペーサーを必要な枚数入れて、腹壁と胃壁が密着するように締める。

18) Button頭部の蓋を閉める。
19) **内視鏡の抜去**：内視鏡を抜去すると同時に周囲を消毒しガーゼをのせて絆創膏で固定する。

嶋尾　仁

参考文献

1) Ponsky JL：Techniques of percutaneous gastrostomy. New York, Igaku-Syoin, 1988.
2) 宮内邦浩, 嶋尾　仁, 森瀬昌樹, ほか：経皮内視鏡的胃瘻造設術；Push法とIntroducer法との比較検討. Gastroenterol Endosc 34：2309-2314, 1992.
3) 上野文昭, 嶋尾　仁, 門田俊夫, ほか：経皮内視鏡的胃瘻造設術と在宅管理. メデイカル・コア, 東京, 1996.
4) 上野文昭, 嶋尾　仁：経皮内視鏡的胃瘻造設術(PEG)ガイドライン. Gastroenterol Endosc 38：504-508, 1996.
5) 嶋尾　仁：PEGの開発適応栄養注入. 在宅医療 3(2)：87-90, 1996.
6) 上野文昭, 嶋尾　仁：経皮内視鏡的胃瘻造設術(PEG)ガイドライン. 消化器内視鏡ガイドライン, 日本消化器内視鏡学会(監修), 日本消化器内視鏡学会卒後教育委員会(責任編集), pp 261-271, 医学書院, 東京, 1999.

5 PEGの特殊症例への手技

● はじめに

　通常のPEGを行う場合以外で、殊に解剖学的あるいは病態的に正常とは異なった状態の症例にPEGを行う場合を取りあげた。それぞれの状態に応じて、施行には十分な注意が必要である。手技的には応用編と考えて頂き、通常のPEGを多少経験なさってから、取り組むのがよいと考える。もちろん症例の状態によっては、PEGが不可能な場合も多く存在するため、常に以下の方法でPEGが可能なわけではないことはわきまえておく必要がある。

I ● 残胃に対する胃瘻造設術

1．残胃での問題点

　残胃症例に対するPEG施行上の問題点は手術による癒着のため、胃以外の臓器、殊に横行結腸の位置の異常があることと、残胃の位置がしばしば通常の穿刺部位にはないことである。横行結腸は術後では皮膚切開創（多くは上腹部正中切開）に強く癒着し、蠕動に伴う可動性は著しく制限されている。多くは通常の穿刺部位である上腹部に癒着していることが多い（図1）。残胃の位置は胸腔側に挙上されており、その傾向はビルロートI（Billroth-I：B-I）法（図2-1）より、ビルロートII（Billroth-II：B-II）法（図2-2）やルーワイ

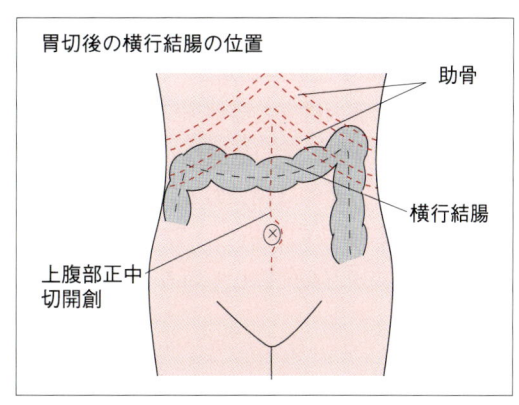

図1．横行結腸の癒着部位

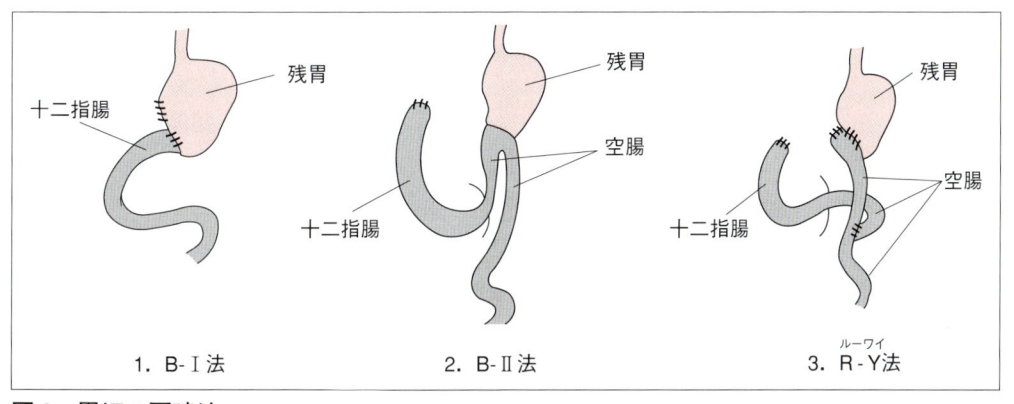

図2．胃切の再建法

1．B-I法　　2．B-II法　　3．R-Y法

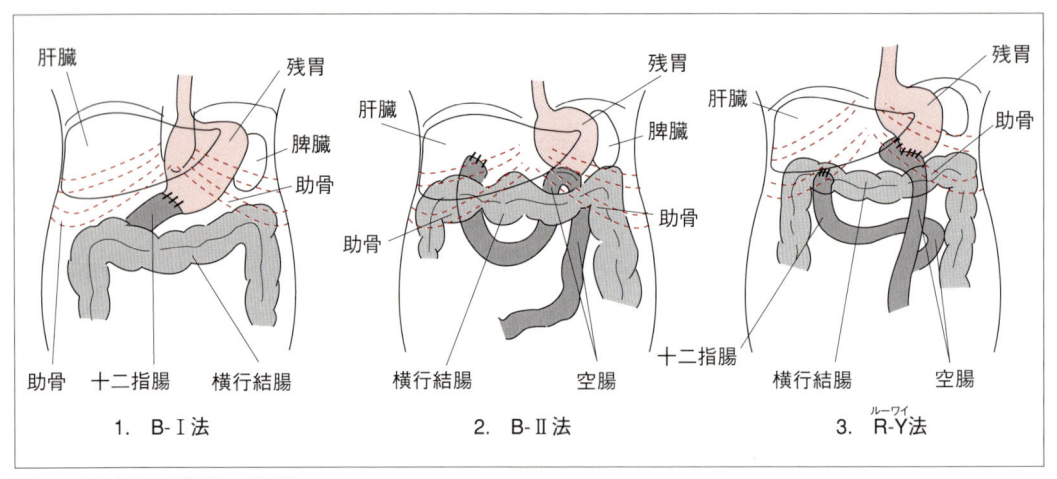

図3. 再建法と残胃の位置

(Roux-Y：R-Y)再建法(図2-3)に著しい。図3に再建法と各臓器の位置関係を示した。B-I法では吻合部近傍が腹壁直下に現れることが多い(図3-1)が、B-II法(図3-2)やR-Y法(図3-3)では残胃は肋骨弓に隠れてしまう。

2．残胃のPEG造設法

❶臓器の位置確認法

まず、各臓器の位置と穿刺部位との関係を確認することが重要である。通常の腹壁圧迫法のみでは結腸誤穿刺などの危険性が高い。各臓器の位置を確認する手段として、比較的手軽に用いられるのは、X線透視である。

❷造設手技の選択

腹壁直下に残胃が位置しているときはどの造設手技でも可能であるが、肋骨弓に隠れている場合は、pull法やpush法など穿刺針が細い造設手技を選択する。また、残胃が極端に胸腔側へ変位している場合には通常の穿刺針では届かない場合も出てくる。通常のキットに含まれている穿刺針以外に14 Gage(ゲージ)のロングエラスター針を用意しておくとよい。

❸手技の実際

X線透視では内視鏡を胃内に挿入し、送気すると残胃の位置が明らかになる。また横行結腸もガス像で走行位置がある程度確認できる。体表の肋骨弓から少し離れ

図4. 残胃への穿刺針の刺入法

た部位で横行結腸誤穿刺を避け得る部位を探し、局所麻酔、および皮膚切開を行った後、X線透視で確認をしながら残胃に向けて穿刺針を刺していく。実際には図4のように針は胸腔側に向けて斜めに入っていくことが多い。穿刺針が胃内に到達したら、それ以降の手技は基本手技と変わらない。胃切術後では、胃の周囲は癒着していることが多く、通常のPEGのように、バンパーとストッパーで腹壁と胃壁を締めつける必要はなくなる。ストッパーはゆるめたままにしておくのがよい。

II ── 内視鏡的空腸瘻造設術

内視鏡的空腸瘻は既に造設したPEGカテーテルの中を、専用の細い栄養チューブ(図5)を通し、その先端を経十二指腸的に空腸に誘導する手技である。

1. 適応

通常のPEGでは栄養補給が不可能な場合がその適応となり、具体的には、胃食道逆流(gastroesophageal reflux disease；GERD)があり、胃内に注入した栄養剤がしばしば食道内へ逆流し、嚥下性肺炎を頻発する症例などである(第10章「PEGの栄養投与法」Ⅲ. 胃食道逆流症例の栄養投与法、67頁参照)。切除不能の幽門部狭窄がある場合にも、減圧用のPEGと併用し空腸瘻造設を行うと、経鼻栄養管が不要となる。

2. 準備器材

・PEGキット一式(18 Fr以上のカテーテル)
・同じメーカーの空腸瘻用チューブ
・生検鉗子
・X線透視装置

空腸瘻用チューブは一般の経鼻栄養カテーテルで代用できないことはないが、胃瘻カテーテルと栄養カテーテル周囲から漏れてくる胃液の処理をどうするか工夫する必要がある。長期に使用するものであれば専用のカテーテルが便利である。専用の空腸瘻用カテーテルにはアダプターがついており、このアダプターに胃瘻カテーテルをつなぐことで、胃液のカテーテル周囲からの漏れを防ぐことが可能である。

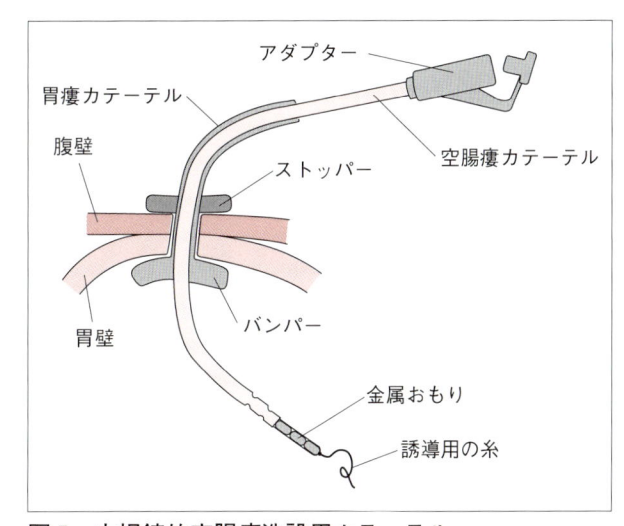

図5. 内視鏡的空腸瘻造設用カテーテル

3．手技の実際

1）pull 法または push 法で PEG を造設する。ストッパーをつけて胃壁腹壁を固定したら、内視鏡は抜去せずにそのまま胃内に留置しておく。

2）アダプターはつけずに、ペアン鉗子などで胃瘻カテーテルをクランプをする。

3）空腸用カテーテルを取り出し長さを確認したうえで、先端がトライツ靱帯を越えて空腸に届くような長さに合わせて、胃瘻カテーテルの長さを調整し切る。この際、空腸カテーテルが胃内でたるむ長さも考慮し、胃瘻カテーテルは短めに切るのがよい。

4）胃瘻カテーテルの切断部から空腸カテーテルを押し込み、胃内に先端がわずかに出るようにする。空腸カテーテルにガイドワイヤーが付属している場合は、ガイドワイヤーをあらかじめ、空腸カテーテルの中に通しておく。

5）内視鏡の生検鉗子で空腸瘻カテーテル先端の糸をしっかりつかむ(図6)。つかんだ生検鉗子は内視鏡の先端近くまで引き寄せておく。

6）鉗子で糸をつかみながら、内視鏡を十二指腸の第2部まで挿入する(図7)。胃瘻カテーテルと空腸カテーテルの隙間から空気が抜けるため、胃は送気してもふくらまず、この操作は意外と難しい。体表からは内視鏡の挿入に合わせて、空腸カテーテルを押し込んでいく。

7）十二指腸第2部に到達したら、X線透視を参考にしながら、空腸カテーテルを生検鉗子ごと可能な限り肛門側へ押し込んでいく(図8)。

8）生検鉗子はそのままにして、内視鏡のみを少しずつ引き抜き、胃内(胃体上部)まで戻す。内視鏡を抜いてくるとき生検鉗子と空腸カテーテルが抜けないように、生検鉗子は内視鏡の手元で押し込んでいく。

9）空腸カテーテル先端を透視で確認しながら、生検鉗子で

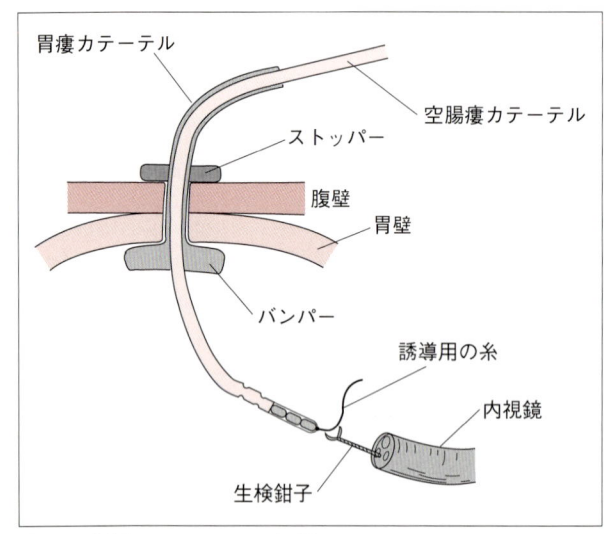

図6．空腸カテーテルの把持

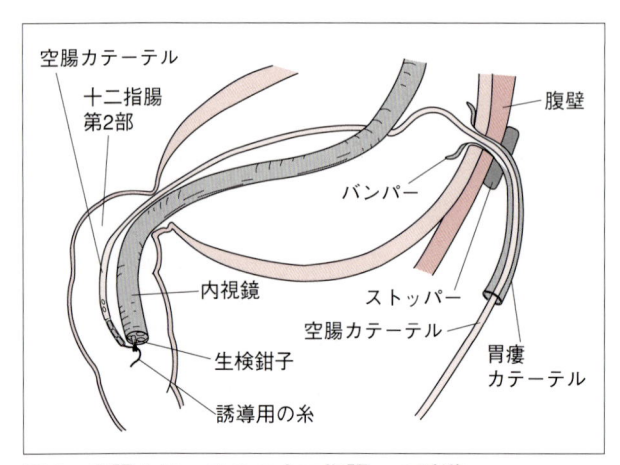

図7．空腸カテーテルの十二指腸への誘導

つかんでいた糸を外し、生検鉗子だけをゆっくり十二指腸から胃内へ引き戻してくる。

10) 透視下で空腸カテーテルを空腸まで誘導する。困難な場合は十二指腸第2部に留置し、ガイドワイヤーは抜去する。

11) 空腸カテーテルのアダプターを胃瘻カテーテルに取りつけ、手技の終了とする。

4．空腸栄養投与

空腸瘻は胃と異なり、貯留スペースは少ない。栄養投与スピードや濃度には十分な注意が必要である。投与スピードが速いと下痢や嘔吐の原因となるし、濃度が濃いと下痢が起こる。均一な投与スピードを守るためには輸液ポンプなどの使用が望ましい。

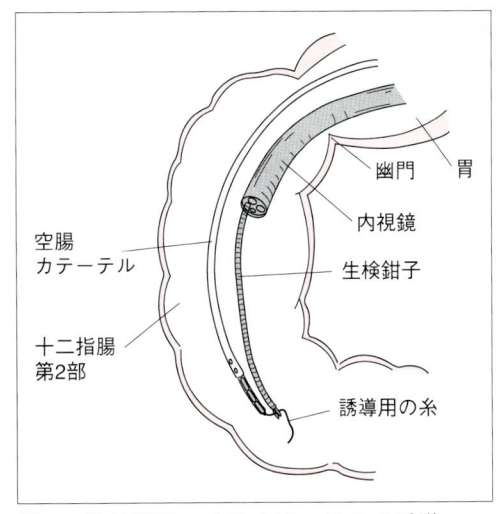

図8．生検鉗子によるカテーテルの誘導

III──●胃全摘術後の空腸瘻

胃全摘後の空腸瘻造設術はごく限られた状況のみで可能で、一般には極めて困難であり、内視鏡的よりは観血的な外科手術で造設されることが多い。また、頸部食道を超音波装置で観察しながら穿刺し、栄養カテーテルを留置する方法が行われている（P-TEG）。内視鏡を用いて腹部からの穿刺での空腸瘻造設が可能なのは、胃全摘後の再建法が結腸前で空腸が挙上されており（通常の再建法は結腸後で空腸挙上）、その空腸が拡張している場合である（図9）。この場合は

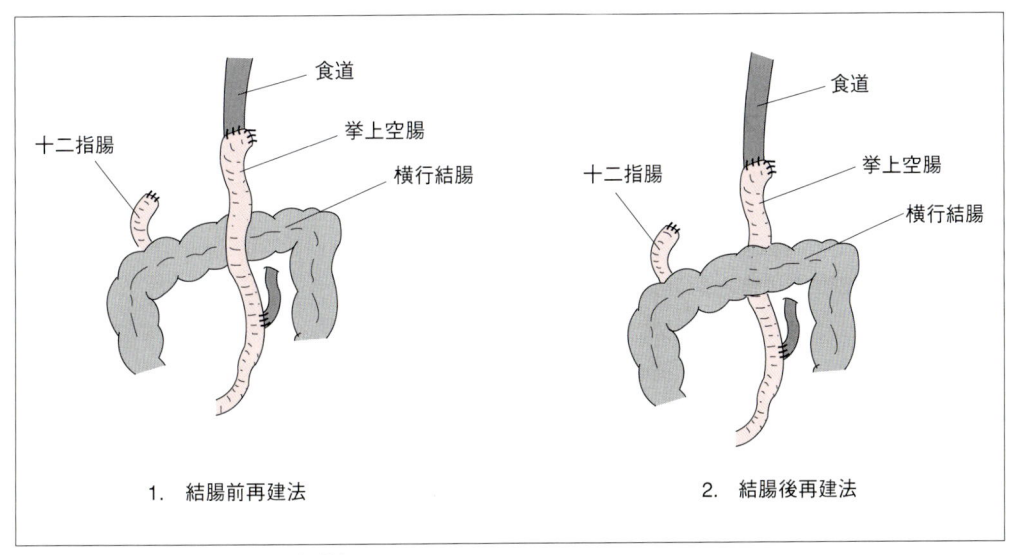

1. 結腸前再建法　　　2. 結腸後再建法

図9．胃全摘後の再建法（R-Y法）

透視下で空腸を確認のうえ、T-ファスナーなどで空腸を腹壁に固定し、その後カテーテルを留置することが可能となる。

IV──腹水症例への胃瘻造設術

通常、腹水が多量に存在すると、胃瘻造設術は偶発症の危険性が高くなる。禁忌あるいは困難と示されている指導書も多い。これは、①腹壁と胃壁の間に腹水が存在するため、腹壁圧迫によっても至適造設部位を探すことが困難であること、②腹水が出現する病態そのものが低栄養を意味し、通常のバンパーとストッパーの圧迫では腹壁胃壁間の癒着が形成されにくいこ

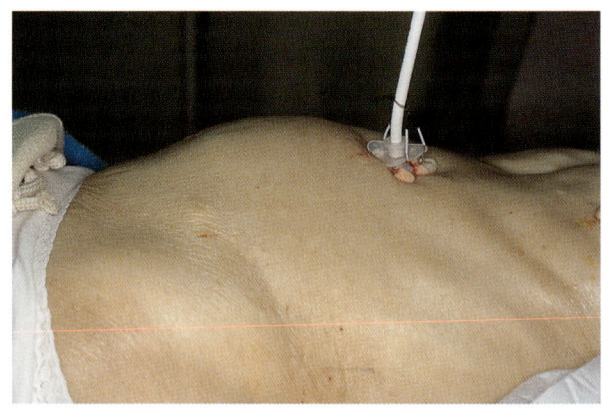

図10. 腹水症例のPEG（癌性腹膜炎に対する減圧症例）

と、③癒着が形成されないと、腹壁のカテーテル周囲から腹水が流出し、その処置が困難であること、④胃壁のカテーテル周囲から胃液などが流出すると腹水中に流れ、腹膜炎を生じる、などの理由による。しかし癌性腹膜炎による慢性イレウスに対して、イレウス管を抜去し、流動食などを摂取可能とするための減圧胃瘻を造設する対象ではしばしば腹水が存在する。このような有腹水症例でも腹壁と胃壁の固定を確実に行えば、胃瘻造設術は可能となる（図10）。

1．カテーテルキットの選択

腹水症例では通常のPEGキットのみを用いると、瘻孔周囲から腹水が漏れ、これに消化液の漏れが加わると汎発性腹膜炎に波及する恐れが出てくる。瘻孔周囲は十分な胃壁と腹壁の固定が必要となってくる。瘻孔周囲の固定には、鮒田式固定具を周囲に3〜4本置いた後に、PEGカテーテルを留置するか、あるいはT-ファスナーが付属しているメーカーのキットを用いるのがよい。われわれはT-ファスナーを用いている。

2．手技の実際

有腹水症例ではX線透視下で行った方が安全である。

❶穿刺部位の決定と局所麻酔

腹水があると、穿刺部位決定のための腹壁圧迫は通常よりも十分に行う必要がある。腹壁と胃壁の間に腹水が介在するため、通常の圧迫力では胃内腔は粘膜下腫瘍様には膨隆してこない。腹水を押しのけるつもりで圧迫を加える必要がある。穿刺部位が決定したら、局麻は十分な広さに行う。瘻孔周囲に留置するT-ファスナーの面積分の局麻を忘れないようにする。

❷T-ファスナーの留置とPEGカテーテルの造設

腹水症例では、T-ファスナーは4本置く。PEGカテーテルの位置が決定したら、それを中心の正方形を想定し、その4辺に留置する。PEGカテーテルとの距離は1〜2cm程度でよい。T-

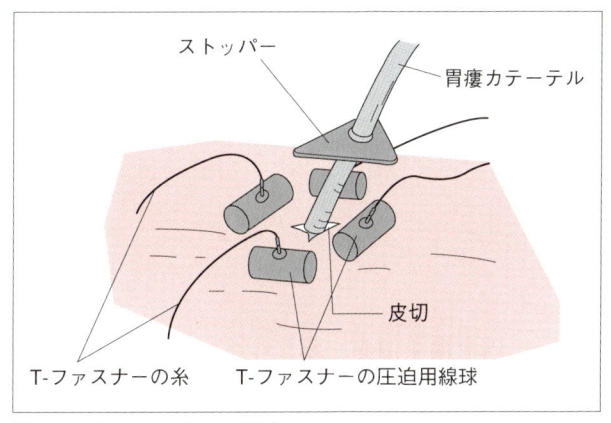

図11. T-ファスナーの固定
カテーテル周囲に4本のT-ファスナーを置き固定する。ストッパーはゆるめておく。

ファスナーの締めつけ固定は十分に行わないと腹水が漏出してくることとなる。4本のT-ファスナーの中心に1cm程度の皮切を置き、セルジンガー針を刺入する。以下の操作はpush法と同様である。但しT-ファスナーで腹壁固定を行っているため、PEGカテーテルでの締めつけは行う必要がない(図11)。バンパーが2cm程度余裕があるくらいにしておく。

❸T-ファスナーの切離
T-ファスナーは10日から2週間程度固定を続けた後ナイロン糸を切離し、固定を外す。胃内腔の金属T-バーは放置しておき、特に回収は行っていない。

V──食道噴門部狭窄症例への胃瘻造設術

胃に内視鏡が到達しないと、一般的にはPEGは不可能である。咽頭切除後の瘢痕狭窄や切除不能の食道癌・噴門部癌では狭窄のためしばしば内視鏡が到達不能となる。

内視鏡治療としてこのような状況では、ブジーとそれに引き続いて、悪性狭窄ではステント挿入が行われる。ここではその方法を紹介する。

❶準備器材
設備はX線透視(ポータブルでない方がよい)、酸素配管または酸素ボンベ、吸引配管は必要である。全身管理機器として患者用の心電図、血圧、血中酸素モニター、救急蘇生具一式などが必要である。

治療機器としてガイドワイヤー、拡張器具として硬性ブジー(アメリカン・ダイレーターなど)、TTSバルーンダイレーターや内視鏡用メスなどが必要である。また拡張用機器として、レーザー、高周波電源装置、マイクロウェーブなどがあれば、治療に幅ができる。悪性腫瘍の場合にはステント一式、マーキング用として内視鏡クリップまたは金属片(アンプルカッターやヒューズなど)を用意し、内視鏡的胃瘻造設キットとして、腹壁固定具(T-ファスナー、鮒田式固定具)、introducer法キットを準備しておく。

❷狭窄部のマーキングとブジー
現在のステント(SEMS)はそれ自身が拡張力をもっているので留置前の拡張は必ずしも必要

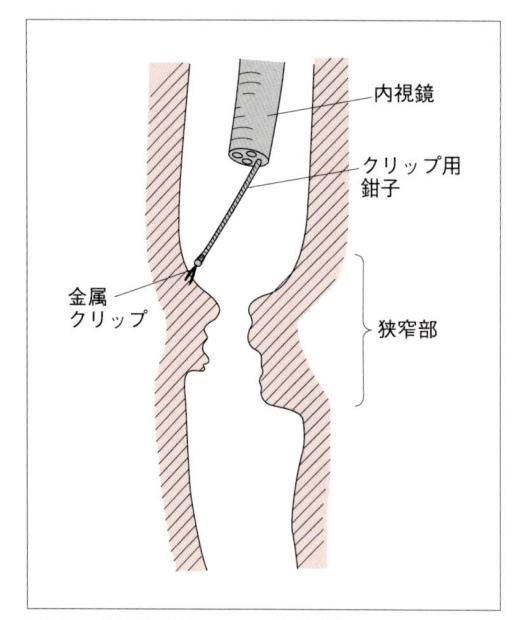

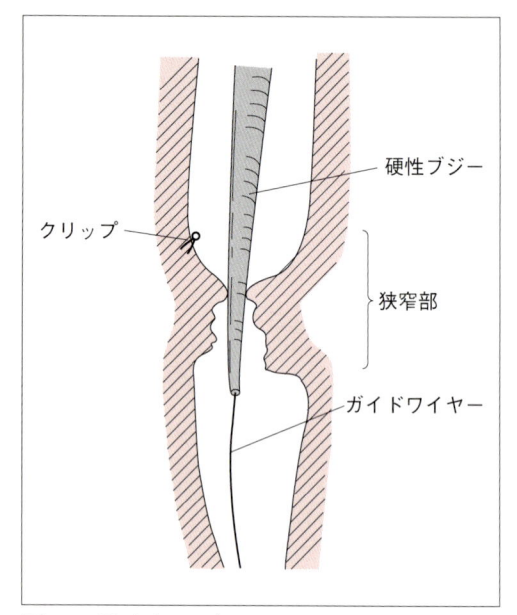

図12. 狭窄部位のマーキング　　　　図13. 狭窄部のブジー

ではないが，拡張を行った後に留置すると経口摂取開始が早く可能，術後の疼痛が少ないなどの利点がある．

　1）内視鏡を食道に挿入し，狭窄部の口側にマーキング用クリップをつける(図12)．
　2）透視下でガイドワイヤーを狭窄部を通し胃内まで留置する．
　3）内視鏡のみを抜去した後，ガイドワイヤーに沿わせて硬性ブジーあるいはバルーンダイレータを細いものから順次挿入し，狭窄部を拡張する(拡張の目安は17 mm径まで)(図13)．
　4）再度内視鏡を挿入し，狭窄拡張部の内視鏡の通過状態と，病巣の観察をする．
　5）深い潰瘍がある場合は瘻孔の形成の有無を確認し，必要であれば鉗子口から造影用カニューレを挿入し，造影を行っておく．
　6）内視鏡は拡張後は容易に通過する．腫瘍の肛門側端を確認したら，マーキング用クリップをつける．

❸**PEGの造設**(第4章「PEGの造設手技」IV-3. introducer法の手順，25頁参照)
ブジーで内視鏡の通過が可能になったら，内視鏡を胃内まで進めPEGを行う．
　1）患者を仰臥位にし，腹部を消毒する．
　2）穿刺部位を確定したら，広い範囲の局所麻酔を行う．
　3）腹壁固定具(T-ファスナー，鮒田式固定具)で腹壁と胃壁の固定を行う．有腹水症例では4ヵ所，通常は3ヵ所の固定を行う．
　4）固定部位の中心に皮膚切開を行う．
　5）固定糸を左手で引きながら，皮切部からintroducer法のトロカール針を刺入する．
　6）内視鏡で外筒まで胃内に入ったことを確認したら内筒を抜去し，専用のバルーンカテーテルを挿入する．
　7）カテーテルの先端が胃内に十分挿入されたら，蒸留水を注入しバルーンをふくらませる．
　8）外筒を引き裂き，抜去し，体表で付属の固定板をつける．固定を行っているので，バルー

ンはバンパーの役目を果たす必要はない。胃内に2～3cmほど突き出しておく。

❹ステントの挿入留置

1）透視下で腫瘍の両端のクリップを目安として、ステントをガイドワイヤーに沿わせながら挿入する。

2）ステント自身も透視下で確認できるので、マーキングクリップと位置合わせを行う。

3）ステントを挿入器具からゆっくりリリースする(図14)。ステントのリリースの仕方はステントの種類によって異なる。SEMSでは挿入時は引き延ばされた形になっており、リリースされると短くなることに注意する。

4）狭窄長がステントより長い場合は1本目のステントの内側に継ぎ足すように2本目のステントを入れる。

❺ステントの位置確認と固定

1）内視鏡を挿入し、ステントの口側端および肛門側端を観察し、至適位置に留置されていることを確認する。

2）位置のズレがあり調整が必要な場合は2チャンネルスコープを挿入し、把持鉗子2本でステント口側端を把持し動かす。

3）ステントが完全に拡がっていない場合でも、2～3日待てば自然に拡がってくれる。無理に急速に拡げる必要はない。

4）ステントの落下防止用にステントの口側端と粘膜を挟むようにクリップを3～4本つけて終了とする。

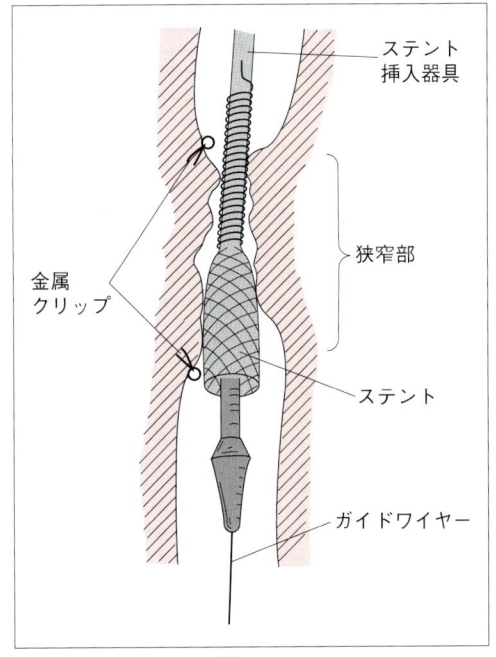

図14. ステントの挿入

嶋尾　仁

6 小児のPEG
——適応と手技の実際

●はじめに

　経皮内視鏡的胃瘻造設術(以下：PEG)の原理である腹壁から胃を穿刺するという発想は、小児の胃内視鏡検査を行う際、菲薄な腹壁を透過する光をみることにより容易に理解できる。この方法の最初の報告者であるGauderer[1]が小児外科医であるのもこの体験とは無縁ではあるまい。筆者は1981年に1歳3ヵ月患児の胃瘻の再造設にPEGを行って以来[2]、種々の病態の小児にPEGを行ってきた。小児での適応疾患は成人例に比べ、その数こそ少ないが、疾患の治療戦略やquality of life(QOL)の面からみれば、成人例に劣らぬ意義が生ずることも少なくない。小児のPEGの適応は今後大きく広がるものと思われるが、これを安全に行うには、身体のサイズが小さいことにとどまらず、臓器の脆弱性や成人との病態の違いも十分に考慮に入れて行う必要がある。

　本稿では筆者が金沢医科大学小児外科在籍中に行ったPEGの経験をもとに、小児におけるPEGの適応とその手技の実際について述べる。

I ●適応

1. 症例数

　金沢医科大学小児外科において1981年5月から2004年7月までの23年あまりの間に行われた15歳以下の小児のPEGは40例である。ここでは筆者自身が1998年までの17年間に直接かかわった27症例(29回)につき詳述する。PEG施行回数29回は同期間に筆者らが行った成人を含めた全PEG施行回数140回の20%に相当する。ちなみに、同期間に行った小児の消化器内視鏡検査は1,172回であり、その2.5%がPEGであったことになる。

2. 年齢

　PEGは内視鏡検査が可能な身体のサイズであれば、新生児期から可能である。自験例のPEG施行時の年齢は生後26日～9歳で平均2.0歳であったが、その内訳は1歳未満の乳児が約半数を占め(図1)、中でも生後6ヵ月未満の早期乳児期に大半が行われている。ちなみに、施行時の体重の最小は生後2ヵ月、2,300gの患児である。

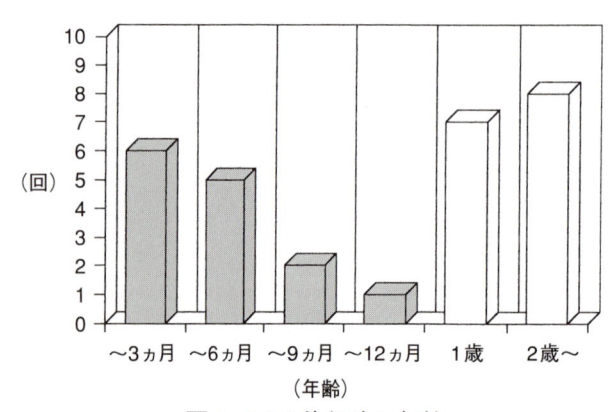

図1. PEG施行時の年齢
PEG施行時の年齢は生後26日～9歳で平均2.0歳であった。1歳未満の乳児が約半数を占め、中でも生後6ヵ月未満に大半が行われている。

3．PEG の目的と適応疾患

小児における PEG の目的は、①経口摂取障害例に対する栄養補給、②重症疾患における積極的栄養管理、③経幽門的空腸チューブ栄養、④胃前壁固定、などとその応用は拡がってきている。

❶経口摂取障害例に対する栄養補給

栄養補給は PEG の最も基本的な機能である。自験例でもそのほとんどすべてが、この目的で用いられている(表 1)。その原因疾患を脳・神経疾患に起因するものと、咽頭・喉頭・食道疾患に起因するものとに大別すると、前者では脳性麻痺や低酸素性脳症などの後天性の疾患が最も多く、次いで水頭症やくも膜嚢腫などの先天性疾患、脳腫瘍などである。後者では、嚢胞性リンパ管腫や横紋筋肉腫などの腫瘍や食道狭窄などの物理的閉塞によるものや、Pierre Robin 症候群、後鼻孔閉鎖不全、先天性喉頭裂などによる喉頭機能不全によるものがある。

表 1．PEG の適応疾患

Ⅰ．栄養補給	26(例)
脳・神経疾患	18
脳性麻痺	9
低酸素性脳症	4
水頭症	3
くも膜嚢腫	1
脳腫瘍	1
咽頭・喉頭・食道疾患	8
嚢胞性リンパ管腫	2
Pierre Robin 症候群	2
後鼻孔閉鎖不全	1
先天性喉頭裂	1
横紋筋肉腫	1
術後食道狭窄	1
Ⅱ．胃前壁固定	1(例)
胃軸捻転症	1

❷重症疾患における積極的栄養管理

肝臓移植、骨髄移植、悪性腫瘍などの重症消耗性疾患の積極的栄養管理法としての PEG の有用性も報告されている[3)4)]。

小児の肝臓移植成績は術前の栄養状態により大きく左右される。それ故、待機中の栄養状態を可及的に良好に保つことは重要な意味をもつ。生体肝移植では、通常待機期間が短いため、PEG の適応となる状況は限られるが、なんらかの事情で待機期間が長期に及ぶことが考えられる場合には、患児の栄養状態によっては PEG も適応となる。

骨髄移植や悪性腫瘍の化学療法は悪心、食欲減退を引き起こし、経口摂取は困難となる。PEG による栄養は、中心静脈栄養よりも感染の機会が少ないことから現実的手段として考慮されるべきであろう。

❸経幽門的空腸チューブ栄養

PEG を介した経幽門的空腸チューブによる栄養と胃内減圧の併用は、高度の胃食道逆流症(以下：GERD)が存在する症例では有用な応用の 1 つである。重度心身障害児では上気道閉塞により高度の胸腔内陰圧を生じることから GERD はしばしば高度である。そのような場合、無造作な胃瘻による強制栄養は誤嚥による肺合併症にとどまらず、窒息の危険すら生じる。

具体的には胃瘻チューブ内に細経の空腸チューブを挿入して用いるが、既製のセットでは Bard 社の 20 F PEG キットカテーテルと 9 F ジェジュナルカテーテルの組み合わせが小児での使用に適している。残念ながら、このような手段を用いても逆流を十分コントロールできないこともあり、その場合には、注入法や体位の工夫とともに、逆流防止術との併用も考慮すべきである。

❹胃前壁固定

PEG の原理はカテーテルのドーム(バー、バルーンも含む)による胃壁と腹壁間の固着とこれ

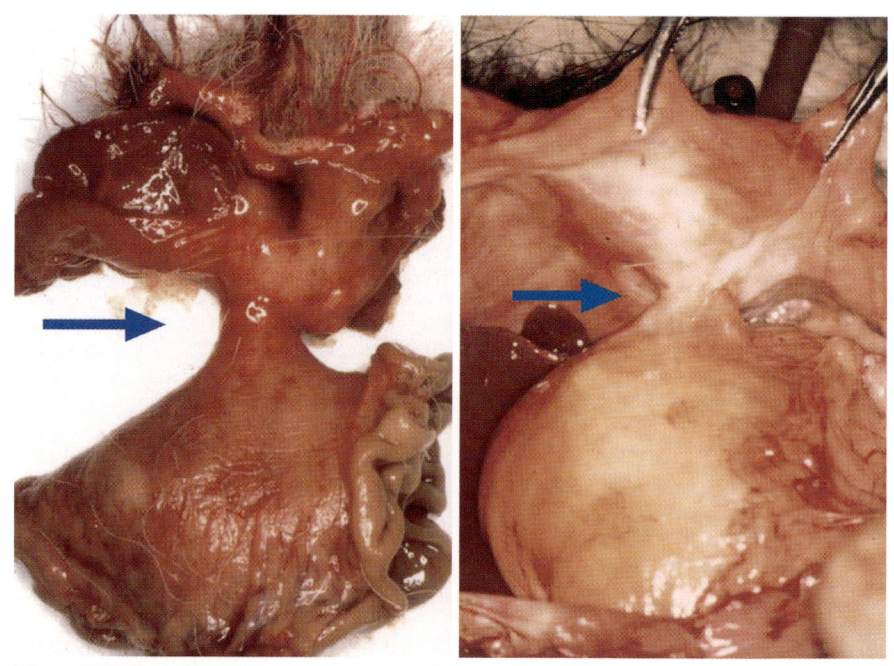

図2. 開腹的胃瘻造設術とPEGによる瘻孔形成の比較
イヌによる実験的胃瘻造設術ではPEG(写真左)はStamm法による開腹術による胃瘻(写真右)と同等の瘻孔形成および胃壁と腹壁の固着が認められる。

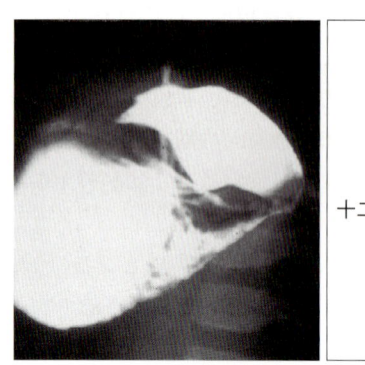

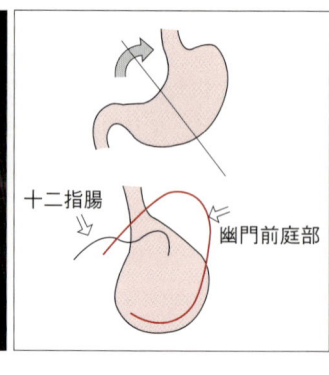

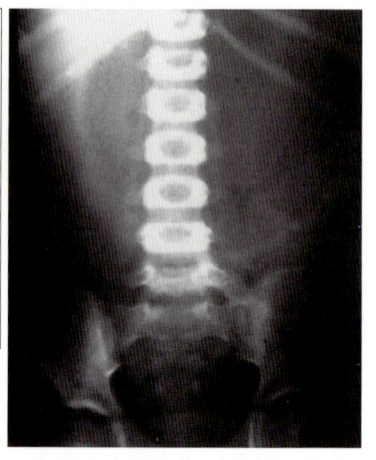

図3. 再発性胃軸捻転症
症例は4歳、女児。バリウム胃透視(写真左)で胃はシェーマの如く単軸方向に180度捻転しており、急激な胃の拡張の原因となっていた(写真右)。

を軸とした瘻孔形成である。その結果、胃前壁は腹壁に密着することになる。筆者らのイヌを用いた実験でもPEGはStamm法による開腹術によるものと同等の瘻孔形成および胃壁と腹壁の固着が認められた(図2)。すなわち、PEGは従来の胃前壁固定術と同等の意義をもち得る。筆者らは、臨床例においてもPEGの胃前壁固定術としての有用性を確認している[5]。この症例は再発性胃軸捻転症の4歳女児で、胃は単軸方向に180度捻転しており急激な胃の拡張の原因となっていたが(図3)、PEGを行うことにより胃軸捻転は防止された。この症例では胃前壁固

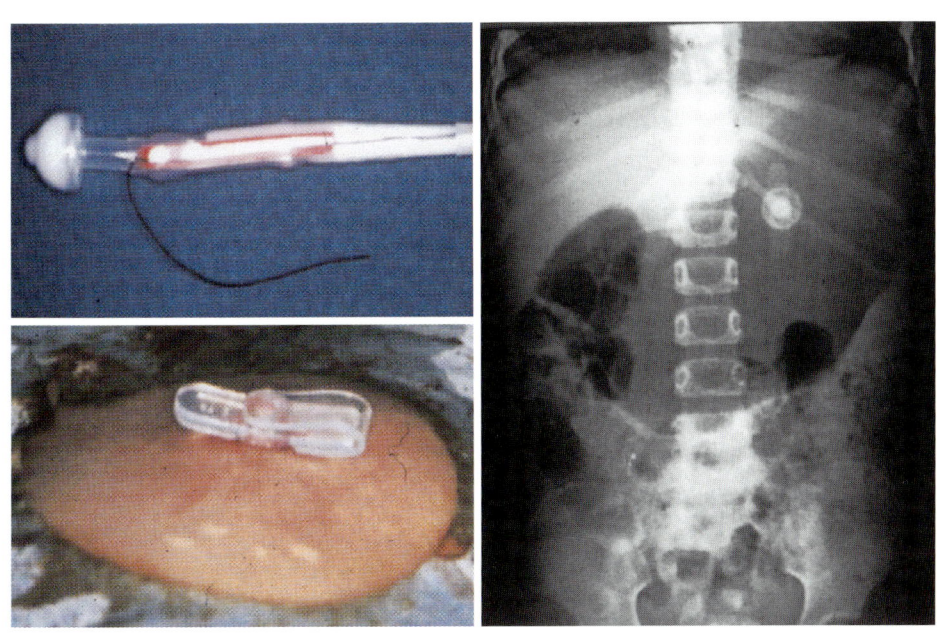

図4. One-Step Button による胃前壁固定
One-Step Button(Microvasive 社製)を用いて胃瘻を作成し、早期に幼稚園に復帰。術後 3 ヵ月で抜去したが、再発は認めていない。

定が目的であり、可及的早期に幼稚園に復園できるようにと一期的に胃瘻ボタンが装着できる One-Step Button(Microvasive 社製)を用いて作成し(図4)術後 3 ヵ月で抜去したが、その後の再発は認めていない。成人例では複数箇所の PEG もしくは腹腔鏡的前壁固定術との併用も報告されているが、幼小児では、1 ヵ所の PEG による固定で十分である。

II 手技の実際

1. 手技の選択

　小児の PEG はいずれの方法でも可能であるが、患児の身体のサイズに合ったカテーテルを選択することが肝心である。乳児期早期では 12 Fr 程度が適しており、筆者は Gauderer & Ponsky のオリジナルに準じて Pezzer 型カテーテルと Medicut 針を組み合わせ pull 法で行った。6 ヵ月以降であれば 15〜16 Fr 程度でも十分使用可能であり、pull 法、push 法とも既製のカテーテルキットがある。introducer 法は腹壁側から直接バルーンカテーテルを留置するため、ほかの方法の如く消化管内を通過したカテーテルが腹腔を貫通するのに比べて、理論的にはより清潔な手技である。筆者は水頭症で V-P シャントが置かれている症例に限りこの方法を用いたが、果たしてこの手技が必要であったか否かは疑問である。

2. 内視鏡の選択

　通常の上部内視鏡検査に準じ、身体のサイズに合った器種を選択すればよい。近年の電子内視鏡の普及はモニターを介した術者と助手の連携をより的確なものとした。筆者の施設では電

子内視鏡の完備する内視鏡センターでの全身麻酔が困難であったため、全身麻酔が必要な症例では手術室で Olympus GIF 30 N、GIF P 30、PQ 20 などの器種に 3 チップス CCD のテレビカメラを接続して使用した。電子内視鏡の使用が可能であるなら GIF XP 260 や GIF N 230 などが適している。

3．麻酔・呼吸管理

　幼小児の PEG は原則的には、気管挿管による全身麻酔下に行う。PEG による内視鏡の出し入れや胃瘻カテーテルの挿入などは、気管内チューブの偏位を引き起こしやすく、容易に片肺呼吸や抜去につながる。それを防ぐために、気管内チューブの的確な固定と不断の観察が望まれる。また、細経の気管内チューブはカフ付きではないため、操作中に唾液の気管内流入が起こり呼吸器合併症の原因ともなり得る。それ故、頻回に口腔内吸引を行うことが必要である。

4．手技の勘所

　手技の詳細は本書の他稿に譲り、ここでは筆者が行ってきた小児の pull 法の各ステージにおける勘所について述べる。

❶穿刺部位の決定は光と指を指標に速やかに

　小児では、胃壁が腹壁に密着し介在する臓器がなければ、内視鏡先端を胃前壁に向けることにより、腹壁から胃の輪郭が提灯の明かりをみる如く明瞭に観察される。この際、腹壁を示指で押すと、胃内からは円筒状の突出が観察される（図5）。腹壁からの透光が不明瞭であったり、胃内への突出がなだらかな場合には、腸管もしくは肝が介在しているのであり、再検索する。穿刺部位は動・静脈の走行を避け、胃体部前壁中央に定める。穿刺部位が噴門もしくは幽門に近接し過ぎると、後にカテーテル先端が食道もしくは十二指腸に入り込むトラブルの原因となる。穿刺部位決定に手間取り長時間を要すると、送気の量も増加し小腸や結腸の拡張を引き起こす。その結果、腹部膨満は進行し、拡張した腸管が胃・腹壁間に入り込み、安全な穿刺の妨げとなる。

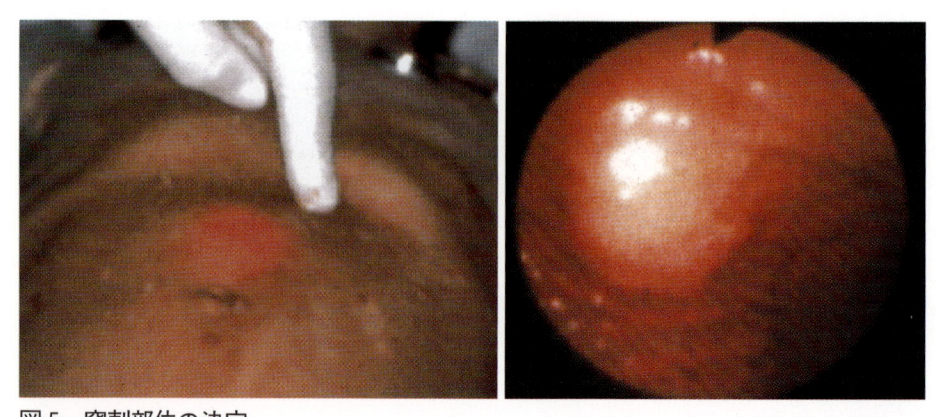

図5．穿刺部位の決定
　胃壁が腹壁に密着し介在する臓器がなければ、腹壁から胃の輪郭が明瞭に観察される。腹壁を示指で押すことにより（写真左）胃内からは円筒状の突出が明瞭に観察される（写真右）。

❷穿刺は一気に、ためらわず

　胃内の穿刺予定部位にあらかじめスネアー（もしくはバスケット鉗子）を拡げておく。穿刺針は手掌で把持し先端の2〜3cmの部位を指先でつまみ、穿刺針を垂直に立て腹壁・胃壁を一気に穿刺する。ためらいながらの穿刺は、筋層のみを穿破し、粘膜は貫通せず伸展するのみに終わる（図6）。穿刺部位の確認が正確であれば穿刺針先端はスネアーの輪の中にある。

❸胃内の空気は逃がすな

　ガイドワイヤーを挿入するために穿刺針の内筒を抜くが、この際、外筒の断端を指先で軽く押さえ、胃内の空気を逃がさないのがコツである。胃内が減圧されると、視野は不良となり、スネアー内に確保した穿刺針先端が脱落したり、穿刺針自体が抜去されたりすることもある。

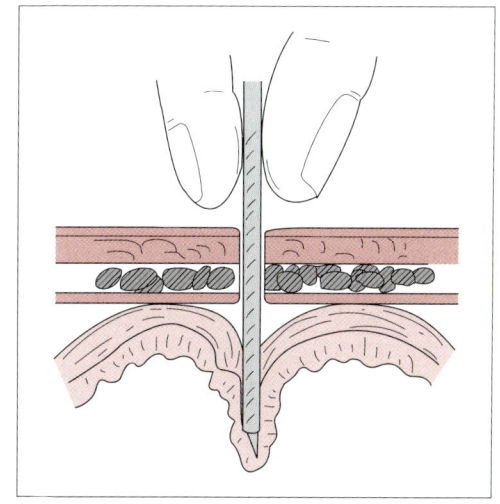

図6．穿刺は一気に、ためらわず
穿刺針は手掌で把持し先端の2〜3cmの部位を指先でつまみ、腹壁・胃壁を一気に穿刺する。ためらいながらの穿刺は、筋層のみを穿破し、粘膜は貫通しない。

❹イソジン® 液によるカテーテルの殺菌と潤滑

　カテーテルは不潔領域である口から胃、腹壁へと逆行性に引き出される。これを可及的に清潔に保つことは、胃壁、腹壁の感染の機会を少なくする。この目的でカテーテルには手術用イソジン® 液（7.5% Isodine surgical scrub）をたっぷり塗布して用いる。潤滑剤としても優れており、挿入が容易となる。

❺胃壁と腹壁はゆるめに固着

　カテーテルのドームによる牽引が強過ぎると、腹壁・胃壁の菲薄な小児では、圧迫による血行障害、感染、壊死を容易に引き起こす。特に栄養状態が不良な小児ではそうである。これを防ぐには、ゆるめの固着が望ましい。具体的には、腹壁側の固定に対して常に皮膚から5mm程度の遊びをもたせておくことである。術後には胃壁・腹壁は腫脹するため、あらかじめもたせておいた遊びはなくなるので、2、3日の間毎日数mmずつゆるめる。ゆとりがあるからといって、胃内容物が漏出したり瘻孔の形成が不良になることはない。

　かつて創始者たちに直接問いただしたところ、Gaudererは少し隙間があるくらいの固定がよいと述べ、Ponskyは成人では胃内のマッシュルームは1cm程度の余裕をもたせておくとのことであった。

5．術後管理

❶術後早期の管理

　PEG施行当日は安静を保つ目的で栄養法としては使用せず、消化管手術に準じて開放にして安静を保ち、施行後24時間から注入を開始する。初回の注入量は体重あたり約5mlの注入から開始し、患児の状態に応じ3日から1週間くらいかけて目標の量まで増量する。術後3日間は、感染予防のため抗生剤を投与する。

❷カテーテルの交換

　PEGで使用したカテーテルは栄養物による閉塞や感染、材質の劣化により定期的な交換が必要となる。成人では、カテーテル先端部分の回収を内視鏡下に行うことには大きな抵抗はないが、内視鏡自体に全身麻酔が必要となる小児では、交換ごとの全身麻酔はPEGの簡便性を相殺する。先端を腹壁部分で切断し胃内に落下させるやり方は最も簡便であるが、年少児ではこれが腸管内で停滞する可能性がある。一方、カテーテルを捻りながら抜くことで抜去が可能であるとの謳い文句のキットもあるが、一定期間胃内に留置したカテーテルは胃液により材質の可塑性が失われ、これを無理矢理引き抜くことにより、瘻孔を損傷してしまう危険性がある。

　筆者らはカテーテル交換に関連した合併症を27例中4例(15％)に経験している。イレウスと瘻孔損傷が各2例で、イレウスは胃瘻カテーテル交換の際、胃内に切り落とされた先端部分が腸管内に停滞したもので、1例はBauhin弁に、ほかの1例では幽門輪に停滞していた。瘻孔損傷の1例は、栄養状態が不良であったため瘻孔が脆弱であり、PEG施行後14ヵ月時での交換の際にカテーテルを引き抜いたところ、瘻孔が破損した。ほかの1例は、術後4日目にアクシデントでカテーテルを抜去したための瘻孔の損傷であった。

　カテーテルの交換の現実的対応としては、初回の交換時のみ内視鏡下に回収し、その後は栄養状態が不良なものではバルーンタイプの交換キットに変更するのが安全であろう。

　胃瘻ボタンの出現は、患児と保護者を体外のカテーテルから解放した。殊に、通園、通学などの社会生活が始まっている患児や、リハビリテーションが必要な場合には福音であった。しかし、患児によっては栄養のたびに自分の腹壁にカテーテルを挿入されることへの恐怖心を抱くこともあり、また、栄養注入の際には体外にある程度の長さのカテーテルが存在した方が接続などの管理には得策であることなどから、その適応は個々に考えるべきであろう。

●おわりに

　Gauderer、PonskyがPEGを最初に試みて(1979年)以来、四半世紀が経過した。この間、PEGの手技や器具の進歩は目を見張るものがあるが、小児では成人の約半数ともいわれる潜在的な適応患者数に比して、施行数は必ずしも対応した増加をしてはいない。これには、患児の両親のみでなく、小児医療関係者にもPEGに関する情報不足や不安が存在するものと考えられる。小児でのPEGをさらに普及させるには、小児のPEGの適応を見極めて安全に施行するとともに、そのquality of lifeを含めた有用性を、広くみえる形で発信し続けることが小児のPEGにかかわる者の務めである。

北谷秀樹

文献

1) Gauderer MW, Ponsky JL, Izant RJ Jr：Gastrostomy without laparotomy；a percutaneous endoscopic technique. J Pediatr Surg 15：872-875, 1980.
2) 北谷秀樹，梶本照穂：小児の消化器内視鏡検査．金医大誌 7：131-141, 1981.
3) Percutaneous endoscopic gastrostomy for continuous feeding in children with chronic cholestasis. J Pediatr Gastroenterol Nutr 29：42-45, 1999.
4) Pedersen AM, Kok K, Petersen G, et al：Percutaneous endoscopic gastrostomy in children with cancer. Acta Paediatr 88：849-852, 1999.
5) 河野美幸，北谷秀樹，小沼邦男，ほか：内視鏡的胃瘻造設により再発防止を行った小児の反復性胃軸捻転症の1例．小児外科 28：633-636, 1996.

7 PEGのクリニカルパス

● はじめに

　医療情勢の変化に伴う在院日数の短縮や医療の高度化が進行する中で治療やケア技術はさらなる発展を求められている。1990年代半ば頃に日本に導入されたクリニカルパスは、医療やケアの標準化、業務の効率化により在院日数の短縮を図ることを目的に急速に普及してきた。本稿では、PEGクリニカルパスの実際例を紹介し、基準、アウトカム、内容などについて述べる。

I ── クリニカルパスの基準

1. 適応基準と除外基準

　PEGの適応は、脳神経系疾患、耳鼻咽喉系疾患などによる嚥下障害、上部消化管の通過障害、癌性腹膜炎に伴う腸閉塞など多岐にわたる。この中でクリニカルパス適応基準としては、①球麻痺または仮性球麻痺などによる嚥下障害の患者、②癌性腹膜炎などによるイレウスのために長期減圧の必要な患者、③他施設からPEGの依頼があった患者、などが挙げられる(表1)。

　一方、クリニカルパスの除外基準としては、①通常内視鏡検査に耐え切れない程度の重症併存疾患をもつ患者、②抗凝固薬の一時的(2週間程度)な内服中止が不可能な患者、③胃全摘術後の患者、④経管栄養の実施が困難な患者、などが挙げられる(表2)。

　当然のことながら、クリニカルパスの適応は、PEGのみを目的として入院する患者であり、ほかの理由で入院し、その経過中にPEGを行った患者についてはクリニカルパスの適応にはならない。また、PEGの目的である胃瘻からの栄養注入、または、消化管内の減圧が不可能な場合も適応外である。

2. 逸脱基準

　クリニカルパス導入後は、患者の全身状態によりクリニカルパスの継続が可能か否かを判断する必要がある。PEGのクリニカルパス逸脱基準としては、①経管栄養不能な合併症を起こし

表1. PEGクリニカルパスの適応基準

1. 球麻痺、または仮性球麻痺による嚥下障害の患者
2. 慢性イレウスのため、長期減圧の必要な患者
3. 他施設からPEGの依頼があった患者

表2. PEGクリニカルパスの除外基準

1. 通常内視鏡検査に耐え切れない程度の重症併存疾患をもつ患者
2. 抗凝固薬の一時的(2週間程度)な内服中止が不可能な患者
3. 胃全摘術後の患者
4. 経管栄養の実施が困難な患者(減圧胃瘻を除く)

た場合、②術後に新たな嚥下性疾患を起こした場合、③基礎疾患が重症化した場合、などが挙げられる。例えば、瘻孔周囲炎・肺炎・限局性腹膜炎などの合併症が発生し、計画した経管栄養の開始時期が遅れたり、中止になる場合は、クリニカルパスから逸脱することになる(表3)。

表3. PEGクリニカルパスの逸脱基準
1. 経管栄養不能な合併症(瘻孔周囲炎、限局性腹膜炎など)を起こした場合
2. 術後に新たな嚥下性疾患を起こした場合
3. 基礎疾患が重症化した場合

3．アウトカムの設定

クリニカルパスにおけるアウトカムとは、「治療・ケアによって達成が可能と考えられる患者の状態(患者の身体状況、満足度)と在院日数である」と定義されている[1]。アウトカムを設定することにより、治療やケアの目標がどのようなものであるか明確になり、医療チーム全体の活動も定まってくる。

具体的には、まずPEGのクリニカルパスにおける『在院日数』と『退院基準』を設定することである。在院日数は、PEGの術前・術後の処置や退院指導の内容などを考慮し、可能と考えられる日数を設定する。退院基準としては、術後に合併症が生じないこと、または、ごく軽度の合併症で経管栄養が実施できて在宅や他の医療機関での管理が可能な場合などが挙げられる(表4)。そして、これらを基にして1日ごとの治療やケアの目標を設定する。

このようにしてアウトカムが設定されるとバリアンスが理解しやすくなる。バリアンスは、単に治療やケアの遅れを示すのではなく、なんらかの理由により、アウトカムまたは目標の達成ができない状態を示す。バリアンスは、逸脱基準にあてはまらなくても、クリニカルパスシート内の各項目が実施されない場合、例えば末梢静脈点滴ラインや酸素チューブなどのルート類を抜去する時期の延期、などが挙げられる。

表4. アウトカムの設定

在院日数	退院基準
8日間	・合併症がない ・または、合併症があっても医師が退院可能と判断したもの

II──●クリニカルパスの種類

クリニカルパスは、在院日数の短縮、患者の満足度、チーム医療の推進などの面から評価し、導入後も見直しや改善を行っていく必要がある。現在では、各施設独自でさまざまな工夫が施されたクリニカルパスが作成されている。ここでは、北里大学東病院で作成したPEGのクリニカルパスを紹介する。

クリニカルパスが導入された当初は、表5に示す医療者用クリニカルパスであった。これは、1枚のシートで入院から退院までの全期間が示されているので治療やケアの経過が一目でわかるという利点がある。その後、クリニカルパス委員会での検討を重ねて改訂し、現在では、日々の看護記録を兼ねて診療録の一部となるようなクリニカルパスを使用している。これは、診療録と看護記録の整合性を加味して作成されたもので、記録の重複を避け、業務の合理化を図ることにもつながる。また、患者用クリニカルパス(表6)は、文字を大きく見やすくし、図を挿入して患者や家族が理解しやすいように工夫することが大切である。患者や家族にクリニカルパスシートを渡すだけではなく、これを用いて十分に情報を提供し、退院に向けて患者と目標を共有することが重要である。

表5. 医療者用クリニカルパス

受け持ち医師：　　　　　　　　　　担当看護師：

日時	入院時の状況	手術前日	手術日	1日目	2日目	3日目	4日目	5日目	6日目（退院）
一般処置	排泄疾患 （　　　　　） ME機器の装着 □無　□有（　　） 酸素投与 □無　□有（　　）L/h		□末梢静脈ライン挿入 □瘻孔周囲の消毒（1回/日） □PEGキット 　種類（　　　） 　サイズ（　　Fr　cm） 　施行医師（　　）	□末梢静脈ライン挿入 □瘻孔周囲の消毒			□末梢静脈ライン抜去 □瘻孔周囲の消毒	□瘻孔周囲ライン抜去 □瘻孔周囲の消毒	□消毒中止 □抜糸 □周囲清拭 （1回/日）
検査	感染症 □無　□有（種類：　　）	□血液型　□感染症 □血算・生化学 □出血時間 □X-P □抗生剤皮内テスト				□血液ガス □血算・生化学 □X-P			
清潔	□入浴（　　回/週） □シャワー（　　回/週） □清拭（　　回/週）		□清拭のみ可						□シャワー・入浴可
活動	臥位のみ □自力体交（可・不可） □四肢動き（可・不可） □座位（可・不可） □歩行（可・不可）		□フリー	□ベッド上・ベッド挙上可	□歩行可				
栄養	栄養の注入方法 □経口　□経鼻胃管 □経鼻胃管＆経口 □その他（　　） 栄養剤の種類・量 □種類（　　） □量（　　）mL/日		□朝～絶飲食	□白湯注入	□白湯注入	□白湯注入（栄養剤終了毎に） □栄養剤注入開始 　種類（　　） 　量（　　）mL/日 ※栄養剤開始後、10倍希釈の食酢30mL/回注入	□栄養剤注入 　種類（　　） 　量（　　）mL/日	□栄養剤注入 　種類（　　） 　量（　　）mL/日	
薬	内服薬 □無　□有		□抗生剤開始（静注） 鎮痛・鎮静剤（内視鏡室） 　□オピスタン（　mg） 　□ホリゾン（　mg） 　□ブスコパン（　mg） 　□アタラックスP（　mg） 　□その他（　　）	□抗生剤（静注）	□抗生剤中止 □内服薬開始	□内服薬開始	□内服薬開始		
観察	意識疎通　□可（　　） 　□不可 嚥下障害　□無　□有 排便（　　回/　日） 　□下剤（　　）		術後 □VS（帰室時・就寝時） □肺雑音（有・無） □出血（有・無） □排便・排ガス・腸蠕動 □カテーテルの状態（破損・抜去・埋没） □その他	□VS（2検） □肺雑音（有・無） □出血（有・無） □X-P　□テータ □創傷・排去・埋没 関節（破損・埋没）	□VS（2検） □肺雑音（有・無） □出血 □瘻孔周囲からのもれの有無	□VS（2検） □肺椎音（有・無）	□VS（2検）	□VS（2検）	□VS（1検）
ケア	吸引 □無　□有	□術前訪問	□体位変換 □イソジン含嗽 □術後ムンテラ	□イソジン含嗽	□イソジン含嗽		退院指導 □栄養剤・薬剤の注入 □瘻孔周囲のスキンケア □入浴・シャワーについて		
その他の説明		□「胃ろうケアガイド」手引きの説明 □「胃ろうのケア」ビデオ □イソジン含嗽 □手術説明・同意書 □血液型バンド装着 □入院診療計画書 □室料承諾書 □食酢準備の確認							退院後 内視鏡外来受診日（消化器外科外来） □カテーテル交換について 予約日　年　月　日
バリアンス（有の場合は医師サイン）	有（　）・無	有（　）・無	有（　）・無	有（　）・無	有（　）・無	有（　）・無	有（　）・無	有（　）・無	有（　）・無
看護師サイン 日勤/準夜/深夜									

表6. 患者用クリニカルパス

受け持ち医師：　　　　　　　担当看護師：

日時		手術前	手術日	1日目	2日目	3日目	4日目	5日目	6日目以降退院（転院）
目標		手術の準備が整う	安定した状態で手術に臨むことができる	合併症がなく痛みなどの苦痛症状の軽減が図れる		胃ろうより栄養の投与ができ合併症が起きない	退院（転院）の準備ができる		
一般処置		・患者識別バンドを装着します。	・治療後すぐに栄養を入れないので、手術から点滴をします。 ・治療後、一時的に酸素の吸入をすることがあります。	・胃ろうを造った部位は抜糸まで毎日消毒します。 ・痰をご自分で出せない場合は吸引をします。	・点滴が抜けます。				・胃ろう部の抜糸をします。 ・胃ろうの周りは、1日1回きれいに拭きます。 ・消毒は必要ありません。
検査		・血液検査・レントゲンなどの検査をします。		・レントゲンや採血を適宜行っています。					
活動		・特に制限はありません。	・ベッド上で身体を動かせない方は看護師がお手伝いします。	・身体の向きを自分で変えられない方は看護師が介助いたします。		栄養剤注入中は、上半身を起こしておきましょう。			
清潔				・お身体をお拭きします。	・呼吸状態を見ながらお口の中をきれいにします。	栄養剤注入後、白湯で管の中を洗い流し、食酢で管の中を満たします。			・シャワー、入浴が行えるようになります。
栄養		・胃ろうを入れた後に使用する管のための食事の購入をお願いします。 ・本日まで、栄養剤の注入んだり食べたりできます。 ・「胃ろうのケア」のビデオを見て頂きます。		・胃ろうからぬるま湯を入れ始めます。	・お薬の注入を始めます。	・栄養剤の注入を始めます。			
薬		・常用しているお薬があれば、看護師までお知らせください。	・治療前にリラックスする薬を注射し、点滴から3日間抗生剤を入れます。						
説明		・担当医が治療について説明いたします。 ・ご家族とご一緒にお聞きください。 ・看護師がパンフレットを用いて術後ケアについての説明をします。 ・内視鏡看護師の訪問と説明があります。 ・以下の書類を医師・看護師・クラーク へお渡しください。 　治療同意書、内視鏡説明同意書	・担当医が治療後の処置について説明いたします。			・看護師より以下の栄養剤注入方法の説明をします。 胃ろうからの薬剤注入方法 胃ろう周囲のスキンケア 日常生活（入浴・シャワーなど） カテーテルの管理・交換について トラブル時の相談方法 退院後の連絡日について 食酢の使用方法について			・ご退院です。 おめでとうございます。 ・退院後の内視鏡外来の予約日をお知らせします：　年　月　日

＊術後の経過により個人差があります。ご不明な点は医師・看護師にお尋ねください。

50

III クリニカルパスの内容

1. 在院日数の設定

ここで紹介するクリニカルパスは、PEG 施行の前日に入院し、術後 6 日目に退院となる在院日数 8 日間の設定で作成されたものである。クリニカルパスシートは、日々の記録としても使用され、1 日 1 枚、PEG 当日のみ 1 日 3 枚で合計 12 枚からなる。以下にその一部を紹介する。

2. 項目の設定

経過日数により、項目の内容は多少異なるが、主に入院期間、目標および標準的状態、投薬・注射、検査・処置、栄養、安静度、清潔、活動、観察、退院指導、バリアンスの有無、継続・

表 7-A. PEG クリニカルパス【術前】No 1.

疾患名：	手術予定日： 年 月 日 主治医：
	(入院前) 外来： 月 日
適応基準	1. 球麻痺、または仮性球麻痺による嚥下障害の症例 2. 慢性イレウスのため、長期減圧の必要な症例 3. 神経内科、他の医療機関または療養施設より胃瘻の依頼のあった症例
除外基準	1. 通常内視鏡検査に耐え切れない程度の重症併存疾患をもつ患者 2. 抗凝固薬の一時内服中止(2週間程度)ができない患者 3. 胃全摘術後の患者 4. 経管栄養が望めない患者(減圧胃瘻を除く)
01. 投薬 02. 注射	□現在の服薬 □抗凝固薬(無・有) 休薬日記載 □プレタール錠　服用無・　月　日中止　□ワーファリン　服用無・　月　日中止 □パナルジン錠　服用無・　月　日中止　□バファリン錠　服用無・　月　日中止 □ドルナー錠　服用無・　月　日中止　□アスピリン末　服用無・　月　日中止 □アンプラーク錠　服用無・　月　日中止　□ペルサンチン　服用無・　月　日中止 □エパデールカプセル　服用無・　月　日中止　□アンギナール散　服用無・　月　日中止 □バイアスピリン錠　服用無・　月　日中止　□ヘパリン　服用無・　月　日中止 □プロレナール錠　服用無・　月　日中止　□他(　)　服用無・　月　日中止
03. 検体	□血液型 □感染情報(□不明) * 2 週間以内 | | HBV (＋−) | HCV (＋−) | STS (＋−) | その他 | | 検査日 | 月　日 | 月　日 | 月　日 | 月　日 |
09. 食事	栄養の注入方法　□経口　□経鼻胃管　□経鼻胃管&経口　□その他(　) 栄養の種類(　)　量(　)　速度(　)ml/h
15. 入院指示	□入院予約 □説明同意書を渡す
その他	□PEG についてのオリエンテーション □PEG の患者用パスを手渡す
活動	□臥位のみ　□自力体交　可・不可　□四肢動き　可・不可　□座位　可・不可　□歩行　可・不可
観察 その他	□既往歴 □心疾患　(無・有　)　□ME 機器の装着　(無・有　) □腎疾患　(無・有　)　□酸素投与　(無・有　l/h) □糖尿病　(無・有　)　□吸引　(無・有　) □高血圧　(無・有　)　□意思疎通　(可・不可　) □呼吸器系　(無・有　)　□嚥下障害　(無・有　) □腹部疾患　(無・有　)　□気管切開　(無・有　) □その他　(無・有　)　□排便　(　回/　日) 下剤(　)
特記事項	
サイン	指示医師(　)　外来看護師(　)

表7-B．PEGクリニカルパス【術前】No 2．

		月　　日（入院当日）		
標準的状態 目標の状態	手術の準備が整う			
01．投薬 02．注射	□常用薬・持参薬の確認・登録（要・不要）			
03．検体	□血算・生化学　　　□血液型　　　□血ガス			
04．生理	□出血時間（　　　　　　　　　　）分			
05．XP検査	□胸部・腹部X-P			
09．食事	栄養の注入方法　□経口　□経鼻胃管　□経鼻胃管&経口　□その他（　　　） 　　　栄養の種類（　　　）量（　　　）速度（　　　）ml/h			
活動	□臥位のみ　□自力体交　可・不可　□四肢動き　可・不可　□座位　可・不可　□歩行　可・不可			
清潔	□入浴（　　）回/週　□シャワー（　　）回/週　□清拭（　　）回/週　□口腔ケア			
観察 その他		入院時 　時　　分サイン	14時 　時　　分サイン	19時 　時　　分サイン
	T	℃	℃	℃
	P	回/分	回/分	回/分
	Bp	/	/	/
	□既往歴 　□心疾患　（無・有　　　　　）　　□ME機器の装着　（無・有　　　　　　　） 　□腎疾患　（無・有　　　　　）　　□酸素投与　　（無・有　　　　　l/h） 　□糖尿病　（無・有　　　　　）　　□吸引　　　　（無・有　　　　　　　） 　□高血圧　（無・有　　　　　）　　□意思疎通　　（可・不可　　　　　　） 　□呼吸器系（無・有　　　　　）　　□嚥下障害　　（無・有　　　　　　　） 　□腹部疾患（無・有　　　　　）　　□排便　　　　（　　　　　　回/　日） 　□その他　（無・有　　　　　）　　下剤（　　　　　　　　　　　　　） 　　　　　　　　　　　　　　　　　　　最終排便（　　/　　　　　　　　）			
その他	□入院時施設オリエンテーション　（サイン　　　　）　　□入院案内パンフレット □「胃ろうケアガイド」手引きの説明　　　　　　　　　□「胃ろうのケア」ビデオ □胃瘻造設説明同意書　　　　　　　　　　　　　　　　□内視鏡説明同意書 □術前訪問（内視鏡Ns） □患者識別バンド装着（血液型：有・無）（サイン　　　　　　） □食酢準備の確認　　　　　　　　　　　　　　　　　　□キーパーソン（　　　　　　） □手術前の家族来院時の確認 □退院時の搬送手段の確認　　　　　　　　　　　　　　□退院時の連絡場所			
日勤	サイン			
準夜	サイン			
バリアンス	無・有（　　　　　　　　　　）継続・逸脱			
指示確認医師	サイン			

逸脱の判断、などを挙げている。

3．PEG術前（表7-A、B）

　入院前、適応基準と除外基準からPEGのクリニカルパスが適応になるか不適応かを判断する。内服薬を確認し、特に抗凝固薬を使用している患者は、種類と休薬日を明確に記す。また、術前の栄養摂取方法と量、自力での活動レベル、既往歴、言語での意思疎通が図れるか、酸素や吸引などの必要性など、患者の状態を把握する。そして、患者や家族に『患者用クリニカルパス』を渡してPEGの概要および経過について説明する。

　PEG施行の前日に入院し、入院当日は、血液検査やX線などの検査が行われる。入浴やシャワー、口腔ケアなどの身体清潔に関する情報を得る。PEGに関する患者・家族用の視聴覚教材としては、ビデオやパンフレットを用いて患者の状態や理解力を確認しながら個別に説明する。

表 8-A. PEG クリニカルパス【手術当日】No 3.

		月　日(手術当日・入院 2 日目)出棟前	
標準的状態 目標の状態	安定した状態で手術に臨むことができる		
01. 投薬 02. 注射	□末梢挿入 □ソリタT3　DIV　80 ml/h (1)[　時　分サイン　]　(2)[　時　分サイン　] (3)[　時　分サイン　]　(4)[　時　分サイン　] □抗生物質　セファメジンα1g、生理食塩液 TN　50 ml DIV □10 時[　時　分サイン　]		
06. 処置	□検査着着用		
09. 食事	□絶飲食		
活動	□フリー		
清潔	□清拭のみ可　　　　　　　　　　　　　　□口腔ケア		
観察		6 時 時　分サイン	出棟時 時　分サイン
	T	℃	℃
	P	回/分	回/分
	Bp	/	/
	R		回/分
	SPO₂		%
	肺音		
	排痰		
	出血		
	腸蠕動音		
	嘔吐		
	排ガス		
	排便		
	IN		
	OUT		
その他			
深夜			サイン
日勤			サイン
バリアンス	無・有(　　　　　　　) 継続・逸脱		
指示確認医師	サイン		

術後にカテーテル内腔の汚染防止のために使用する食酢は、術前から患者や家族に説明し、準備しておく。

4．PEG 当日

　当日は、術前―出棟前(表 8-A)、手術中―内視鏡室(表 8-B)、術後―病棟帰室後(表 8-C)の 3 枚のシートからなる。点滴や薬剤投与、処置、バイタルサイン、意識や呼吸状態などの観察、瘻孔周囲およびカテーテル内からの出血の有無などを観察する。また、PEG キットの種類・サイズを明記する。手術中は内視鏡室にクリニカルパスを持参し、PEG 介助についた内視鏡室看護師が記載し、手術終了後に病棟看護師に申し送る。

表8-B．PEGクリニカルパス【手術当日】No 4．

患者確認欄		入室時	退室時
	氏名が言えた		
	識別バンド		

年　　月　　日　　内視鏡室

標準的状態目標の状態	目標とする胃ろう造設術が安全に行われる					
01．投薬	□咽頭麻酔（キシロカインポンプスプレー）					
02．注射	□オピスタン＿＿＿＿mg IV（　：　） □ロヒプノール＿＿＿＿mg IV □ディプリバン＿＿＿＿ml IV □アネキセート 0.5 mg IV（　：　） □その他（　　　　） □局所麻酔（1%キシロカイン＿＿＿ml　　　指示医サイン（　　）　指示受Nsサイン（　　　）					
06．処置	□酸素＿＿＿l/min（　：　～　：　）＿＿＿l/min（　：　～　：　） 　　　　＿＿＿l/min（　：　～　：　）＿＿＿l/min（　：　～　：　） □EKGモニター（　：　～　：　）					
観察	時間	Bp(mmHg)	P(回/分)	SaPO$_2$(%)	症状、処置、その他	
	入室時					
	（空欄多数）					
	終了時					
	□覚醒状態（全覚醒・半覚醒）　□出血（無・有）　□皮膚トラブル（無・有）　□創痛（無・有）					
その他	□PEGキット 種類（　　　　　）サイズ（　　Fr　　cm）施行医師（　　　　　）					
バリアンス	無・有（　　　　　　　　　　　　　　　）継続・逸脱	サイン	医師	看護師		

5．PEG術後1～3日（表9）

　この時期の目標は、術後合併症がなく、胃瘻からの栄養注入ができることである。PEGは、カテーテル留置部位に小切開が加えられるため、創傷治癒過程の炎症期として術後3日目くらいまでは、ごく軽度の発赤や腫脹はみられることが多い[2]。痛みの有無や程度、瘻孔部の状態をよく観察することが重要である。

　術後1日目から白湯を注入する。スムーズに注入できるか、注入中にむせ返りや嘔吐などはないか観察する。肺音や腹部の状態にも留意する。

表 8-C. PEG クリニカルパス【手術当日】No 5.

	月　　日(手術当日・入院2日目)帰室後	
標準的状態 目標の状態	治療後の合併症がない	
01. 投薬 02. 注射	□ソリタT3　DIV　80ml/h 　(1)[　時　分サイン　]　(2)[　時　分サイン　] 　(3)[　時　分サイン　]　(4)[　時　分サイン　] □抗生物質　セファメジンαⅠg、生理食塩液 TN　50ml DIV 　□22時[　時　分サイン　]	
06. 処置	□酸素投与(　　　)l/min	
09. 食事	□絶飲食	
活動	□ベッド上・ベッド挙上可	
清潔	□清拭のみ可　□口腔ケア	
観察	帰室時 時　分サイン	就寝時 時　分サイン
T	℃	℃
P	回/分	回/分
Bp	/	/
R	回/分	回/分
SPO₂	％	％
肺音		
排痰	無・有	無・有
出血	無・有	無・有
腸蠕動音	無・有	無・有
嘔吐	無・有	無・有
排ガス	無・有	無・有
排便	無・有	無・有
疼痛	無・有	無・有
管の状態	問題なし　・破損・閉塞・抜去・埋没	問題なし　・破損・閉塞・抜去・埋没
IN		
OUT		
その他	□体位変換　□術後I.C	
日勤		サイン
準夜		サイン
バリアンス	無・有(　　　　　　　　　) 継続・逸脱	
指示確認医師	サイン	

6. PEG術後4日目〜退院まで(表10)

合併症が起こらず、胃瘻からの栄養剤が注入できるようになれば、退院に向けての指導を進める。栄養剤や薬剤の注入方法、瘻孔周囲のスキンケア、入浴やシャワー、退院後にトラブルが生じたときの連絡場所と方法、外来での相談窓口、カテーテルの交換時期の目安、食酢によるカテーテルの充填方法などを患者や家族に説明し、実際に行ってもらう。

表9. PEGクリニカルパス【術後1〜3日目】No 6.

		月　　　日（術後1日目・入院3日目）			
目標の状態		合併症がなく、痛みなどの苦痛症状の軽減が図れる			
02．注射		□ソリタT3　DIV　80 ml/h 　□[　　時　　分サイン　　] □[　　時　　分サイン　　] 　□[　　時　　分サイン　　] □[　　時　　分サイン　　] □抗生物質　セファメジンα1g、生理食塩液TN　50 ml DIV 　□10時[　　　　時　　分サイン　　] □22時[　　時　　分サイン　　] 疼痛時　□ 発熱時＞38.5℃　□			
03．検体		□血算・生化学			
05．XP		□胸部X-P			
06．処置		□酸素（　　　　l/min）→中止（サイン　　　　）□回診時瘻孔周囲消毒施行医（　　　　）			
09．栄養		□白湯　100 ml（サイン　　　）100 ml（サイン　　　）100 ml（サイン　　　　）			
活動		□フリー			
清潔		□口腔ケア			
観察 検温 2検 回/日		6時 時　　分サイン	10時 時　　分サイン	14時 時　　分サイン	19時 時　　分サイン
	T	℃	℃	℃	℃
	P	回/分	回/分	回/分	回/分
	Bp	/	/	/	/
	R	回/分	回/分	回/分	回/分
	SPO$_2$	％	％	％	％
	肺雑音	無・有（部位　　）	無・有（部位　　）	無・有（部位　　）	無・有（部位　　）
	排痰	無・有（性状　　）	無・有（性状　　）	無・有（性状　　）	無・有（性状　　）
	腸蠕動音	無・有	無・有	無・有	無・有
	嘔吐	無・有（性状　　）	無・有（性状　　）	無・有（性状　　）	無・有（性状　　）
	排ガス	無・有	無・有	無・有	無・有
	排便	無・有（　　回）	無・有（　　回）	無・有（　　回）	無・有（　　回）
	疼痛	無・有	無・有	無・有	無・有
	出血	無・有（部位　　）	無・有（部位　　）	無・有（部位　　）	無・有（部位　　）
	管の状態	問題なし 破損・閉塞・抜去・埋没 管からの漏れ（無/有）	問題なし 破損・閉塞・抜去・埋没 管からの漏れ（無/有）	問題なし 破損・閉塞・抜去・埋没 管からの漏れ（無/有）	問題なし 破損・閉塞・抜去・埋没 管からの漏れ（無/有）
	皮膚の状態	問題なし 発赤・腫脹・熱感・排膿	問題なし 発赤・腫脹・熱感・排膿	問題なし 発赤・腫脹・熱感・排膿	問題なし 発赤・腫脹・熱感・排膿
	IN	4時			
	OUT	4時			
深夜					サイン
日勤					サイン
準夜					サイン
バリアンス		無・有（　　　　　　　　　　　　　　　　　　　　　）継続・逸脱			

IV ──● クリニカルパスの評価

　クリニカルパスの評価は、在院日数の短縮だけではない。バリアンスの分析、設定したアウトカムの妥当性、患者の満足度を考慮した内容であるか、など多岐にわたって評価することが重要である。そのためには、医師・看護師・栄養士・薬剤師・ソーシャルワーカーなどさまざまな医療チームメンバーの協働が重要である。クリニカルパスを実施し、医療チーム全体で評価していくことは、EBM（Evidence-based medecine；科学的根拠に基づく医療）の実践ともいえる。

表10. PEGクリニカルパス【術後4日目～退院まで】No 11.

	月　　日(術後6日目・入院8日目・退院可)			
目標の状態	退院(転院)の準備ができる			
06. 処置	□消毒中止 □抜糸 □白湯注入後10倍希釈の食酢30mℓ/回充填(サイン　)(サイン　)(サイン　)			
食事	□白湯注入(栄養剤終了ごとに) 　　　　　30mℓ(サイン　)　30mℓ(サイン　)　30mℓ(サイン　) □栄養剤注入開始 　　　　種類(　　)　量(　　)mℓ/日　速度(　　)mℓ/h			
清潔	□シャワー可・入浴可			
観察 検温 2検 □ 回/日		6時 時　分サイン	10時 時　分サイン	14時 時　分サイン	19時 時　分サイン
	T	℃	℃	℃	℃
	P	回/分	回/分	回/分	回/分
	Bp	/	/	/	/
	排便	無・有(　回)	無・有(　回)	無・有(　回)	無・有(　回)
	IN	4時			4時
	OUT	4時			4時
退院指導	□栄養剤・薬剤の注入 □瘻孔周囲のスキンケア □入浴・シャワーについて □トラブル時の連絡方法 □外来相談窓口(消化器外科外来) □カテーテルの交換について □食酢によるカテーテルの充填方法について			
退院後	□内視鏡外来受診日 予約日：　年　月　日			
その他	□退院処方の確認　　　　　　　　　　　　　　　　　　　　　　　サイン			
深夜	サイン			
日勤	サイン			
準夜	サイン			
バリアンス	無・有(　　　　　　　　　　　　　　　　　)　継続・逸脱			
指示確認医師	サイン			

● おわりに

　PEGは、患者への身体的な侵襲は少なく、術後のケアや管理を習得すれば早期に退院することが可能であることからクリニカルパスの適応となる患者は多い。PEGのクリニカルパスを有効に活用することは、単に在院日数を短縮するだけではなく、患者へのインフォームド・コンセント、患者と医療者の情報の共有、患者や家族が満足できることを推進し、より質の高い効率的な医療を提供することにもなる。

松原康美

文献
1) 坂本すが：クリニカルパスの現状の概観とこれからのパス．看護展望 29(3)：305-309, 2004.
2) 松原康美：スキントラブルへの対応．看護技術 50(7)：606-608, 2004.

8 PEG造設術後早期の管理

●はじめに

　PEG造設術後早期の管理は最も重要なものの1つである。この時期の合併症発生率が最も高く、かつ早期に適切な治療を行うことでその多くは重大合併症に発展することなく治癒するからである。瘻孔の早期管理は腹壁固定を行うか否かによって変わってくる。腹壁固定を行う場合、固定によって胃壁と腹壁の癒着がなされるため、ストッパーとバンパーによる癒着に頼る必要がなくなる。ストッパーとバンパーによって胃壁と腹壁を締めつけてつくる癒着は、ゆるく締めつけると癒着形成に時間がかかり、また癒着範囲が狭くなる。

　強く締めつけると、その圧により締めつけ部分の血流(殊に静脈還流)が悪くなり、瘻孔周囲炎の原因となる。血流の悪い部位は、細菌感染への抵抗性が低下する。管理上から造設時腹壁固定を推奨したい。

1．抗生剤の投与

　抗生剤は術当日を含め3日間投与する。瘻孔周囲炎がある場合にはさらに延長する。

　抗生剤の予防的投与に関しては、瘻孔周囲炎など創感染症に対してはpush法、pull法で有用性があるとする論文が多い。全身的合併症の効果では、呼吸器感染を減少させるとの報告がある。

2．瘻孔管理

❶創部の観察と消毒

　瘻孔は術後1週間は毎日観察し、消毒する。腹壁固定は1週間目に抜糸をする。観察時はストッパーを少しずらし、見逃しのないように観察する。もし瘻孔周囲の発赤や感染を認めるときは経管栄養を中止し、点滴栄養としたうえで、抗生剤を投与する。

　1週間の観察で異常がない場合には、毎日の観察は継続するが、消毒は終了とする。それ以降は生理食塩水で湿したガーゼで毎日清拭を行い、週に1〜2回は石鹸水を用いて清拭する。この操作はわれわれが日常毎日入浴し、身体を清潔に保つことと同じ意味をもつ。

❷カテーテルの管理

　腹壁胃壁の固定を腹壁固定具(T-ファスナー、鮒田式固定具)で行っている場合には以下の操作は必要がなくなる。以下は固定具を用いないで、バンパーとストッパーで固定を行った場合の管理である。まず術後第1日目に締めていたストッパー(図1)を0.5〜1 cmほどゆるめる(図2)。瘻孔周囲の胃壁は浮腫をきたしており、施行時にほぼ密着するように設定したバンパーとストッパーは浮腫のため胃壁を圧迫している状態になっている。放置すると粘膜への圧迫で潰瘍形成をきたす。その圧迫解除のためストッパーをゆるめる。ゆるめたストッパーは体表に密着するようにカテーテルをゆるめた分だけ押し込む(図3)。この操作でバンパーが胃壁からゆるめた分だけ圧迫がとれることになる。術後3〜4日目でさらに1〜2 cmほどゆるめる。ストッパーと皮膚の間に切り込みガーゼを入れる場合はその分だけ余分にストッパーをゆるめる。体表に密着させるために絆創膏はストッパーにかけて固定する(図4)。絆創膏かぶれを予防する

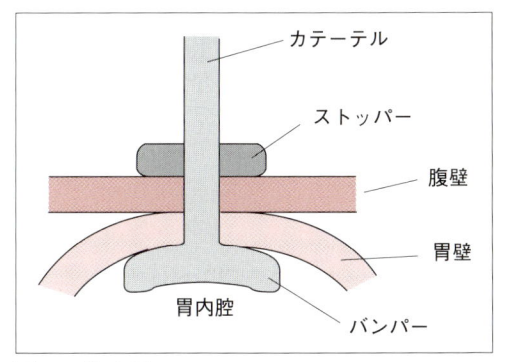

図1. 術当日

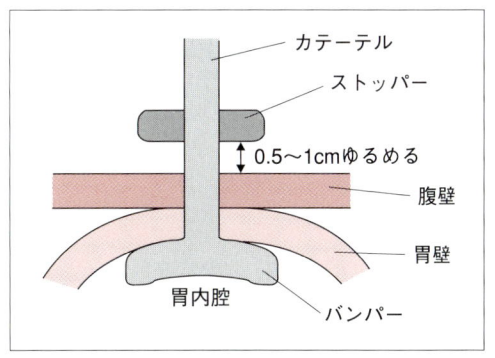

図2. 術後第1日目の操作①
ストッパーをゆるめる。

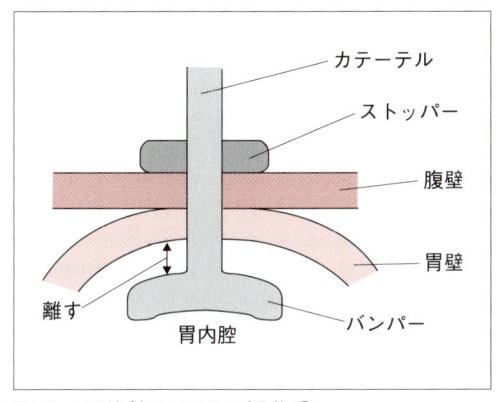

図3. 術後第1日目の操作②
ストッパーを体表に押しつけて固定、バンパーによる胃粘膜の圧迫を防止する。

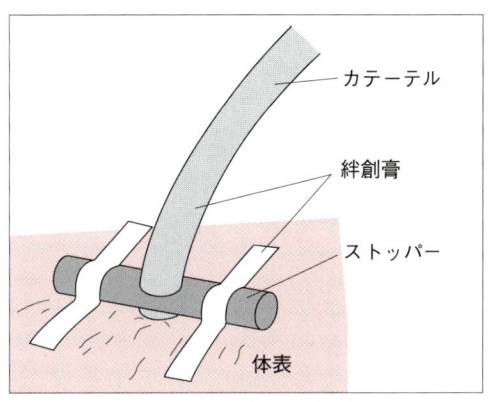

図4. カテーテルの体表への固定

ため、毎日ストッパーの方向を変えて、同じ部位に絆創膏が当たらないように注意する。

3. 経管栄養の開始

術当日から術後3日目までは静脈栄養を行う。もちろん可能であれば、高カロリー輸液が行われれば申し分ないが、末梢静脈輸液で行う場合も多い。術後2日目までは創の安静を保つためにも、経管栄養は行わず、術後第3日目から開始する。もちろん術後第1日目からの投与開始も可能であるが、瘻孔周囲炎などの合併症の頻度が高くなる。腹壁と胃壁の癒着がある程度なされ、創の安定を待ってからの栄養投与が安全である。禁飲食の長かった症例では薄い濃度の栄養剤から開始し、徐々に濃度を高くする。腸瘻と異なり、投与スピードにあまり神経質になる必要はない。詳細は第10章「PEGの栄養投与法」(64頁)に譲る。

4. シャワー・入浴

シャワー・入浴は瘻孔完成以後が安全である。シャワーは術後1週間を経て、入浴は2週間後から瘻孔に異常がないことを確認したうえで開始する。瘻孔周囲炎などがない限り、特にカテーテルや瘻孔を被覆する必要はない。そのまま入浴し、瘻孔周囲は水分を拭き取り自然乾燥させる。

嶋尾　仁

9 PEG造設術中および術後早期の合併症と対策

● はじめに

　術後早期の合併症は合併症全体のうちに占める割合が高い。この期間の観察を注意深く行い、早期発見・早期治療に努めることがPEGをうまく活用していくうえで重要なポイントになる。

I ● 造設術中の合併症と対策

1．誤穿刺

　穿刺針が胃内に到達せず腹腔内に刺入した場合や、胃に到達する間に肝左葉や横行結腸を貫いた後胃内に到達した場合を指す。後者、特に横行結腸を貫いた場合は造設時には気づかずカテーテルの交換時に気づくことが多い。

❶防止策

　穿刺前に腹壁外から十分な圧迫をし、その圧迫に応じて胃が粘膜下腫瘍様に膨隆する部分を探し、その部位に穿刺を行う。この際、圧迫の方向にも注意を払い、同じ方向に針を刺す。指による圧迫でも穿刺部位がはっきりしない場合にはX線透視や超音波ガイド下で穿刺を行う。

❷治療法

　腹腔内誤穿刺の場合は静かに針を抜いたうえ、腹腔内出血がないかどうか、全身状態を含めて経過観察をする。出血性ショックの場合には開腹止血の必要がある。多くの場合、自然止血する。肝左葉を貫いた場合はカテーテルを留置しバンパーとストッパーでやや強めに腹壁と胃壁を圧迫する。この圧迫は翌日には必ずゆるめる。横行結腸を貫いたとき（造設時に判明したとき）も同様に圧迫をし、癒着を待つ。

2．出血

　穿刺針で胃の粘膜下の血管を傷つける、穿刺針を深く刺し過ぎ後壁の粘膜を損傷する、留置したカテーテル周囲から出血するなどの場合がある。

❶防止法

　穿刺をする医師にとっては、胃内の画像が逆になるため穿刺針の方向のコントロールをするには慣れが必要である。穿刺針は血管を避けるようにゆっくり刺入していく。胃壁内の見えない血管に対する防止策はない。

❷治療法

　粘膜下の血管損傷ではカテーテルを留置し、カテーテルの圧迫による止血を期待する。止血しない場合は、ヒータープローブなどで内視鏡的止血術を行う。後壁粘膜の出血も同様である。カテーテル周囲からの出血ではバンパーとストッパーを強く締め止血を図る。翌日のゆるめを忘れないようにする。留置したカテーテルを誘導し胃内出血量のモニターとする。

II — 造設術後早期の合併症と対策

1．カテーテル自己抜去あるいは自然抜去

　PEGの対象が脳血管障害など、意識障害を伴う疾患である以上、自己(事故)抜去は起こり得る合併症の1つである。経鼻胃管や点滴などを自己抜去したような既往がある場合には十分の注意が必要である。introducer法によるバルーンカテーテルを留置した場合には、バルーンの破損や蒸留水が流出することによるバルーンのしぼみで自然抜去することが稀に起こる。

❶防止策

　この自己抜去、自然抜去に関しては防止策が最も重要である。防止対策として、カテーテルを腹帯で隠す、手を拘束するなどの処置が必要であるが、造設時に腹壁固定具(T-ファスナー、鮒田式腹壁固定具など)を用いると、カテーテルを抜去されても、胃内容が腹腔内に流出せず、体表に流出することから、腹膜炎の発生を防止できる。またカテーテルにボタン方式のものを選択すると引き抜く管がなくなるため、防止策として有効である。

❷治療法

　問題は自己抜去の時期で、腹壁と胃壁が癒着している時期、すなわち瘻孔が形成されてしまった時期(造設後1週間)以前か以降で対処が大きく変わってくる。

　1) **瘻孔形成以前の自己抜去**：癒着が形成されていない時期であると、胃壁は腹腔内に脱落し、瘻孔から胃内容が腹腔内に流出し、汎発性の腹膜炎を引き起こす。開腹ドレナージ手術が必要となる。瘻孔が形成されたかどうか不明な中間的時期では、経鼻的に減圧胃管を挿入し、胃内容のドレナージを図ると同時に、可能であれば瘻孔からもやや細目のドレナージ用のチューブを無菌的に挿入する。点滴と抗生剤を投与し、外科とコンタクトをとりながら腹部所見を注意深く観察する。栄養剤注入前であれば、限局性の腹膜炎にとどまり、保存的治療が可能な場合もあるが、栄養剤注入後に自己抜去が起こった場合には早急な外科手術が必要となる。

　2) **瘻孔形成以降の自己抜去**：大きな合併症には発展しない。瘻孔は放置しておくと、小さくなり自然閉鎖してしまう。2〜3時間以内であれば、新しいカテーテルを内視鏡下で留置する。夜間など検査が困難な場合には、サイズに合ったバルーンカテーテルをひとまず留置し、瘻孔の内腔を確保しておくことが必要である。

2．瘻孔周囲炎

　合併症の中では発生頻度は比較的高い(図1)。早期に治療を行えば大きな問題に発展しないが、気づかずに放置すると瘻孔壊死に至り、造設したPEGを抜去しなければならなくなる。

❶原因

　特定されるような原因は不明であるが、口腔内細

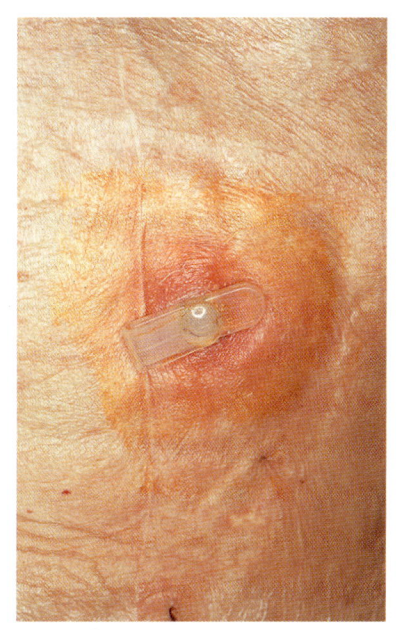

図1．瘻孔周囲炎

菌のカテーテル付着やバンパーとストッパーの過度の締めつけ、あるいは造設時の締めつけのゆるめを忘れたりすることが原因の1つとなり得る。バンパーとストッパーで締めつけられた部位は血流阻害、殊に静脈還流が悪くなり、易感染性に陥る。感染の最も起こりやすい部位は血流が疎な皮下脂肪織である。この部位に感染が起こり、ドレナージができないと皮下膿瘍に発展する。

❷防止策

1）口腔内細菌対策：施行前にイソジンガーグル® で口腔内洗浄やうがいをする。施行時イソジン® をガーゼに浸し、カテーテルに塗布したうえでカテーテルを挿入する。

2）皮膚切開：皮膚切開を小さめに行った場合、カテーテルの径ギリギリであると皮下膿瘍に発展しやすい。皮膚切開は常にカテーテルより少し大きめに作成し、感染が起こっても容易にドレナージできるようにしておくことが皮下膿瘍の防止策となる。われわれはT字型の皮膚切開を行っている。

3）ストッパーの締めつけ：造設時ストッパーの締めつけを過度に行わない。ストッパーを締めて、カテーテルを回転させると、胃内腔でバンパーが容易に回転する程度の締めつけにとどめる。

4）ストッパーのゆるめ：施行翌日にはストッパーを5mm〜1cm程度ゆるめる。瘻孔周囲の胃壁は浮腫をきたしており、施行時にほぼ密着するように設定したバンパーとストッパーは浮腫のため胃壁を圧迫している状態になっている。放置すると粘膜への圧迫で潰瘍形成をきたす。その圧迫解除のためストッパーをゆるめる。ゆるめたストッパーは体表に密着するようにカテーテルをゆるめた分だけ押し込む。この操作でバンパーが胃壁からゆるめた分だけ圧迫がとれることになる。術後3〜4日目でさらに1〜2cmほどゆるめる。ストッパーと皮膚の間に切り込みガーゼを入れる場合はその分だけ余分にストッパーをゆるめる（第8章「PEG造設術後早期の管理」58頁参照）。

❸治療法

瘻孔周囲炎が起こったら、ストッパーをゆるめ、局所の安静を保つ。栄養注入を中止し、静脈栄養としたうえで抗生剤の投与を行う。PEGカテーテルに胃液排出用のカテーテルをつなぎ、胃内容の排出を行う。ドレナージが必要な場合は瘻孔の皮膚切開を5mmほど追加切開する。膿の排出をみる場合はコメガーゼを留置し、膿の排出を促す。約1週間程度の保存的治療で瘻孔周囲炎のほとんどは軽快する。

3．瘻孔周囲壊死

❶原因

瘻孔周囲炎を気づかずに放置すると周囲の皮膚は壊死に陥り、瘻孔が大きくなる（図2）。カテーテル周囲から胃液が容易に流出し、皮膚のびらん、潰瘍を起こす。

❷防止策

造設早期の毎日の瘻孔の観察と

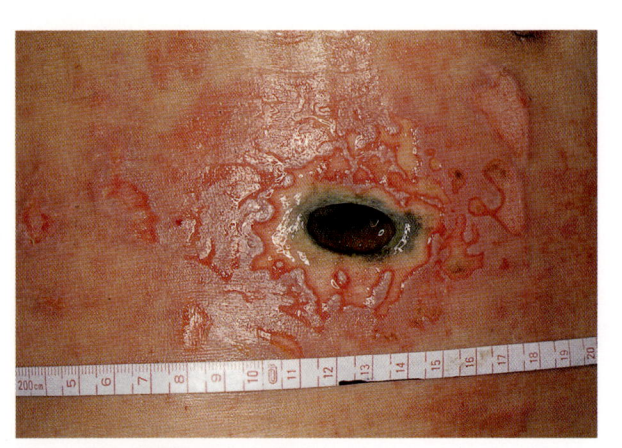

図2．瘻孔周囲壊死と皮膚炎

消毒を欠かさないことが基本である。瘻孔周囲炎が起こったら、早期に治療を開始し、瘻孔周囲炎の状態でとどめることが大切である。

❸治療法
1）**全身管理**：経管栄養は中止し、中心静脈栄養とする。創傷治癒を促進するためにも、高カロリー輸液は重要である。流出した胃液分の電解質補正を末梢静脈点滴で行う。抗生剤投与をする。

2）**瘻孔の管理**：カテーテルは抜去する。瘻孔周囲の壊死組織はデブリードマンを行い、除去する。周囲皮膚の発赤びらん潰瘍部は生理食塩水で洗浄する。消毒は控える。瘻孔周囲にストーマ用の皮膚保護剤を貼付し、胃液が当たらないようにする。胃液回収用の袋（ストーマ用）を張り、胃液を誘導する。栄養投与が十分に行えれば、瘻孔は自然に閉鎖する。炎症が治まった時点で、閉鎖した瘻孔の近傍で、新しい胃瘻を作成する。

4. 皮膚潰瘍

❶原因
原因の多くは造設時のストッパーの締めつけを放置していたため、皮膚がストッパーに長期間圧迫されてできる（図3）。瘻孔壊死で胃液が流出し、胃液のために潰瘍形成を起こすこともある。

❷防止策
造設後の瘻孔観察を行い、ストッパーが当たる場合は、皮膚とストッパーの間にガーゼを挟んだり皮膚保護剤を貼付し、ストッパーの位置を毎日変える。ストッパーのゆるめを忘れないようにする。

❸治療法
消毒のうえ、皮膚保護剤を貼付し、ストッパーが直接当たらないようにする（図4）。胃液の流出による場合は、「3. 瘻孔周囲壊死」の項を参照すること。

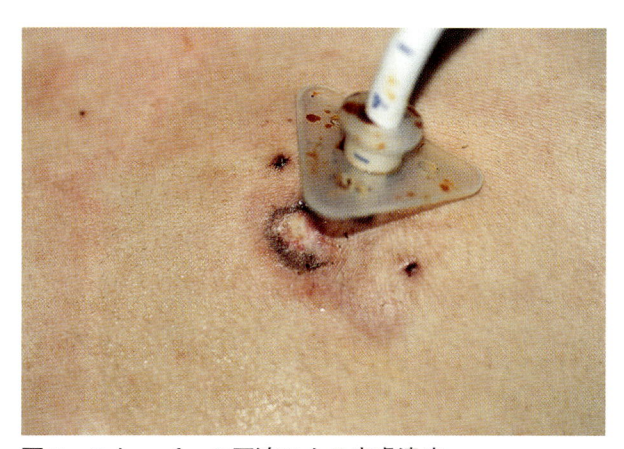

図3．ストッパーの圧迫による皮膚潰瘍

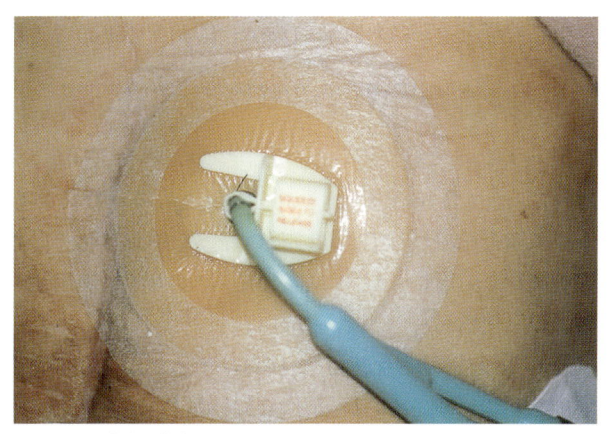

図4．皮膚保護剤の貼付

嶋尾　仁

10 PEGの栄養投与法

●はじめに

　経皮内視鏡的胃瘻造設術(以下：PEG)の手技はうまくいったにもかかわらず、PEGによる栄養療法(以下：PEG栄養)に失敗することがある。その理由は、というと、下痢や嘔吐(胃食道逆流)のために中止してしまったというのである。まだ、中心静脈栄養管理下の長期入院が許されていた時代のことである(6ヵ月以上入院した老人の中心静脈栄養療法が保険上、包括点数になったのは1998年10月のことである)。

　筆者が所属していた病院においても、PEGを手がけて間もない1987年当時、長期間中心静脈栄養療法で管理されていた患者にPEGを施行し、その翌日から食品の流動食をいきなり1,200 ml/日注入したところ、洪水のような下痢をしてしまい、結局、わけもわからずもとの中心静脈栄養療法に戻ってしまった、というお粗末なエピソードがあった。

　PEGはいくら簡便な手技とはいっても、内視鏡手術である。せっかく手術をしたのだから、もうひとがんばり、経腸栄養療法まで成功させたいものである。

　本稿では、PEG栄養を軌道にのせていくためのノウハウを述べる。

I ● PEG施行前に消化管が使われていたか否かによって栄養剤の開始方法はまったく異なる！

　PEG施行後の栄養剤の投与方法は、消化管が使われていたか否かによってまったく異なることに留意する。すなわち、①経口摂取または経鼻胃管栄養が行われていたか、②長期間にわたり中心静脈栄養が行われていたか、によってその考え方を大きく変えるべきである。

1．経鼻胃管からの移行

　PEG施行前に経口摂取が行われていた場合も同様に考えればよいが、経鼻胃管からの移行に際しては、消化管の機能はそれほど低下していないと考えられるので、「数日の絶食期間」の後、まず微温湯を投与して異常のないことを確認し、その翌日より最終目標量の1/3程度から経腸栄養剤を1～2日あがりで増量する。この場合、使用する栄養剤は経鼻胃管から投与していたものと同じで構わない。

　なお、「数日の絶食期間」を何日にするかが問題であり、従来、PEG施行後2～3日目から栄養剤を開始してよろしい、といわれていたが、最近、絶食期間を5日程度おいた方が胃瘻部の感染などの発生率が少ないとの報告がある[1]。但し、絶食期間が長い場合は、経静脈栄養を併用しておくべきことはいうまでもない。

　また、経鼻胃管からの移行例のように消化吸収に問題がないと考えられる症例であっても栄養剤の量を加減しながら投与する理由として、PEGの手術侵襲に伴う術後急性期の胃運動に関する知見が得られていないことが挙げられる。さらにその根底には(これは次の長期中心静脈栄養からの移行例において特に強調するが)、患者の容態観察をしながら栄養剤の増量を図る、と

いう基本姿勢があるからである。

2．中心静脈栄養からの移行

　長期にわたり中心静脈栄養管理下におかれており、消化管を使わない状態にあった患者においては、腸管の萎縮が想定され下痢などをきたしやすいものと考えて、消化態経腸栄養剤を用いてごく低濃度かつ少量から開始し、ゆっくりと日時をかけて漸増していくのが望ましい。

　また、長期の中心静脈栄養症例では胆石を合併していることも少なくなく、経腸栄養開始を契機に胆石発作をきたすこともあり、事前に腹部超音波検査で確認しておくことが望ましい[2]。

　筆者らは、消化態経腸栄養剤としてツインライン® を使用する場合には、小市らの方法に準じて(表1)[3]、A液・B液それぞれから1/4の50 mlを微温湯300 mlに溶かしたもののうち、さらに100 mlのみを1回量として初回投与量としている。この方法は最初の1ヵ月は1日総投与量を300 kcal程度にとどめ、その範囲で濃度のみを上げていくプランで、かなり慎重過ぎるきらいがあるかも知れない。もっと一般的には、例えば表1の②③を省略して④から開始し、それぞれを4日あがりにすれば1ヵ月で維持量までもっていくことが可能である。

　さらに、投与プランを立てるためのヒントとして、カロリーアップの段階で下痢が問題となる症例か、胃食道逆流が問題となる症例か、がある程度見極められるであろう(図1)。したがって、胃食道逆流が問題となる症例では量をコンパクトにするように、下痢が問題となる症例では濃度を主体に考えて増量のプランを立てるようにする[3]。要は「量」と「濃度」のジレンマの間で、いかにバランスをとるか、ということである。

　消化態経腸栄養剤としてエンテルード® を使用する場合の1例を示す(表2)。栄養剤の量、それを溶解する微温湯の量、そして投与速度の3つの要素を、患者の状態を観察しながら調節していく。数ヵ月間の不十分な静脈栄養管理の下で衰弱した患者を、「なんとか在宅経腸栄養管理にしてほしい」との家族の強い希望に応えるべく悪戦苦闘した様子を描いた「PEGを通してみえてくるもの」[4]の症例では実際にこうした、という経験を示したものである。何もこうしろ、

表1．長期中心静脈栄養使用例に対する栄養剤投与法(その1)－ツインライン® の場合

症例によって、投与量・投与期間を増減する。 約2ヵ月で、1,200 kcal/日に達する。その時点で100 ml/時で始めて、400 ml/時を目標に投与速度を上げる。⑦まではTPN併用。			
①微温湯	100 ml		1日3回7日間
②ツインライン® 　微温湯	100 ml (A 50 ml、B 50 ml) 300 ml	} 1回量100 ml	1日3回7日間
③ツインライン® 　微温湯	100 ml (A 50 ml、B 50 ml) 200 ml	} 1回量200 ml	1日3回7日間
④ツインライン® 　微温湯	200 ml (A 100 ml、B 100 ml) 200 ml	} 1回量100 ml	1日3回7日間
⑤ツインライン® 　微温湯	300 ml (A 150 ml、B 150 ml) 100 ml	} 1回量100 ml	1日3回7日間
⑥ツインライン®	400 ml (A 200 ml、B 200 ml)	1回量100 ml	1日3回7日間
⑦ツインライン®	400 ml (A 200 ml、B 200 ml)	1回量200 ml	1日3回7日間
⑧ツインライン®	400 ml (A 200 ml、B 200 ml)	1回量300 ml	1日3回7日間
⑨ツインライン®	400 ml (A 200 ml、B 200 ml)	1回量400 ml	1日3回

(文献3)より引用)

```
                    スタート：ツインライン®100ml（A 50ml、B 50ml）
                       微温湯     200ml              ：1回量100ml×3回／日
                            ↓                              ↓
                      ┌──────────┐                  ┌──────────────┐
                      │ 下痢が問題 │                  │ 胃食道逆流が問題 │
                      └──────────┘                  └──────────────┘
              ツインライン®100ml（A 50ml、B 50ml）      ツインライン®100ml（A 50ml、B 50ml）：1日3回
              微温湯      200ml
              ：1回量200ml×3回／日
                            ↓                              ↓
              ツインライン®200ml（A100ml、B100ml）      ツインライン®200ml（A100ml、B100ml）：1日3回
              微温湯      200ml
              ：1回量200ml×3回／日
                            ↓                              ↓
                        胃食道逆流が問題となる症例では量を、下痢が問題となる
                        症例では濃度を主体に考えて増量のプランを立てる。
```

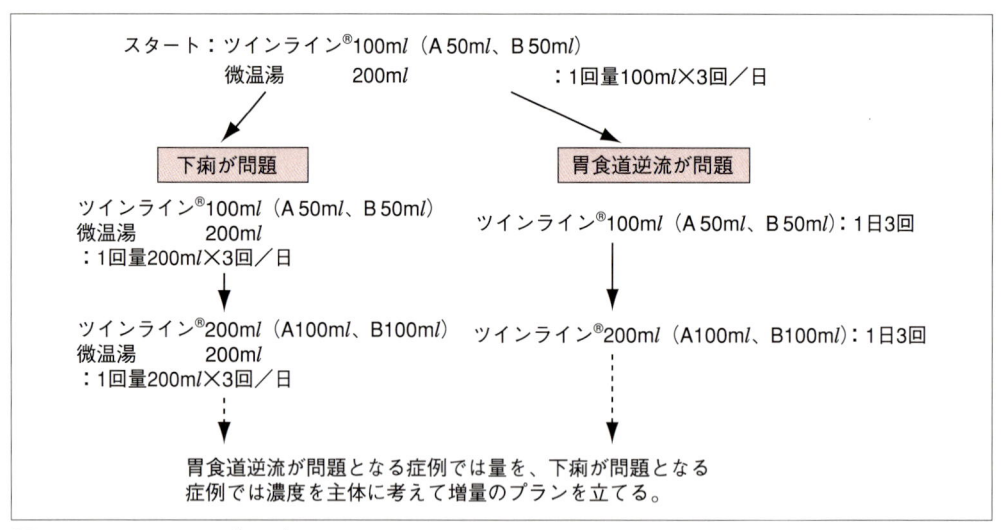

図1．カロリーアップのプラン

表2．長期中心静脈栄養使用例に対する栄養剤投与法（その2）―エンテルード® の場合

PEG 施行後
3 日目～微温湯 100 ml を1日2回、投与開始。
7 日目～ 10 g を微温湯 90 ml に溶解→1日2回、約2時間かけて注入
14 日目～ 25 g を微温湯 180 ml に溶解→1日2回、約2時間かけて注入
21 日目～ 50 g を微温湯 370 ml に溶解→1日2回、約4時間かけて注入
30 日目～ 50 g を微温湯 370 ml に溶解→1日2回、約2時間かけて注入
34 日目～100 g を微温湯 350 ml に溶解→1日2回、約4時間かけて注入
39 日目～100 g を微温湯 350 ml に溶解→1日2回、約2時間かけて注入
44 日目～100 g を微温湯 350 ml に溶解→1日3回、約2時間かけて注入

ということではなく、途中で中心静脈栄養のラインが抜けたり、お正月をはさんだり、いろいろなエピソードがあるのだが、1例1例、症例に応じてオーダーメイドで投与プランを立ててほしいというメッセージを投げかけている。ご一読頂ければ幸いである。

　以上、2剤における具体例を紹介したが、これらはまだ長期入院が可能であった時代のマニュアルであり、現在ではここまで時間をかけることは困難と思われる。但し、今では消化機能が廃絶するほど中心静脈栄養が漫然と使用される前に経腸栄養が導入されるであろうから、経腸栄養剤の増量ももっとハイペースで行うことができるであろう。

　いずれにせよ、経腸栄養が1日800 kcal くらいになるまでは、中心静脈栄養を続けておく必要があり、経腸栄養剤で補われる栄養量に見合って漸減していく。

追記）最近の学会の見解として、低濃度にする必要はなく、投与量と投与速度にのみ配慮すればよい、との考え方が主流となっている。

II ● PEG栄養の一般的注意

PEG栄養開始後の一般的な注意事項を述べておく[3]。

1．経腸栄養剤の維持量について

経腸栄養の維持量は長期臥床状態の高齢者であれば、1,000～1,200 kcal/日のことが多く、年齢・体重・全身状態に応じて適宜増減する。

2．水分の補充を

補助としての経静脈栄養からの水分補給が終了し、経腸栄養だけになったら必ず微温湯(約400 ml/日)も胃瘻から投与しておく。経腸栄養剤だけでは脱水症になってしまうからである。特に最近の1.5～2 kcal/ml の高濃度に設定された栄養剤では注意が必要である。投与例としては、微温湯を朝の栄養剤終了後に100 ml、昼後に100 ml、就寝前に200 ml を各30～60分かけて注入することが多い。

3．PEGカテーテルを閉塞させないために

PEGカテーテルを閉塞させないように、経腸栄養剤投与後は毎回、微温湯で十分にフラッシュしておくよう留意する。施設によっては、経管栄養の患者が多い場合なかなか目が行き届かず、フラッシュが習慣づけられていないケースがあるが、当然ながらカテーテルは長もちしない。

特に、瘻孔が完成するまでの2～3週間はカテーテルの交換は困難であり、この時期の粉砕した薬剤の投与は控えたい。もしも瘻孔完成前にカテーテルが閉塞した場合には、瘻孔完成期まで他の栄養療法(中心静脈栄養や経鼻胃管栄養)で凌いで、待機的にカテーテルの交換を行う[2]。

なお、第11章「カテーテルの管理—カテーテルを長もちさせる方法」(75頁)も参照されたい。

III ● 胃食道逆流症例の栄養投与法

前項では、主に消化吸収という視点から、下痢をしないように考慮した経腸栄養剤投与の考え方について述べたが、下痢の問題はゆっくり根気よく時間をかけさえすれば、それを解消することはそれほど困難なことではない。

しかし、最終的にPEG栄養を継続するうえで障害となるのは胃食道逆流である。胃食道逆流はPEG栄養導入時に問題となるばかりでなく、たとえいつもうまくいっている症例においても突発的に発生し、誤嚥性肺炎などの原因となる。胃食道逆流をコントロールすることこそが、PEG栄養成功の最大の鍵である。

1．胃食道逆流と呼吸器感染症

経腸栄養における呼吸器感染症は、[胃食道逆流→食道内容物の気管内吸引→誤嚥性の肺疾患]という図式で示される。筆者らの経管栄養患者を対象とした検討においても、発熱頻度を指標とした呼吸器感染症の程度と、核医学的に定量化した胃食道逆流率との間に有意の正の相関を認めた[2]。つまり、「よく発熱する症例は胃食道逆流症例だと考えて大きな間違いはない」

ということである。より具体的な事例として、経鼻胃管栄養にて管理されていたときにはしばしば発熱をきたし、抗生剤の投与を余儀なくされていた患者が、PEG 栄養を導入してからまったくといっていいほど発熱を認めなくなることが少なからずある。こういった症例の観察を通してどういったことが推察されるかといえば、①経鼻胃管栄養下で認めた発熱は胃食道逆流によるものだったのではないか、そして②その胃食道逆流は経鼻胃管によって、いわば医原性に引き起こされたものだったのではないか、さらに③ PEG はこういった症例にこそふさわしいのではないか、ということである。

2．PEG によって誤嚥性肺炎は改善するか？

PEG を既に経験されている読者諸兄においては、前述のように PEG 施行患者の呼吸器感染症がよくなるという実感を日常診療においておもちであろう。また一方、経鼻胃管栄養患者に誤嚥性肺炎の改善を期待して PEG を施行したけれども、はかばかしい効果が得られず失望されたこともあるであろう。

PEG により呼吸器感染症がよくなる症例とそうでない症例の差はどこにあるのか？

筆者らはこの疑問に答えるべく、核医学的胃食道逆流率を測定することにより以下の検討を行った[2]。

まず経鼻胃管が胃食道逆流に及ぼす影響を検討するため、同一患者において日を変えて「経鼻胃管を挿入したままの状態」と、「栄養剤を注入したら直ちに経鼻胃管を抜去し経鼻胃管の影響を取り除いた状態」の2回胃食道逆流率を測定したところ、多くの症例において後者で低下を認めた。さらにその後 PEG を施行した症例において、胃瘻から栄養剤を注入して胃食道逆流率を測定したところ、その値は「経鼻胃管の影響を取り除いた状態」で測定した値と近似していた。つまり、多くの経鼻胃管栄養患者の胃食道逆流はまさしく経鼻胃管の存在そのものによってもたらされていること、さらに PEG は単に経鼻胃管の影響を取り除いているだけのものである、ということができる。

この検討において、「経鼻胃管の影響を取り除いた状態」においても高度の胃食道逆流を示した症例があり、その症例においては PEG 施行後の胃食道逆流率の改善も認めなかった[2]。本例は高度の噴門閉鎖不全を認めており、こういった症例こそ「真の胃食道逆流症例」といえる。

経鼻胃管は咽頭・食道・噴門などの要々の関所を半開状態にして胃に留置されており、このことにより胃食道逆流やそれに基づく誤嚥を引き起こしている（図2）。PEG はこのような経鼻胃管による医原性の胃食道逆流を解消することはできるが、「真の胃食道逆流症例」にとっては決して胃食道逆流は改善することはない。

「PEG によって誤嚥性肺炎は改善するか？」という問いに対する答えは「経鼻胃管による医原性の胃食道逆流を認める患者の誤嚥性肺炎は改善する」である。

3．PEG は胃運動機能に影響を及ぼすか？

PEG は経鼻胃管の影響を取り除くという点からは、より生理的な栄養投与法といえる。

しかし、胃を腹壁に固定するこの手技が胃運動に好ましくない影響を及ぼすことは本当にないのだろうか？

当初、筆者らは PEG 施行後、呼吸器感染症が改善する症例とそうでない症例の差は、胃壁が固定されることによる胃排出機能の差ではないかと考え、PEG 施行前後の胃排出時間を核医学

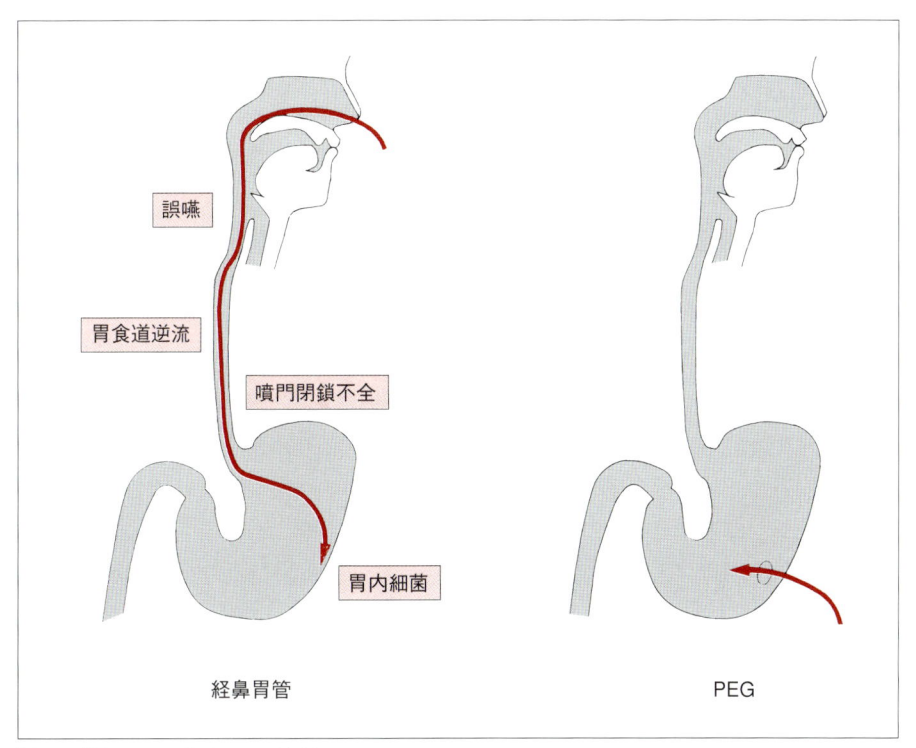

図2. 胃へのアクセスの比較
(小川滋彦:PEG栄養の鬼門は胃食道逆流. 在宅医療 3(1):61-64, 1996 より引用)

的方法により比較検討した[2]。PEG 施行 1ヵ月後の胃排出時間は有意の変化は認めず、少なくとも 1 回の PEG が胃運動に及ぼす影響は無視し得るものと考えられた(但し、潜在的には存在しているといえる[5])。しかし、2 年以上の長期観察例において、胃瘻部の管理の不適切から再造設になった症例において、著明な胃排出時間の延長を認め、特に噴門閉鎖不全を認める症例において誤嚥性肺炎を繰り返すようになってしまった[2]。

このことから、初回造設した瘻孔の管理をしっかり行い、むやみな再造設を行わないこと、さらに止むを得ず再造設する場合の穿刺部位は初回造設部位の近傍が望ましいと考えられる。胃と腹壁をあまり広い面積で固定しない方がよいと考えられるからである。特に 2 回目の穿刺は 1 回目よりも位置決定しにくい場合があり、そのようなとき、腹壁に対して斜めにアプローチすると胃に無理なつり上げによるねじれ・ローテーションがかかり、胃の運動障害をきたす恐れがある。

4. 経腸栄養剤の投与速度

胃瘻からの経腸栄養剤の投与速度はおおむね 200 ml/時が妥当と考えられる。経腸栄養剤の用法および用量には腸瘻と同様に胃瘻投与も 12～24 時間かけて持続注入するよう指示してあるものがあるが、これは現実的ではない[2]。

1 例の胃食道逆流症例を経験したがために、その後のすべての症例を持続注入にした施設が見受けられるが、「あつものに懲りてなますを吹く」ような過剰医療は、PEG の本来の簡便性を失わせ、在宅管理の普及の足かせになる。

胃は、もともとボーラスで食べ物が入ってくる臓器である。特別な問題(胃食道逆流や胃内容

停滞など）のない胃はリザーバーとして比較的急速な食事の流入に対応できることを念頭におき、それができない状態はむしろ病的だと考えて対策を練るべきである。

また、胃瘻の対象となるような長期臥床患者では、褥瘡予防のために定時的な体位交換が必要であり、トータルな在宅ケアを考慮すると食事はなるべく短時間で済ませてしまいたいし、夏期における細菌繁殖の点からもあまり長時間かけるのは望ましくない[2]。

但し、以上は胃食道逆流などの問題のない症例においてのみ適応となる事柄である。

5．胃食道逆流症例への対策

通常の胃運動機能の保たれている症例であれば、200 ml/時で経腸栄養剤を投与しても嘔吐したり発熱したりすることはないはずである。

しかし、そうでない症例は一応、胃食道逆流症例として対策を練る必要がある（表3）。

まず試みるべきこととして、①栄養剤投与時および投与後1時間くらいはやや半座位を保つようにする。但し、半座位により却って上腹部を圧迫した姿勢になって胃食道逆流が悪化したり（小笹麗子氏講演より）、またベッドからずり落ちるため褥瘡が悪化する誘因になることも指摘されており（真田弘美氏講演より）、ベッドの角度は症例に応じて試行錯誤しなくてはならない場合が多い。

次に②100 ml/時程度に投与速度を遅くすることを試みる。さらに③栄養剤投与前にPEGカテーテルを開放し胃を減圧しておく。ゲップをさせておくわけである。胃瘻ボタンの場合は逆流防止弁があるので、専用の減圧用の接続チューブを用いて逆流防止弁を押し開けなければ排気しない構造になっている。

以上に加え、④消化管運動機能改善剤の投与を試みる。トリメブチンなどが胃排出機能を亢進させることが知られているが、長期の使用に際しては、パーキンソン症候群の発現など錐体外路系の副作用に留意する。近年、マクロライド系抗生物質であるエリスロマイシンが、消化管ホルモンの1つであるモチリン類似の強力な胃運動改善作用を有すること、さらに下部食道括約部圧を上昇させることが注目されている。筆者らの検討でも、エリスロマイシンは胃排出機能を改善するのみならず、胃食道逆流率も有意に減少させた[2]。また、エリスロマイシンの経胃的投与が、胃食道逆流物の食道からのクリアランスに効果をもたらしたと考えられる症例も経験した[6]。エリスロマイシンは、近年、呼吸器の分野でも、慢性湿性咳嗽に対する少量長期投与（600 mg/日）の有効性が注目されており、その意味からも、慢性気道感染を伴うことの多いPEG栄養患者において、広く推奨されよう[2]。

表3．胃食道逆流症例への対策

経腸栄養剤投与に際して、
・半座位にする
・投与速度を遅くする
・投与前に胃ガスを抜く
↓
消化管運動機能改善剤を経胃的投与する
（エリスロマイシン 600 mg/日など）
↓
経腸栄養剤の粘度増強や固形化を試みる
↓ 全症例の5〜10%
経胃空腸瘻（胃液の排液ができる）にする

さて、本書の初版から約5年が経とうとしているが、この間のPEG栄養における最も大きな進歩といえば、栄養剤の粘度増強と固形化ではないだろうか。⑤経腸栄養剤の粘度増強または固形化、は発想の転換がもたらした優れた胃食道逆流の予防法である。そればかりか、胃瘻周囲からの栄養剤の漏れ対策としても有用である。

粘度増強食品REF-P1®は、熱処理されたペクチンであり、栄養剤中の遊離カルシウムと反

応することによって、初めて粘度増強する[7]。この粘度は通常の食事をした後の吐物の粘度に相当する。従来、栄養剤は細径の管を通すため、あまりに流動性を追求したので、そのことが却って毛細管現象による胃食道逆流をもたらしたのではないか、という指摘もある。具体的には、REF-P1® 100 ml をボーラス(手押し)で注射器にて胃内に注入した後、直ちに栄養剤を約30〜60分で(400〜800 ml/時)で急速投与する。両者が胃内で反応し、粘度が増強するには、少なくとも5分間必要なので、しばらく微温湯の投与は控える。このような急速投与を推奨する理由は、最初に投与した REF-P1® が胃から排出される前に、速やかに栄養剤と反応させたいからである。この粘度増強食品の使用は、栄養剤の投与を30分という短時間で終らせることを可能にし、従来2〜4時間かけてゆっくり投与するという経腸栄養療法の常識を覆すことになった。このことによって、日課のほとんどを栄養剤投与に拘束されていた患者家族の負担を大幅に軽減することになった。この REF-P1® と最もよく反応して粘度増強するのは食品の流動食 K-3S® であり、消化態経腸栄養剤であるツインライン® やエレンタール® でもある程度の粘度増強が期待できるが、半消化態経腸栄養剤とは粘度増強しない[8]。

栄養剤の寒天固形化は、粉末寒天を使用して調理した経腸栄養剤をボーラスで投与する方法である。相手方の栄養剤の種類を選ばないのが利点で、その手技の具体的方法は考案者である蟹江[9]の著書に詳しく解説されている。

筆者は、粉末寒天を十分溶かしてから煮沸した 200 ml の水を、人肌に湯せんした栄養剤 400 ml によくかき混ぜたものを、10本の 50 ml カテーテルチップ型シリンジに取り分け、それを冷ましてから、直接胃瘻カテーテルにつないでボーラス投与している。具体的には3本続けて注入しては20分ほど休みながら投与している。

以上の対策を講じても、胃食道逆流をコントロールし得ない症例が5〜10%に存在し、それは⑥経胃空腸瘻の適応である。胃液の排液をしながら空腸に栄養剤の投与が行える、ダブルルーメンのカテーテルを使用し、輸液ポンプを用いて 50 ml/時で持続投与する[3](図3)。

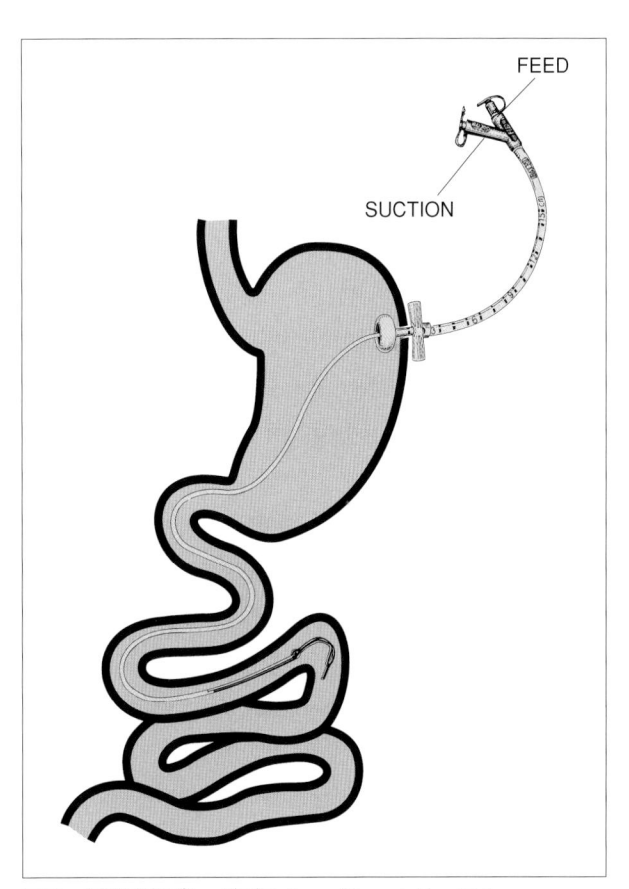

図3. 経胃空腸瘻ーダブルルーメン・カテーテル
・SUCTION の先端は胃内腔に開口しており、経腸栄養剤投与前および1日数回、胃液の吸引排液を行う。また、薬剤はここから注入する。
・FEED の先端は十二指腸に開口し、ここから輸液ポンプを用いて(50 ml/時で)経腸栄養剤を注入する。詰まらせないように1日数回、微温湯でフラッシュする。決してここから吸引をかけてはならない。
(小川滋彦：PEG 栄養の鬼門は胃食道逆流. 在宅医療 3(1)：61-64, 1996 より引用)

もちろん、この場合は決してボーラスで注入してはならない。空腸への栄養剤投与は持続注入でなければ、下痢やダンピング症候群をきたしてしまうからである。

ダブルルーメン・カテーテルとしては、バルーン・タイプのMIC社製Gatro-enteric tube、既設の先端開口型のPEGカテーテルの内腔を通して挿入するBard社製ジェジュナルカテーテルなどがあり、前者は瘻孔完成後に形成された胃瘻からまるごと入れ換える必要があるが、後者は一期的に(瘻孔完成前でも)経胃空腸瘻に変更することが可能である。したがって、最初から経胃空腸瘻を採用する可能性がある場合は、胃瘻造設キットとしてジェジュナルカテーテルと組み合わせ可能な製品を選択する必要がある。

ダブルルーメン・カテーテルは、胃に達する部分までが二重管腔構造になっており、1つの内腔は胃に開口して排液用として使用し(栄養剤以外の薬剤はここから注入する)、もう1つの内腔は空腸(または十二指腸)に達しており栄養剤注入用として使用する。後者は径が細いうえにゆっくりと栄養剤を滴下するため詰まりやすいので、定時的に微温湯でフラッシュする必要があるし、決して吸引をかけてはいけない(食物残渣で詰まる)うえ、栄養剤以外の薬剤を注入してはいけない。

このように、経胃空腸瘻の管理はかなり煩雑で、在宅医療に移行するにはハードルが高い。やはり、できるだけPEGのままで胃食道逆流をコントロールしたいものである[3]。

なお、本稿で「経胃空腸瘻」と表現しているものは、一般にPEGのGを空腸を意味するJに置き換えて、PEJ(Percutaneous endoscopic jejunostomy、ペジュと発音される)と略することが多い。しかし、jejunostomyとは「腸瘻」を意味するので新たに空腸に瘻孔を造設する手術を行うが如き誤解を与えてしまうとの批判も少なくない。蟹江ら[1]のTGJ tube(Transgastrostomal jejunal tube、経胃瘻的空腸栄養チューブ)といった表現の方がより適切と思われる。

IV ── より生理的な経腸栄養のための提言

1.「経腸栄養」に対する誤解

経腸栄養剤の投与方法を全例持続投与にするか空腸栄養にすれば胃食道逆流など考慮しなくてもよいのではないか、といった質問を受けることがある。

このような質問が発生する背景には2つの問題があるように見受けられる。

まず、「経腸栄養」という用語の招く誤解がある。経腸栄養(Enteral nutrition)とは本来、避腸栄養(Parenteral nutrition)に対する経"消化管"栄養の意で、胃に特別な問題(胃食道逆流や胃内容停滞)がなければ経"胃"栄養と考えるべきものである。それが、「経腸栄養」というからには「小腸」に栄養剤を注入しなければならないという一部の誤った考えが、「経腸栄養」の普及の足かせになったといわざるを得ない状況があったのである。

もう1つは、本邦の「病院医療」が従来、簡便で誰にでも扱えるものよりも、煩雑で重装備なものを"ハイテク医療"としてより尊いものとみなす風潮があったことは否めない。「4.経腸栄養剤の投与速度」の項(69頁)でも述べたように、ほとんどの症例は200ml/時で投与することが可能である。それが不可能な症例は胃食道逆流という病的状態にあるものと考え、時には「経胃空腸瘻」を採用する必要があることを述べてきたが、その対象者はたかだか10%である。残りの90%の症例にルーチンで空腸栄養を採用することは不必要な過剰医療であり、正常

な胃があるなら胃を使うことが、より生理的といえる。

2．胃瘻は生理的か？

それでは、胃瘻栄養は生理的か？　と問われれば、決してそうではない。

われわれが食事をするとき、食卓に並べられた料理の盛りつけをみて「おいしそうだな」と感じ、匂いを嗅ぐ。続いて、料理を舌にのせ、その食感を味わい、歯ざわりと味覚を楽しんでから、おもむろに飲み込む。そして食道を経て初めて胃に入る。胃に食物が入るまでに少なくともこれだけのプロセスがあり、ある種の消化管ホルモンは脳相刺激で既に基礎分泌の何十倍も分泌され、消化の準備を始めていることが知られている。

翻ってPEG栄養では、本人の意志とは関係なくいきなり食物が胃に投与される。食事が入ってくることをまだ何も知らされていないうちに胃が流動物でいっぱいになる。

われわれの胃は"その気になりさえすれば"いくらでも食べることができる。フランス料理のフルコースを一度にテーブルの上に置かれて、全部食べよと言われれば、うんざりして食欲を失うかも知れないが、前菜、スープと少しずつ出されれば、そんなにお腹が減っていなくても案外ペロリと平らげられることもある。

胃には「受容性弛緩」といって、食事をするぞと命令が伝達されると、胃体部の緊張がゆるみ、大量の食事を受け入れる準備をすることが知られている。

PEG栄養患者においてもなんらかの方法でこの「受容性弛緩」を誘発し、胃の運動機能を賦活化できれば、栄養剤をボーラス投与しても胃食道逆流もなく、短時間で胃瘻栄養が行えるようになるかも知れない。

今後、より生理的な経腸栄養を求めて、嗅覚刺激や味覚刺激に対する胃運動機能の検討など尽きせぬ興味がある。

3．在宅医療に求めるもの

このような食事刺激による胃運動の改善を期待して、在宅医療においては家族の団らんの中でPEG栄養を受けることを奨めている[2]。家族の一員としてともにする食事は、たとえ経腸栄養剤であっても、住み慣れた家の食卓にいるという条件反射で消化管運動が活発になるとすればすばらしい。

また、栄養剤を注入する前に、アピタイザーよろしく、患者の好物を一口だけ味わわせてあげてもよいのかも知れない。

●おわりに

PEG栄養はいったん軌道に乗ってしまえば、本当に扱いやすいものである。そして患者は生き生きとしてくる。本章では「胃から栄養を入れる」ことがどういうことかを今一度振り返り、患者のQOL向上につながる経消化管栄養に思いを馳せつつ、PEG栄養の工夫とノウハウを紹介した。

本稿の一部は臨床食道噴門研究会の研究助成により行った。

小川滋彦

文献

1) Kanie J, Shimokawa H, Akatsu H, et al：Complications following percutaneous endoscopic gastrostomy；Acute respiratory infection and local skin infection. Dig Endosc 10：205-210, 1998.
2) 小川滋彦：快適な PEG 栄養をめざして．経皮内視鏡的胃瘻造設術と在宅管理，門田俊夫（編），pp 43-62, メディカル・コア，東京，1996.
3) 小川滋彦：PEG 栄養の鬼門は胃食道逆流．在宅医療 3(1)：61-64, 1996.
4) 小川滋彦：PEG を通してみえてくるもの．在宅医療 3(4)：79-84, 1996.
5) Ogawa S, Koichi K, Takimoto H, et al：Gastric emptying and gastroesophageal reflux in patients fed via percutaneous endoscopic gastrostomy；Effects of erythromycin. Dig Endosc 8：112-115, 1996.
6) 小川滋彦，東福要平，小市勝之：逆流した胃内容の食道内動態を観察しえた経皮内視鏡的胃瘻造設術施行の 1 症例；エリスロマイシン投与の効果．在宅医療と内視鏡治療 1：42-48, 1997.
7) 稲田晴生，金田一彦，山形徳光：胃食道逆流による誤嚥性肺炎に対する粘度調整食品 REF-P1 の予防効果．JJPEN 20：1031-1036, 1998.
8) 小川滋彦：在宅経腸栄養の手技と管理．コメディカルのための静脈・経腸栄養手技マニュアル，日本静脈経腸栄養学会（編），pp 230-239, 南江堂，東京，2003.
9) 蟹江治郎（著）：固形化栄養の実践．胃瘻 PEG の合併症の看護と固形化栄養の実践，pp 120-171, 日総研，名古屋，2004.

11 カテーテルの管理
―――カテーテルを長もちさせる方法

● はじめに

　そもそも何故 PEG カテーテルを長もちさせなければならないのか、と改めて考えてみれば、①交換は痛みや苦痛を伴うので頻度を少なくしたい、②別の医療機関に転送する手間(頻度)を最小限にしたい、③医療費を抑えたい、のおおよそ3つの理由が挙げられる。①、②は主にバンパー型に関連し、③はバンパー型・バルーン型の双方にいえることであろう。

　さらに、カテーテルを長もちさせるように気をつけて管理することは、カテーテル内腔を清潔に保つことにもつながるからである。

I ――● カテーテルをよく観察すること

　カテーテル管理の方法について言及する前に、『カテーテルをよく観察すること』を提唱したい。なぜなら、カテーテルが破損して、投与された栄養剤の大半が漏れて栄養障害をきたしているのに、それが平然と使用されていたり、接触性皮膚炎の原因がボタン型の逆流防止弁の故障であった例が少なくないからである。つまり、カテーテルが傷んで新しいものに交換しなければ、適正な胃瘻栄養が成し得ないのに、それが見過ごされるようなことはあってはならないということである。そのような例を提示する。

●症例1：メディコン社バード・ファストラック PEG キット® の例。このカテーテルを先端に近いコイル部分まで切って短くしたため、フィーディング・アダプターがはまらなくなり、申しわけ程度に引っかかった状態で使用されていた。当然、栄養剤の大半は漏れてしまい、それを毎日何枚ものタオルに吸い取らせていた。本例は胃瘻をしながらも、高度の蛋白質エネルギー低栄養状態であったが、以上を指摘し、カテーテルを交換したところ、全身状態は極めて好転した。

●症例2：日本シャーウッド社カンガルーボタン® の例。胃瘻周囲からの漏れがあるということで往診。よく観察すると、外部バンパーの接合部と逆流防止弁が破損していた（図1）。本例は新品に交換したところ、漏れはなくなった。

●症例3：ボストン・サイエンティフィックジャパン社ボタン® の例。本例の主訴も漏れである。実際に接続チューブをつなぎ、白湯を通してみると、ボタン本体と接続チューブの間から漏れてくるのが観察された（図2）。長期の使用のため、ボタンの穴が開大し、あまくなったのが漏れの原因と考えられた（図3）。

　『カテーテルをよく観察する』とは、このように、必要とあらば実際に白湯や栄養剤を滴下させてみる、そして『目を凝らして見る』こと

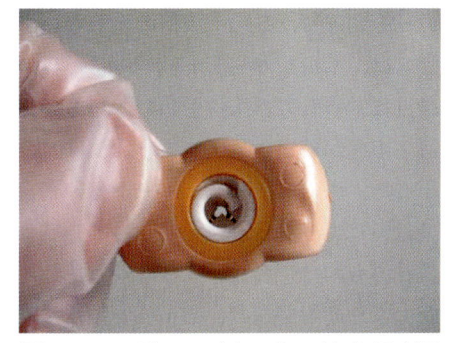

図1．カンガルーボタン® の接合部破損

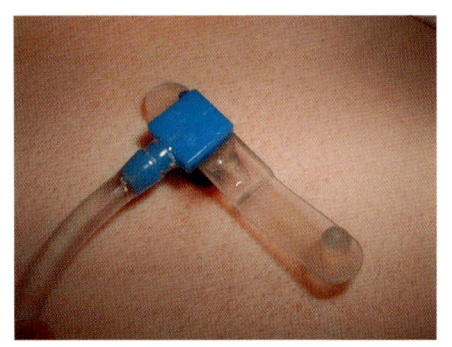

図2．ボタンとの接続部からの漏れ 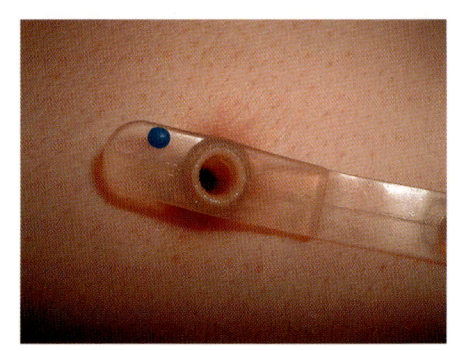　　　　図3．開大したボタンの接合部

である。

II──●カテーテルは正しく使う

　カテーテルは『正しく』使わなければ、すぐに壊れる。『長もちさせる』以前の問題である。次によくある間違いを提示する。

1．バルーン型の場合

　バルーン水は必ず注射用蒸留水を使用する。生理食塩水や水道水を使用すると、塩類が析出するのでよくない。そして、バルーン水の規定量を守る。バルーン型チューブ型であれば、注水孔バルブに規定量が書いてあるはずである。問題は、バルーン型ボタン型の製品である。このタイプは、各社から同様のものが発売されているにもかかわらず、ボタン本体にはメーカー名が記載されていない。したがって、患者が転院してきたときは、前医に直ちにメーカー名を問い合わせておくべきである。メーカーが判明したら、カタログを取り寄せる。製品の規格によって最大注水量や推奨注水量が異なるのだが、その情報はカタログか、製品本体と一緒に梱包されていたはずの説明書にしか書いていないのである。

2．ボタン型の場合

　ボタン型は「メーカー純正の規格の合った」接続チューブとつないで初めて一人前のPEGカテーテルとして機能する。しかし、それが支給されていない、あるいは支給されてはいるがメーカーの間違ったものや規格の合わないものを与えているなど、医療機関の良識を疑う例がある。図4は、イルリガートル（ボトル）からの栄養管を無理矢理ねじ込んで使用している例である[1]。最近は栄養管も誤接続予防の太いものになっており、こんなことをしていては図1のように逆流防止弁が破壊されてしまう。図5のように専用の接続チューブを介して使用するのが正しい。
　また、ボタン型でもバルーン型の場合、特に気をつけなければならない。バルーン型ボタン型は同じような製品が各社から発売されているが、その接続チューブは似て非なるものである。他社のものは合わないようになっているので、必ずメーカー純正のものを注文したい。ところが、ここでも問題は、バルーン型ボタン型はメーカー名がボタン本体には書いていないことであるのは先述したとおりである。

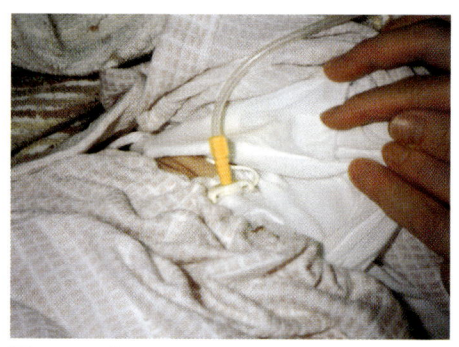

図4. 間違った使用例
接続チューブを介さず、栄養管を直接ボタンにねじ込んでいる。

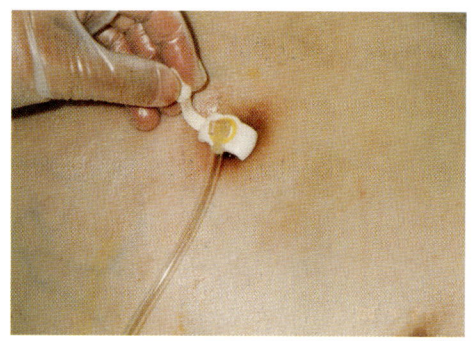

図5. 正しい使用例
メーカー純正の規格の合った接続チューブを使用するのが正しい。

　なお、バンパー型ボタン型のうち、内部バンパーに逆流防止弁がある製品(メディコン社ガストロボタン® やボストン・サイエンティフィックジャパン社ボタン®)を「減圧胃瘻」として使用する場合、減圧用接続チューブの選定は大変難しい。現在使用している製品番号を控えておくべきだし、迷ったらメーカーに問い合わせて相談するのがよい。ちょっとでも長さが足りないと用をなさないからである。

III──●カテーテルはどのくらいもたせればよいか

　カテーテルを長もちさせるといっても、やみくもに長く使えばよいというものではない。バルーン型であれば、バルーンの耐久性を考慮してメーカーは1～2ヵ月ごとの交換を推奨しているので、そういったものを何ヵ月も使用するべきではない。バルーン水が抜けなくなって、ひと苦労することになる。つまり、バルーン型であれば、交換も比較的容易なので、1～2ヵ月もたせればよいことになる。一方、バンパー型であれば、4ヵ月以上使用しないと特定保険医療材料費の保険請求は認められていないので、最低でも4ヵ月、できれば半年くらいはもたせたい。交換用胃瘻カテーテルの特定保険医療材料費の保険請求が別途認められていない包括点数の施設であれば、費用は施設のもち出しになるので、もっと長くもたせたいという要望があろう。
　筆者のPEG施行症例（主に在宅）の経験では、バンパー型の使用期間に限っていえば、用手的交換したものは平均8.2ヵ月、内視鏡下交換したものは平均20.3ヵ月であった[2]。用手的交換を念頭においた場合は、シリコンの可塑性を利用し瘻孔を通して取り出すtraction removeとなるので、シリコンが硬化しないうちに早めに交換することになるし、一方、内視鏡で内部バンパーを回収する内視鏡下交換の場合は、古いカテーテルを瘻孔から引き出す必要はなく、シリコンの硬化時期にとらわれないので、より長期の使用が可能となることを示唆している。

IV──●カテーテル長期使用による問題

　カテーテルは長く使用できれば、コスト上はそれに越したことはないが、さすがに1年以上を超えてくるとカテーテルの老朽化による思わぬ弊害が生じてくる。特にカテーテル本体が不透明な製品では、一見普通に使えていても、内部バンパーに食物残渣がこびりついて大変不潔

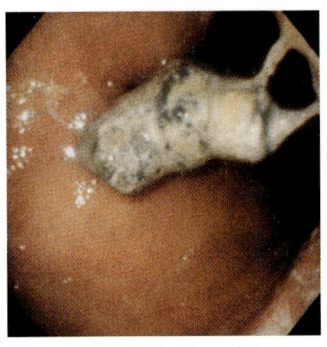

図6．食物残渣がこびりついた内部バンパー

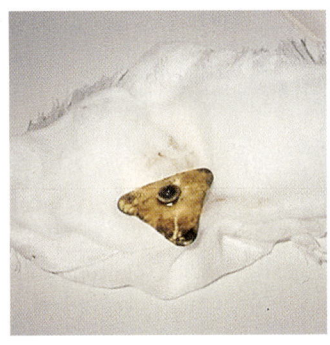

図7．自然脱落し、内視鏡的に回収された内部バンパー

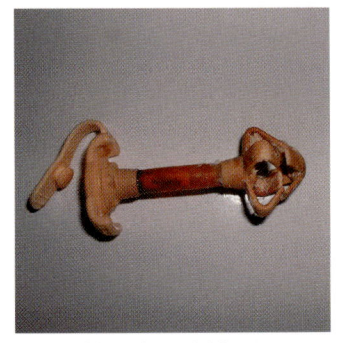

図8．抜去時に破断したカンガルーボタン®の内部バンパー

であるし(図6)、内部バンパーの付け根で折れて自然脱落することもある(図7)。図8は8ヵ月使用の日本シャーウッド社カンガルーボタン®であるが、抜去時にマレコット式の内部バンパーを引き伸ばす力に耐え切れず、内部バンパーが破断した症例である。破断した内部バンパーが瘻孔を傷つける危険性があるし、もし断裂して内部バンパーが胃内に脱落すれば、内視鏡のできる施設へ搬送して異物回収しなければならない。

つまり、バンパー型で用手的交換を前提としているのなら、抜去時に内部バンパーにかなり強い力がかかるので、その張力に耐えられるためにも、約半年に1回のサイクルで交換するのが望ましいといえよう。

V──カテーテルを長もちさせる方法

いよいよ本題の、カテーテルを長もちさせる方法を述べる。ボタン型とチューブ型に分けて解説する(表1)。

1．ボタン型の場合

ボタン型が使えなくなるのは、逆流防止弁が効かなくなったときと、接続チューブとの接合部が傷んだときである。もちろん、管の閉塞も問題であるが、ボタン型は本体の長さが短いので、ボーラス投与用の接続チューブをつないでカテーテルチップ型シリンジで白湯を勢いよくフラッシュする、あるいは減圧用の接続チューブ(メディコン社ガストロボタン®やボストン・サイエンティフィックジャパン社ボタン®やアボット社ナイスフロストメイト®)を根元まで差し込んで残渣を除去すれば、再開通はそれほど困難ではない。以上の操作でも再開通しないときは、内部バンパーに逆流防止弁がある製品の場合は、不都合は逆流防止弁に生じていると考えられる。ある程度の大きさの食塊が逆流防止弁の閉鎖不全をきたしている場合、復旧は難しい。

このような詰まりを生じるのは、経口から食事を併用している症例のほか、栄養剤以外に内服薬の投与を行っている症例である。薬剤投与に関する留意点は次項のチューブ型で解説する。

外部バンパーに逆流防止弁がある製品の場合は、先述したようにメーカー純正の規格の合った接続チューブを正しく使うことが、逆流防止弁の機能を保持するための必須条件である。ま

表1．カテーテルを長もちさせる方法

```
１．ボタン型の場合
  ①逆流防止弁を傷めない配慮
  ・こびりつく薬剤を投与しない（簡易懸濁法の知識）
  ・適正な接続チューブの使用
  ②接続チューブとの接合部を傷めない配慮
  ・適正な接続チューブの使用
  ・接続チューブ着脱時に無理な力をかけない
２．チューブ型の場合
  ①カテーテル閉塞の回避
  ・固まる薬剤を避ける（簡易懸濁法の知識）
  ・栄養剤や薬剤投与の後、直ちに十分なフラッシュを（白湯の滴下だけでは不十分）
  ・酢水の充填
  ・クリーニングブラシの使用
  ・カテーテル長は短めに（バンパー型のみ）
  ②フィーディング・アダプターの閉鎖不全
  ・それだけ買い換えればよい（バンパー型のみ）
```

た、着脱時に無理なねじれの力が加わると、接合部が割れてそこから栄養剤が漏れる原因となるので、介護者に対して愛護的に扱うよう指導する。

２．チューブ型の場合

　バンパー型に限っていえば、フィーディング・アダプターがカテーテル本体から取り外しでき、さらにそれが別売していることを知っておくとよい。フィーディング・アダプターの蓋がゆるくなって勝手に開いてしまっても、慌てる必要はない。その部分だけ別売しているので取り替えればよい。広い意味でカテーテル全体が長もちすることになる。

　そして、カテーテルが新品の間に、フィーディング・アダプターをいったん外して、カテーテル本体を5 cmくらい切ってから、フィーディング・アダプターを再度はめ込む。カテーテル本体はなるべく短くしておく方が、フラッシュの圧がかかりやすく、内腔を清潔に保ちやすいからである。但し、バルーン型のフィーディング・アダプターは外れないので、くれぐれもご注意を。

　チューブ型は、ボタン型に比べて構造が単純なので、カテーテル閉塞を回避することができればよい。もちろん、内腔を清潔に保つことができればそれに越したことはない。まず、栄養剤を投与したら、直ちにシリンジを用いて白湯約10 mlをフラッシュする。大事なのは間髪を入れずにやることで、時間が経ってからでは遅い。しばしばフラッシュの代用としてイルリガートル（ボトル）に白湯を足して自然滴下しているだけの施設を見かけるが、これは間違いで必ず手押しでフラッシュしておかないと清潔は保てない。

　内服薬を投与する場合も、必ず栄養剤が終わった時点で一度白湯のフラッシュを行う。管内の栄養剤と内服薬が固まってしまうからである。もちろん、薬剤を栄養剤に混ぜて投与するのは沈澱・凝固して閉塞しやすいので禁忌である[3]。

❶簡易懸濁法

　薬剤は水に懸濁しやすいよう液剤や微粉末にするのが一般的で、注入直前にさらに乳鉢ですりつぶすことも行われているが、細粒剤でも水に溶けづらいものは却って詰まることもある[3)4)]。そこで、倉田らの提唱した簡易懸濁法[4]を紹介する。簡易懸濁法とは、水に入れて崩壊・

懸濁する錠剤・カプセル剤なら、錠剤をつぶしたり、カプセルを開放したりしないで、投与時にそのまま湯(55℃)に入れて崩壊・懸濁する方法(約10分放置後注入)である[3)4)]。本法は、チューブ閉塞の危険が減るとともに、つぶして保存した場合のような薬効減弱や、他の薬剤と混ざることによる配合変化の危険も少ないとされている[3)4)]。但し、薬剤の種類が多い場合や、塩基性と酸性の薬剤が含まれている場合、湯により短時間に薬物相互の反応が進む可能性もあるので、あらかじめ薬剤師に相談するのがよい(杉田尚寛氏)。そして、内服薬を注入した後、もう一度白湯をフラッシュし、その後初めて白湯をイルリガートル(ボトル)から自然滴下する。

❷食用酢の利用

最近、カテーテルを長もちさせるのに酢の効用が話題になっている。ただ、誤解があるので留意点を述べる。まず、酢で「カテーテルを洗う」のではなく、酢を「カテーテルに充満」させておくのだということである。原著では4倍に希釈した食用酢を使用しているが[5)]、患者からは「酸っぱい匂いがつらい」との感想が聞かれることもあるので、筆者は10倍希釈を勧めているが、それでもある程度の効果は期待できるようだ。そして、重要なことはカテーテル内を白湯でフラッシュして十分に洗浄してから酢水を充填する、さらにカテーテルが新品のときから始めるということである。カテーテル内腔に汚れがこびりついてからでは効果は乏しい。

酢水を充填するにはコツがあって、その手順(図9)は、①シリンジに5ccの酢水(10倍希釈)を吸う、②フィーディング・アダプターの小キャップを確実に閉める、③大注入口から酢水を注入する、④すべての酢水を注入する、⑤酢水を注入後、カテーテルを折り曲げてクランプする(フィーディング・アダプターの付け根で折るとやりやすい)、⑥クランプを保持したまま(折り曲げたまま)シリンジを外す、⑦クランプを保持したまま確実に大キャップを閉める、⑧クランプを解除する。いったん管内に酢水を充填しても、シリンジを外した途端それが胃内に流れ込んでしまうので、それを防ぐためにカテーテルをクランプ(折り曲げる)することがポイントである。この作業は毎食ごとに行うのが理想的だが、せめて使用しない夜間だけでも行っておくとよい。そして、次の栄養剤でそのまま管内の酢水は胃内に押し流されることになる。

ただ、このような酢水の利用によってカテーテル内腔の清潔さは保持できたとしても、内部バンパーの可塑性が保たれているかどうかの保証はない。カテーテルが清潔に保たれるのは喜ばしいことであるが、カテーテルの使用があまりに長期になった場合は、内部バンパーの変性を念頭において、用手的ではなく内視鏡下の交換を推奨したい。

❸クリーニングブラシ

クリーニングブラシはメディコン社から発売されているが、チューブ型専用と考えて頂きたい。ボタン型の場合は、メディコン社ガストロボタン® やボストン・サイエンティフィックジャパン社ボタン® なら、ボタン本体の掃除は減圧用接続チューブで行えばよいが、逆流防止弁が外部バンパーにある製品の場合は弁を壊すことになるので、管の掃除は白湯によるフラッシュにとどめるべきである。

ボタン型でしばしば困るのは接続チューブの汚れや閉塞である。もちろん、そうなれば別売しているので新品を購入すればよいのだが、1本1,500円くらいするし数本セットでしか売らないメーカーもあるので、1ヵ月くらいはもたせたい。NPO法人PEGドクターズネットワーク(PDN、03-5733-4361)で扱っているPDNブラシは50cmと75cmの2種があり、こちらは接続チューブ用と考えて頂ければよい。PDNブラシは、必ず十分に白湯で接続チューブ内をフラッシュしてから使ってほしい。残渣が多く残った状態でブラシを挿入すると、持続投与用の

カテーテルの管理

チューブタイプカテーテルの酢水による管理方法

● あらかじめチューブ内をよく洗浄してから実施してください。

① シリンジに5ccの酢水を充填する

② 小キャップを確実に閉める

③ 大注入口から酢水を注入する

④ 全ての酢水を注入する

●酢水（酢：水＝1：10）
●写真中の酢水は、目立たせるために着色水を使用しています。実際の酢水の色ではありません。

⑤ 酢水注入後カテーテルをクランプする

⑥ クランプを保持したままシリンジを外す

⑦ クランプを保持したまま確実に大キャップを閉める

⑧ クランプを解除する

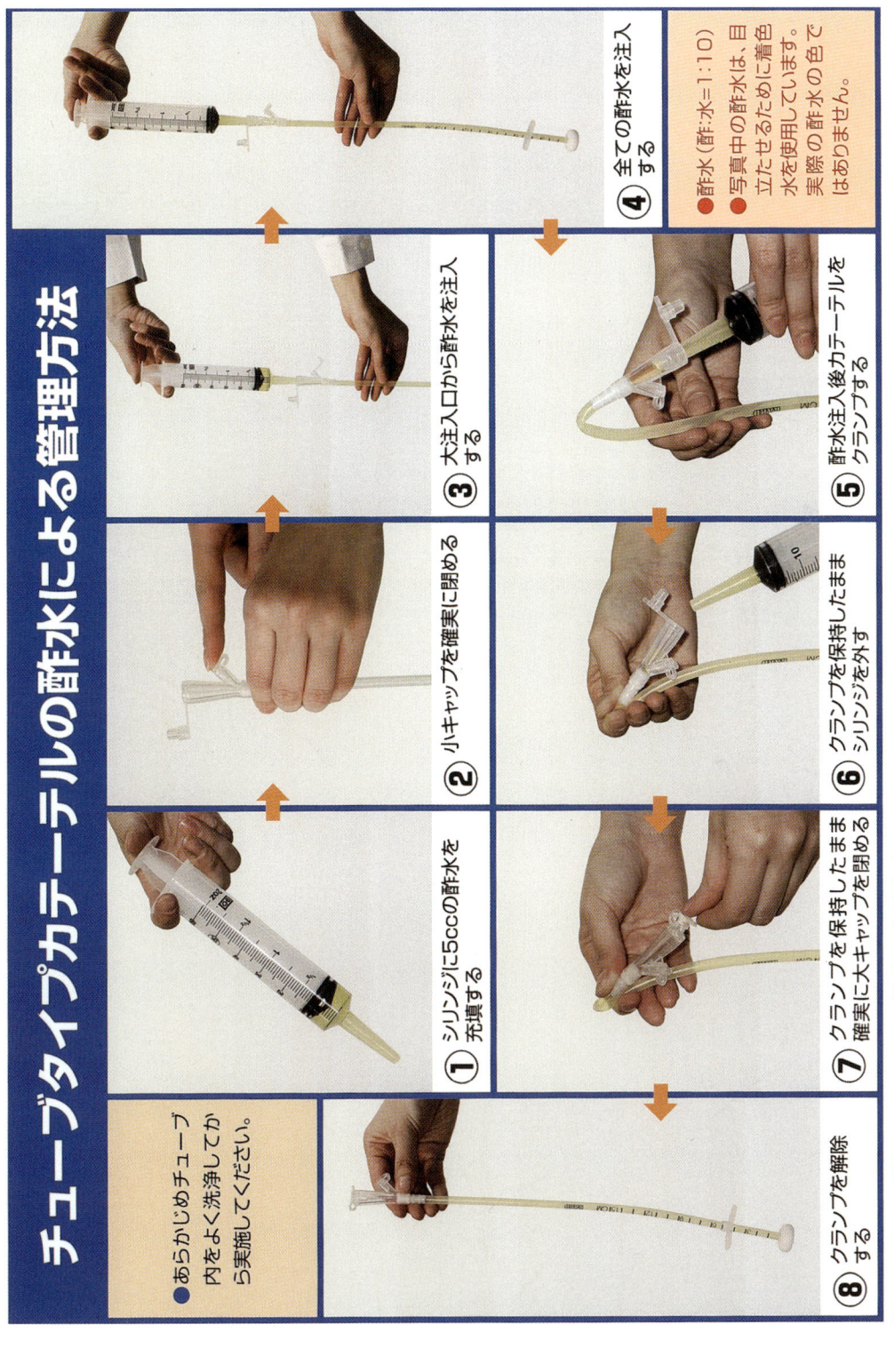

図9．チューブ型カテーテルへの酢水の充填方法（メディコン社パンフレットより許可を得て転載）

先端が直角に曲がった接続チューブのアングル部分に残渣を詰め込むことになり、完全に閉塞させてしまう可能性があるからである。

●おわりに

　本章カテーテル管理は最も学問とは縁遠い内容であったと思う。しかし、あらゆる機材や製品に対して興味をもち、些細なこともないがしろにしない態度、それがすなわちエンドユーザーである患者に寄り添う心であり、そういった姿勢が患者からの信頼につながる。そのようなことを本稿から感じ取って頂ければ幸いである。

小川滋彦

文献

1) 小川滋彦：在宅PEG管理のすべて(2)；胃瘻からの栄養剤投与の実際．日本医事新報 4113：33-36, 2003.
2) 小川滋彦：開業医にとって安心できる在宅PEGカテーテル管理とは；カテーテルの耐久性と交換の方法について．Gastroenterol Endosc 46(suppl 2)：1783, 2004.
3) 久須美房子, 高鍬　博：チューブの閉塞．PEG(胃瘻)栄養；適切な栄養管理を行うために, 関西経皮内視鏡的胃瘻造設術研究会(編), pp 83-87, フジメディカル出版, 大阪, 2004.
4) 倉田なおみ：簡易懸濁法；内服薬の新しい経管投与法．内服薬経管投与ハンドブック；投与可能薬品一覧表, 藤島一郎(監修), pp 1-24, じほう, 東京, 2001.
5) 加藤幸枝, 渡辺文子, 坂下千恵美, ほか：PEGカテーテル内腔汚染の対策．在宅医療と内視鏡治療 5：9-13, 2001.

12 PEG造設術後長期の瘻孔ケア

● はじめに

　PEG(Percutaneous Endoscopic Gastrostomy)は局所麻酔下で侵襲が少なく短時間で施行でき[1]、経鼻胃管に比べて患者の苦痛や肺炎などの合併症が少ないことから徐々に普及してきている。PEGはなんらかの疾患や病状により経口摂取や嚥下が困難な患者に対しては『栄養』を目的として、胃幽門部および上部消化管の閉塞を生じている患者に対しては『減圧』を目的として施行される[2]。いずれの場合も患者や家族に十分な説明をし同意を得たうえで行われ、PEG造設後は患者や家族がより快適な生活を送れるように、継続的なフォローアップが重要である。ここではPEG造設術後の瘻孔ケアとして、皮膚のケアとカテーテルの管理を中心に述べる。

I ── 瘻孔ケアの実際

　PEGにおける瘻孔管理は、瘻孔完成前(術直後〜術後約2週間まで)と瘻孔完成後(術後約2週間以降)では多少異なる。内視鏡的に造られた胃瘻は、腹壁と胃壁の癒着が約2週間以内になされるといわれている[3](図1)。但し、この期間は対象の栄養状態や全身状態に大きく左右されるため個人差がある。腹壁と胃壁の癒着が完成していない時期に誤ってカテーテルが抜けてしまうと栄養剤が腹腔内に漏れて腹膜炎を生じ重篤な合併症となり得る。したがって術後約2週間までは特に慎重に観察を行い、カテーテルが抜けることのないように管理する必要がある。瘻孔完成後は重篤な合併症は少ないが、瘻孔周囲の皮膚の状態やカテーテルの状態(破損・位置の異常・閉塞)、栄養剤の注入状態、全身状態(下痢・便秘・咳・嘔吐・発熱・水分出納・栄養

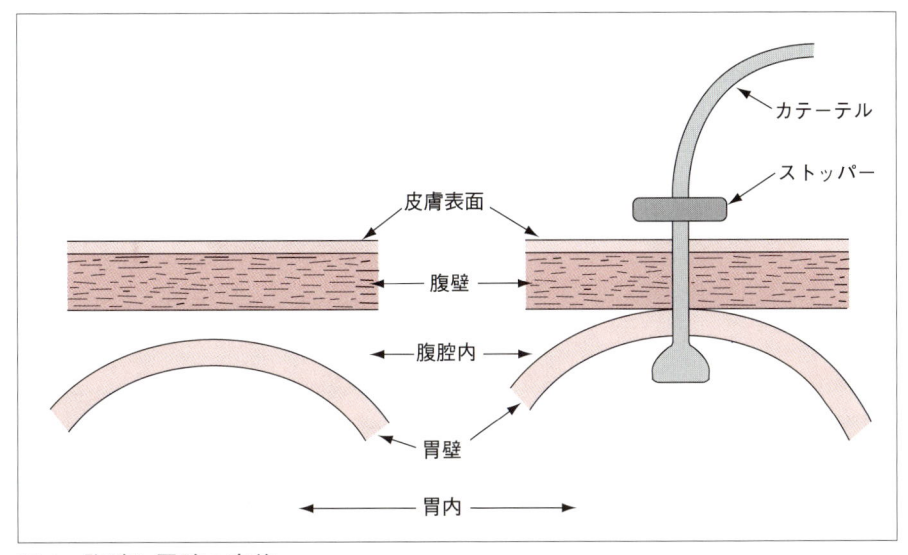

図1. 腹壁と胃壁の癒着

状態など)の観察は必要である(表1)。

❶瘻孔完成前(術直後〜術後約2週間)

瘻孔周囲の状態をよく観察する。特に発赤・腫脹・疼痛・熱感など感染の徴候や、出血が認められる場合は、早期に対処する必要がある。カテーテル型でストッパーのついているものは腹壁と胃壁が密着するように造設時はややきつめに固定されている。ストッパーは術後1日目に約1cm、様子をみて術後4〜5日目に約2〜3cmゆるめておく必要がある(図2)。この処置が適切に行われないと瘻孔周囲に血流障害が生じ、瘻孔周囲炎に至ることもあるので注意する。ボタン型の場合はスペーサーを順次抜いていく(図3、4)。また、バルーンカテーテル型やストッパーにあらかじめ腹壁固定具(腹壁と胃壁を固定する糸)がついている場合は、ストッパーをゆるめる必要はない(図5)。

表1．観察項目

1．瘻孔周囲の皮膚の状態
2．カテーテルの状態
・破損はないか
・位置の異常はないか
入り込み過ぎていないか、抜けかけていないか
・閉塞はないか
3．栄養剤の注入状態
4．全身状態
下痢・便秘・咳・嘔吐・発熱・水分出納・栄養状態など

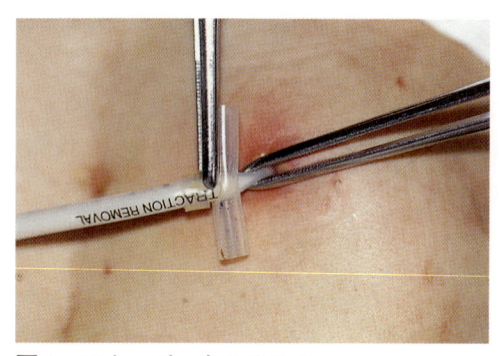

図2．ストッパーをゆるめる

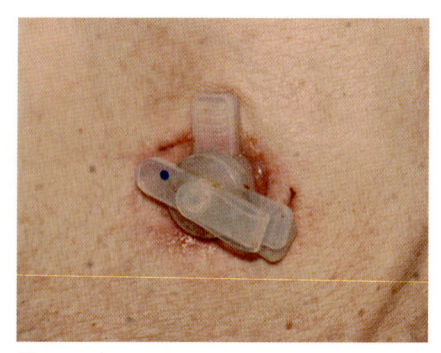

図3．ボタン型カテーテルのスペーサー

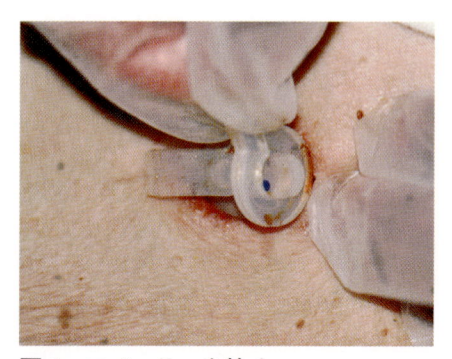

図4．スペーサーを抜く

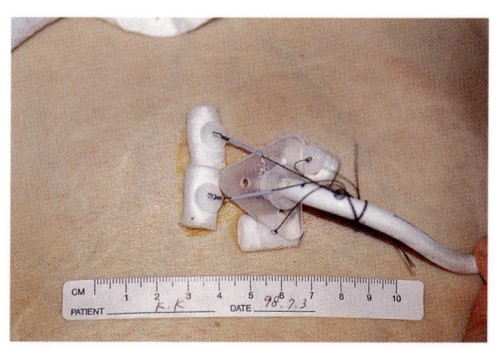

図5．T-ファスナーで固定されているカテーテル

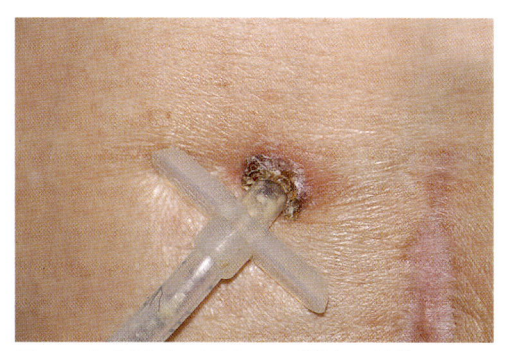

図6．瘻孔周囲、固まった粘液の付着

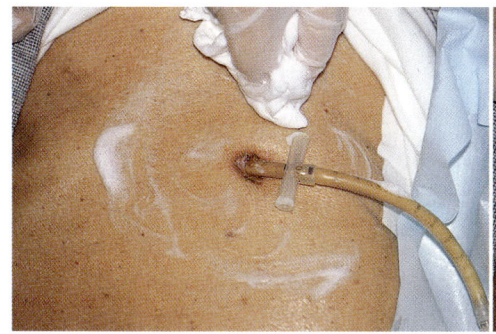

①石鹸を泡立て瘻孔周囲を洗う。

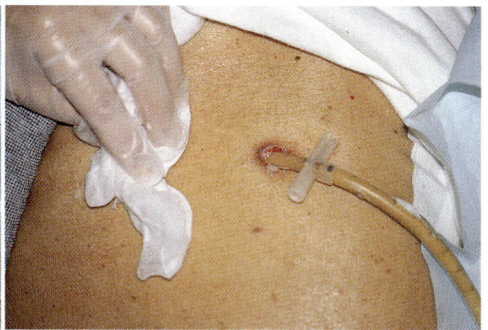

②微温湯を湿らせたガーゼなどで拭く。または
シャワーで洗い流す。

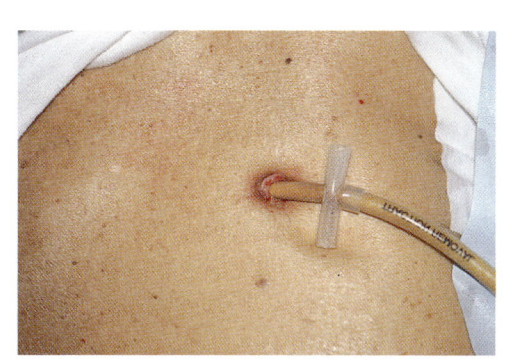

③乾いたタオルやガーゼで水分をとり、自然乾
燥させる。

図7．瘻孔周囲の皮膚ケア

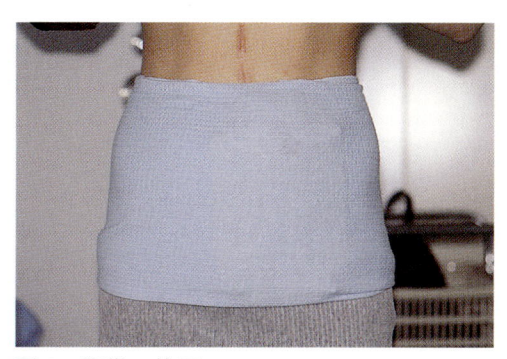

図8．腹帯の使用

瘻孔完成前の管理においては十分な観察、ストッパーをゆるめること、決して抜けないようにすることが重要である。

❷瘻孔完成後(術後約2週間以降)

感染などの瘻孔トラブルがなければ、ガーゼを当てたり消毒をする必要はない。但し、胃瘻は胃に通じている穴であるため瘻孔周囲からは少量の粘液がみられる。これを放置すると、粘液が瘻孔周囲に長時間固着して皮膚障害につながることがある(図6)。このようなことを防ぐために瘻孔周囲は毎日、湯で湿らせたガーゼなどで拭き、清潔を保つ必要がある(図7)。カテーテルが衣服の着脱時に引っ張られるなど日常生活で支障がある場合は、綿素材で伸縮性のある腹帯などを利用するのもよい(図8)。

❸シャワーおよび入浴

シャワーや入浴のときはカテーテルをクランプ栓でとめ、石鹸を用いて瘻孔周囲の皮膚を丁寧に洗う。ガーゼ、ポリウレタンフィルム、ビニールなどで瘻孔周囲を覆う必要はなく、瘻孔部を露出した状態で入浴したりシャワーをかけても湯が胃内に入ることはない。シャワーで瘻孔周囲の汚れを洗い流すことは、皮膚の清潔を保つためのよい機会となる。シャワーや入浴の後は胃瘻周囲の皮膚を自然乾燥し、栄養剤の漏れや滲出液がなければガーゼは当てなくてもよい。ドライヤーは皮膚障害を生じたり、カテーテルを破損する可能性があるため使用を避ける。表2に胃瘻周囲の皮膚ケアのポイントを挙げる。

❹PEGによる経腸栄養

造設後、医師の指示により、まず白湯を100〜200 ml程度流した後、栄養剤を開始する。初回の経腸栄養剤使用時は時に下痢や腹部膨満感などを生じることがある。医師が指示した量および濃度の経腸栄養剤を36〜37℃程度に温め、身体状況を観察しながらゆっくりと滴下する。PEG施行前より経鼻胃管などから経腸栄養剤を使用していた場合には、翌日から栄養剤注入が可能である。

❺PEGによる減圧の管理

造設直後よりカテーテルにドレナージバッグを接続し、継続的にドレナージを行う。ドレナージバッグはウロストミー用採尿バッグ、膀胱留置カテーテル用バッグなどを用い、排泄量の多

表2. 胃瘻周囲の皮膚ケアのポイント

1. 皮膚の清潔を保つ 　・毎日微温湯で拭く、またはシャワーや入浴時に洗浄する 2. 皮膚を長時間、湿潤した状態にしない 　・栄養剤の漏れがある場合、原因に見合った対策を講じる 　・入浴後や発汗時は、乾いたタオルやガーゼで水分を拭き取る

表3. カテーテル管理のポイント

1. カテーテルの閉塞を予防する 　・栄養剤や薬剤の注入後には30 ml程度の微温湯を注入する 　・薬剤は水または微温湯に十分に溶かしてから注入する 　・カテーテル内腔の汚染防止には酢水の注入やカテーテル専用ブラシを用いる 2. カテーテルの固定に留意する 　・カテーテルが抜けたり、入り込み過ぎていないか、毎日確認する 　・ストッパーやカテーテルで皮膚を損傷しない 　・カテーテル固定の向きは、毎日少しずつ変える(回す)

少、外出や夜間用などによってバッグの容量(300〜2,500 ml)を選ぶとよい。

❻カテーテルの管理

短期型(バルーンカテーテル型)は約1〜4ヵ月ごと、長期型(ボタン型、カテーテル型)は約6ヵ月〜1年ごとを目安とするが、カテーテルの破損、汚れ、閉塞などの際はこの限りではない。管理状況がよく、カテーテルにトラブルがなくても衛生面や安全性を考慮し、定期的に交換しておくことが望ましい。

カテーテル管理のポイントは、栄養剤や薬剤やカテーテル内の汚れなどによる閉塞の予防、カテーテルの固定に留意し、抜けたり入り込み過ぎたりしないこと、カテーテルの圧迫や摩擦による皮膚障害を予防することである(表3)。

❼PEG抜去時の管理

経口摂取が可能になり、PEGからの経腸栄養が不要になった場合には抜去することも可能である。抜去後は瘻孔部に綿球とガーゼを当てておくだけで、瘻孔は通常、1〜3日間で自然閉鎖する(図9)。

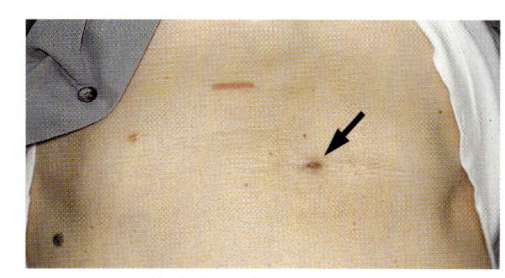

図9．PEG抜去後の瘻孔

II ● PEGの合併症の種類と発生時の管理

術後約2週間以内の早期合併症として瘻孔部感染、皮膚潰瘍、表皮剥離、カテーテル脱落、腹腔内漏洩などがある。また、術後約2週間以降の合併症としては不良肉芽、瘻孔からの栄養剤の漏れ、カテーテルの破損、閉塞、抜去、埋没などがある(表4)。ここでは皮膚障害、カテーテルトラブル、その他のトラブルについてそれぞれの対策を述べる。いずれの場合も医師と相談のうえ、処置やケア方法を考慮する。

❶皮膚障害

1）**瘻孔部感染**：瘻孔周囲に発赤・腫脹・疼痛・熱感などの炎症症状があり、時に膿の排泄も伴う(図10)。発熱、WBC上昇、CRP上昇などの所見がみられることもある。1日数回、生理食塩水による洗浄を行い、状況によっては経腸栄養や経口摂取を中止し、抗生剤が投与される。瘻孔部への負担が少なくなるようカテーテルの固定方法にも配慮する。

2）**皮膚潰瘍**：ストッパーの圧迫やカテーテルが常に1方向へ固定され瘻孔壁に負担が加わっている場合に瘻孔壁や瘻孔周囲の皮膚に潰瘍を形成することがある(図11)。カテーテルやストッパーの圧迫があれば取り除き、固定方法を工夫し、毎日、生理食塩水で洗浄する。また、

表4．PEG術後の合併症

1．スキントラブル 　　瘻孔部感染、皮膚潰瘍、不良肉芽など 2．カテーテルに関するトラブル 　　破損、閉塞、抜去、胃壁内のバンパー埋没など 3．その他 　　栄養剤の漏れ、胃食道逆流、下痢、胃排出能低下、誤嚥

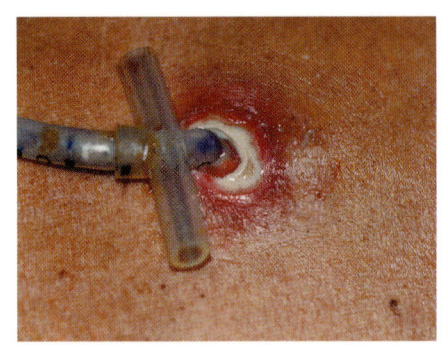

図10. 瘻孔部感染

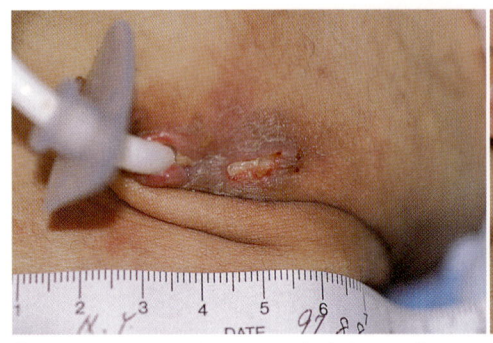

①ストッパーの圧迫により皮膚潰瘍を形成　②潰瘍部を生理食塩水にて洗浄し、ハイドロコロイドドレッシング剤を貼付

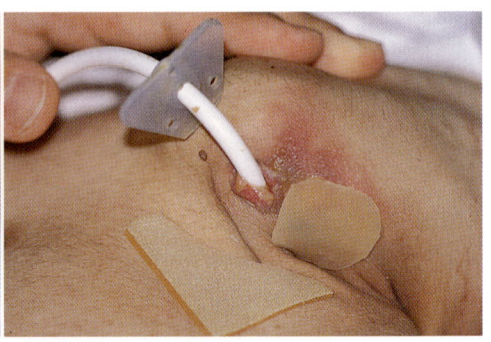

図11. 皮膚潰瘍の形成

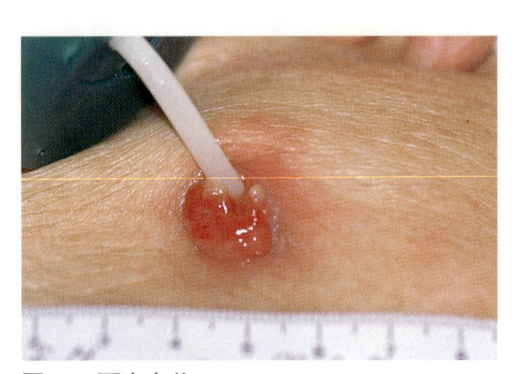

図12. 不良肉芽

ストッパーの圧迫で生じた皮膚潰瘍でも瘻孔から離れ、創感染がなければハイドロコロイドドレッシング剤を使用することもある[4]。

　3）**不良肉芽**：カテーテルは軟らかい素材でできているが、人体にとっては異物である。また体位や呼吸などによりカテーテルから瘻孔壁への摩擦刺激が多少は生じる。このような異物刺激、慢性的な摩擦刺激などにより瘻孔部に赤く湿潤した小隆起が生じることがある（図12）。滲出液を伴い、擦ると出血したり痛みを生じることもある。この場合の処置として、硝酸銀液による焼灼と外科的切除がある（図13-A、B）。しかし滲出液や出血が少ない、痛みがない、ケアに支障にならない程度の大きさであれば、必ずしも処置を要することはない。また、不良肉

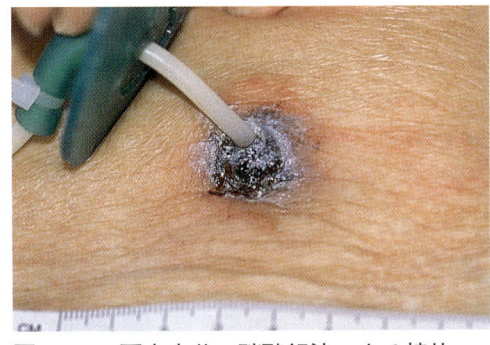

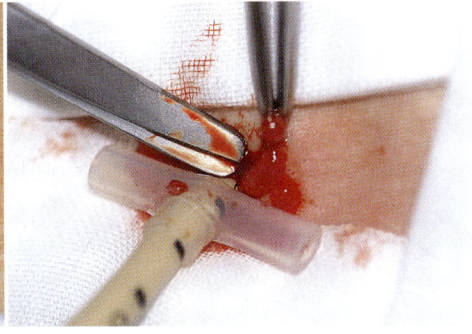

図13-A. 不良肉芽—硝酸銀液による焼灼

図13-B. 不良肉芽—外科的切除

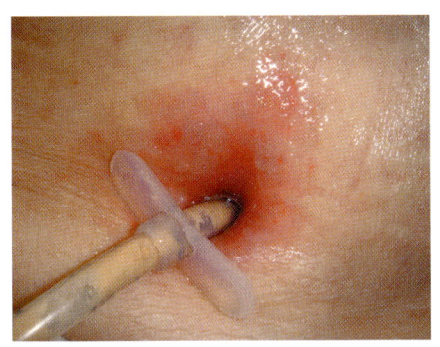

図14. 栄養剤の漏れに伴う皮膚炎

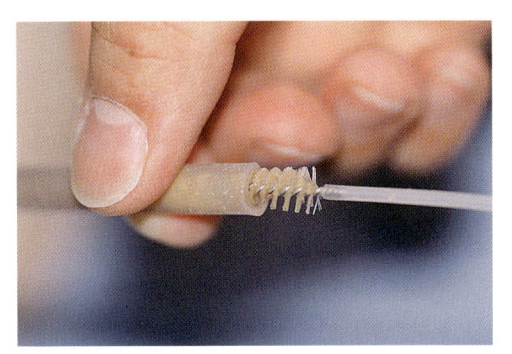

図15. PEGクリーニングキットブラシ®（メディコン社製）によるカテーテル内の洗浄

芽からは多少の出血や滲出液が出るので瘻孔周囲の皮膚を清潔に保つ必要がある。

4）**栄養剤の漏れ時の管理**：胃内圧が上昇している場合や瘻孔径がカテーテルより大きい場合は、瘻孔周囲から注入した栄養剤が漏れ出ることがある。胃内圧が上昇していると考えられる場合は、栄養剤を注入する前に数時間カテーテルの栓を開放し、胃内のガス抜きを試みる。また、瘻孔径がカテーテルより大きい場合は、カテーテルのサイズや種類の変更を検討する。

カテーテルの接続部のクランプ栓やボタン型の蓋部分が老朽化して栄養剤が漏れることもある。この場合は、一部分またはカテーテル全体の交換が必要である。

栄養剤の漏れに伴い皮膚が湿潤し、皮膚障害を生じる可能性もある（図14）。したがって漏れの原因についての対処とともに、皮膚の清潔と保護にも留意する必要がある。

❷カテーテルに関するトラブル

1）**破損**：カテーテルの一部亀裂やバルーンの破裂など、カテーテルが破損した場合は病院へ連絡し、カテーテルを交換する必要がある。但し、カテーテルのコネクター部分が破損した場合はその部分のみ取り外して交換することができる。

2）**閉塞**：水に溶けにくい薬やカテーテル内に停滞していたものが固まってカテーテルが詰まることがある。カテーテルの根元から少しずつ指でしごき、微温湯をゆっくり注入してみる。またミルキングローラーやカテーテル専用の洗浄ブラシを使用するのも1つの方法である（図15）。

3）**抜去**：カテーテルを強い力で引っ張ったり、固定のバルーンの破損などによりカテー

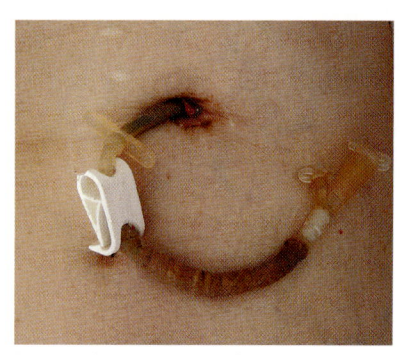

図16. 老朽化により変形したカテーテル

ルが抜けることがある。抜けたまま放置すると、瘻孔は数時間のうちに自然閉鎖する。万が一、在宅で抜けてしまった場合には、瘻孔部にガーゼやタオルを当て、抜けたカテーテルを持って早めに病院を受診し、カテーテルを再挿入する。瘻孔が閉鎖していなければ、内視鏡を用いることなく容易に再挿入できるが、瘻孔が閉鎖してしまった場合には、初回と同様に内視鏡下で再造設しなければならない。

4) 老朽化：上記のようなカテーテルに関するトラブルがないからといって、長期にわたり使用することは好ましいことではない。図16は、2年間交換せずに使用していたカテーテルである。このようにカテーテルが老朽化してくると、破損・閉塞などのトラブルが生じるリスクは高まるため、定期的な交換と日頃のカテーテル管理に心がける必要がある。

● おわりに

　PEGは容易で便利な方法といわれているが、施行前には十分に患者や家族に説明し、同意を得たうえで実施する必要がある。そして患者や家族が長期にわたり快適な生活が送れるように、困ったときにはいつでも相談できるような環境を設け、医療チームでの一貫した退院後のフォローアップ体制をとっていくことが重要である。

松原康美

文献

1) 森瀬昌樹：消化器外科領域でのPEGの有用性．在宅医療 1(1)：30-33，1997．
2) 上野文昭：経皮内視鏡的胃瘻造設術ガイドライン；消化器内視鏡ガイドライン．第1版，pp 261-271，医学書院，東京，1999．
3) 門田俊夫：経皮内視鏡的胃瘻造設術(PEG)の実技；経皮内視鏡的胃瘻造設術と在宅管理．pp 21-33，メディカル・コア，東京，1996．
4) 松原康美：PEG瘻孔管理の現状．在宅医療 2(1)：40-44，1998．

13 PEG造設術後長期の合併症と対策

● はじめに

　瘻孔が完成してからの合併症は比較的少なく、胃瘻交換時の合併症(第18章「胃瘻カテーテルの交換」137頁参照)を除けば、重大な合併症はバンパー埋没症候群以外少なくなる。

I ●バンパー埋没症候群(burried bumper syndrome)

❶原因
　カテーテルのバンパー部分が粘膜を圧迫し、胃粘膜の潰瘍形成を起こし、その部分にバンパーがはまり込む。一方、粘膜は再生し、潰瘍治癒機序が働くが、バンパーが胃壁に入り込んでいると、そのまま上皮が再生し、バンパー部分が胃壁内に埋没してしまう(図1)。

❷防止策
　ゆるめたストッパーを常に絆創膏で体表に固定をする。カテーテルに加わった力が直接胃壁を圧迫させないために、カテーテルに遊びをもたせて固定する(図2)。

❸治療法
　局所麻酔のうえ、腹壁を切開し、カテーテルを抜去する。抜去した孔は縫合閉鎖せず、コメガーゼを入れてドレナージを行い、創の自然治癒による閉鎖を待つ。創の消毒、コメガーゼの入れ換えは毎日行い、抗生剤を数日間投与する。新たな胃瘻を近傍に造設する。

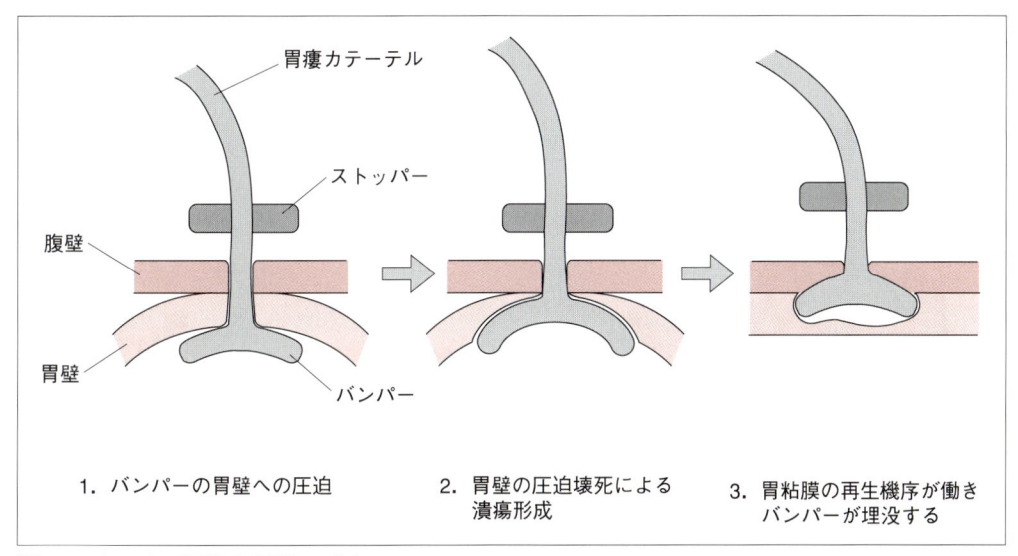

図1．バンパー埋没症候群の成立

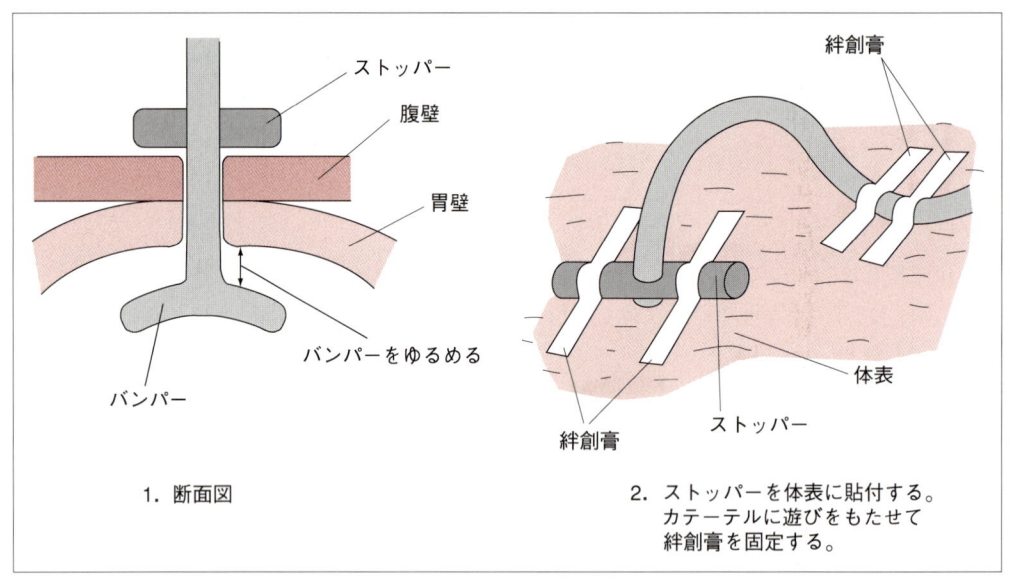

図2. バンパー埋没症候群の防止策

II──瘻孔の開大

カテーテルを留置していると瘻孔が大きくなり、周囲から胃内容が漏れてくることがある。周囲の漏れを防止しようと、さらに太いカテーテルに交換すると瘻孔がより開大し、イタチごっこのようになる。

❶原因

カテーテルが動くことが原因の1つである。瘻孔壁との摩擦で大きくなる。腹壁の呼吸性の体動でもできてくる。シリコン素材のカテーテルよりラテックス素材のカテーテルに起きやすい。

❷防止策

カテーテルをシリコン素材のものに交換したり、カテーテルを体表に固定する以外有効な予防手段はない。

❸治療法

いったんカテーテルを抜去し、大綿球を当てて、半日程度放置する(図3)。瘻孔は自然に縮小する。瘻孔が縮小したところで、カテーテルを再留置する。通常われわれは午前の外来開始時に抜去し、綿球を当てて放置する。夕方に縮小した瘻孔にカテーテルを留置している。これでも縮小しない場合はその瘻孔は閉鎖させ、近傍に別の胃瘻を作成している。カテーテルが抜去された瘻孔は綿球で圧迫しておくだけで、1～3日くらいで自然閉鎖する。

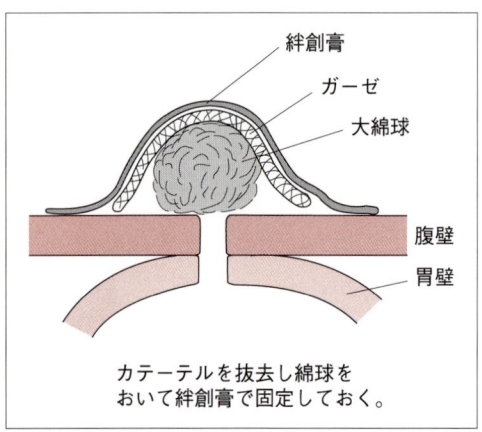

図3. 瘻孔の縮小を図る

III──胃液の漏れによる瘻孔周囲の皮膚炎

❶原因
瘻孔が開大したため、カテーテル周囲から胃液が漏れ、接触性の皮膚炎を起こす。

❷予防策
胃液が漏れるとわかった時点で、瘻孔周囲に保護剤を貼付し、漏れが少量の場合はガーゼに吸着させる。多い場合はストーマ(人工肛門)用のパックを貼り、胃液が皮膚に接触しないようにする(図4)。

❸治療法
消毒は行わず、生理食塩水で皮膚表面を1日2〜3回洗浄しガーゼで、水分をそっとぬぐい取ったあと自然乾燥させる。皮膚保護材を貼付するとともに程度がひどい場合はカテーテルを胃液の減圧用に用い、胃液を誘導する。

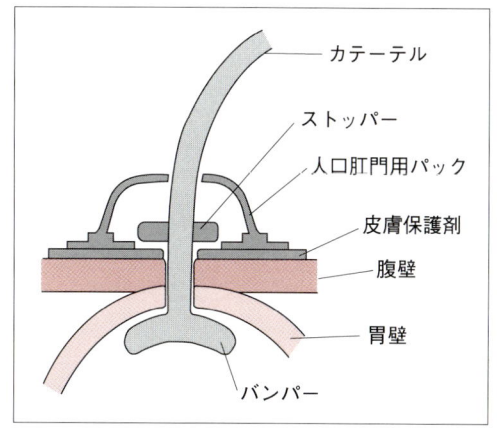

図4. 胃液による皮膚炎の予防

IV──不良肉芽

❶原因
カテーテルが動きやすいとできてくる。唇状瘻(第1章「胃瘻とは」図11、4頁参照)でもできやすい。滲出液や出血を伴うが感染や膿瘍とは区別する必要がある。

❷予防策
カテーテルの固定が大切である。唇状瘻の場合は粘膜を硝酸銀棒で焼灼するが予防は困難である。

❸治療法
対症療法を施す。すなわち肉芽が大きい場合には硝酸銀棒(製造中止のため、新しいものは入手不能)または硝酸銀液を当てて、焼灼する。生理食塩水での中和を忘れないようにする。肉芽が大きい場合は、局所麻酔の後、肉芽を切除する。出血が多いため、圧迫止血を十分に行う。小さな不良肉芽は放置する。

V──胃潰瘍

❶原因
胃内にたるみをもたせたカテーテルあるいはバンパーが、胃の同一部位に長時間当たっているため、胃粘膜が圧迫され潰瘍形成を起こす。部位的には胃体部の後壁(仰臥位ではカテーテルは後壁に当たる)にできる(図5)。

❷症状、診断
吐血下血で、あるいは原因不明の貧血で気づき、内視鏡検査で診断される。

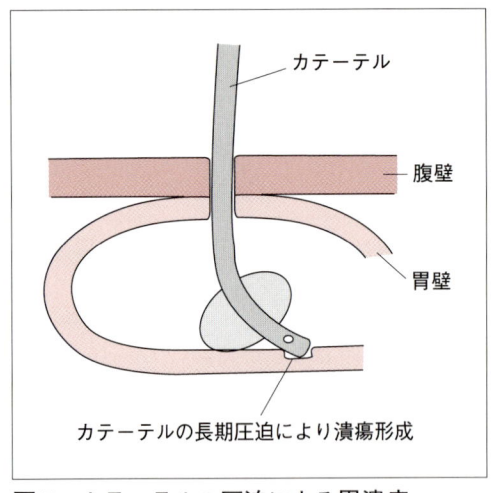

図5. カテーテルの圧迫による胃潰瘍

図6. 胃潰瘍の予防

❸予防策

ストッパーのゆるめる程度は2cm程度に留める(図6)。内視鏡で診断時にカテーテルの長さを調整する。

❹治療法

出血した場合は、内視鏡的に止血する。止血不能の場合は外科手術に委ねる。潰瘍部の圧迫を除去するようにカテーテルの長さを調整する。抗潰瘍剤を投与する。経管栄養は出血時以外は中止する必要はない。

VI──幽門閉塞、十二指腸閉塞

❶原因

バルーンカテーテルを使用時に、ストッパーをつけないで放置すると、胃の蠕動で、幽門部や十二指腸にバルーンが移動し、はまり込んで起きる。

❷症状、診断

栄養剤注入で嘔吐や誤嚥性肺炎を起こす。X線写真や透視、内視鏡で診断可能である。

❸予防法

ストッパーをつけ、バルーンが蠕動でも移動しないようにしておく。

❹治療法

誤嚥性肺炎を起こしたときは、その治療を行う。

嶋尾　仁

14 PEG導入に伴う管理指導

● はじめに

　PEGを造設し、良好に経過すれば瘻孔は約2週間程度で完成するとされている。この期間を利用して病棟では退院後に必要となる胃瘻の管理や経管流動食注入の方法などを介護者に指導することになる。この時期に指導を十分に行っておかないと患者や家族は多くの不安を抱えたままの退院となり、また、退院後の管理や介護を任された開業医師や往診医師、訪問看護スタッフなどとの連携がうまくいかず、在宅療養の継続が不可能になったり、PEGそのものが敬遠されてしまうことにもなりかねない。逆にこの時期に十分な指導がなされれば、患者と家族は不安が少なく在宅療養に臨むことができ、仮にトラブルが発生しても適切に対処することができる。

　ここでは、当院で作成し使用しているパンフレット(図1)に沿って、PEG造設患者とその家族への指導の実際を紹介する。

I ── ● 指導の計画

1. 被指導者

　「誰に指導するか」ということをはじめに明確にするべきである。多くは主たる介護者が被指導者となるが、時に複数の家族に手技を理解してもらわなければならない場合もある。複数の家人が交代で指導を受けに来るような場合には指導完了までに時間を要するので、できれば

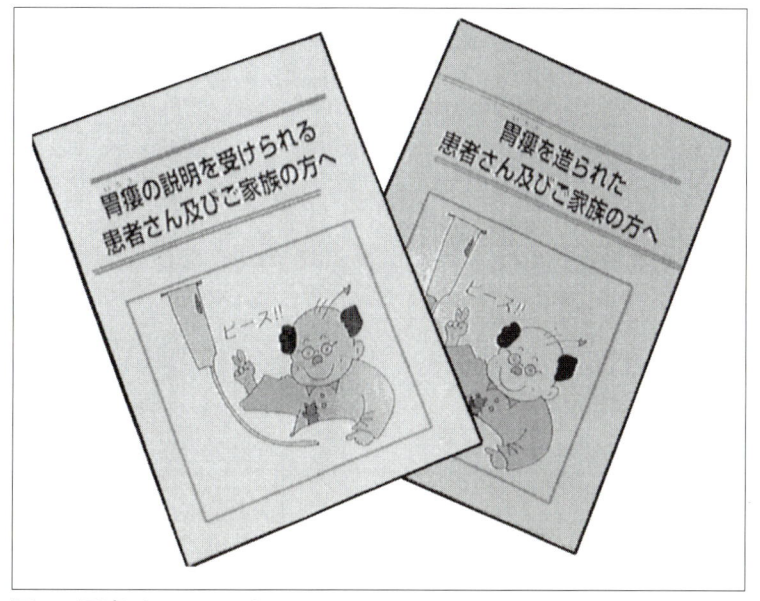

図1. 胃瘻パンフレット

被指導者を固定し、被指導者が退院後にほかの家人へも指導するという方法をとる方が効率がよい。

2．指導者

実際に PEG の使用法や管理の指導にあたるのは病棟看護師である場合が多い。病院によっては PEG 専門のチームがあるところもある。いずれの場合も各々の指導者が自己流で指導にあたるような場合には、指導方法に食い違いが出たり、指導しない項目が出たりしやすい。指導項目と指導の方法を統一し、マニュアル化してあるとスムーズにできる[1]。われわれはパンフレット(図1)とチェックリスト(図2)とを利用している。

3．指導の方法

パンフレットとチェックリストの項目に沿った指導を、まず、①看護師の説明と実施の見学、②看護師と一緒に施行、③看護師の声かけで本人または家人が実施、④声かけなくすべてを本人または家人が実施、の順で行っていき、その都度到達状態を「▲：説明見学のみ」「△：看護師と一緒に実施」「○：看護師の指示で患者または家人が実施」「◎：すべてを患者または家人が実施」で評価してチェックリストに記入していく(図2)。次回の指導は前回の確認の後、まだ到達していない項目について行っていくという手順である。すべての項目が「◎」となったら

	できるようになるまで、一緒にがんばりましょう							
		1回目 (　)	2回目 (　)	3回目 (　)	4回目 (　)	5回目 (　)	6回目 (　)	7回目 (　)	8回目 (　)
1	上半身を起こす								
2	クレンメの開閉								
3	容器への注入								
4	チューブの接続								
5	注入速度の調節								
6	薬を溶かす								
7	薬を注入する								
8	チューブを外す								
9	容器の洗浄								
10	胃瘻の管理								
11	入浴時の対応								
12	閉塞時の処置								
13	抜去時の対応								

▲：説明見学　　　　　　○：看護師の指示で患者さんまたはご家族で行える
△：看護師と一緒に行う　◎：すべての患者さんまたはご家族で行える

図2．チェックリスト

退院可能である[1)2)]。

4．指導終了までの期間

当病棟の成績では指導終了までの平均指導回数は3.5回であった[2)]。また、被指導者の年齢が高い場合には指導に時間がかかる傾向があり[1)2)]、こういった場合にははじめから短時間での頻回の指導を計画しておくとよいようである。また、ビデオを利用したり、注入容器やチューブの見本を自宅に貸し出したりして自宅でも予習や復習をしてきてもらうと効率がよい。

II──●指導内容

1．パンフレット

当院の胃瘻用のパンフレットは造設前に胃瘻についての概要を説明した造設前説明用の「胃瘻の説明を受けられる患者さんおよびご家族の方へ」と造設後の指導に用いる「胃瘻を造られた患者さんおよびご家族の方へ」の2種類がある(図1)。ここでは指導用のパンフレットについて内容に沿って指導の要点を紹介する。

❶ 胃瘻各部の名称(図3)

a) 名称についての解説
・ボタン型とチューブ型の違い、クレンメや注入容器・胃瘻チューブなど。

b) 患者の胃瘻がボタン型なのかチューブ型なのかもわかるように記載する。

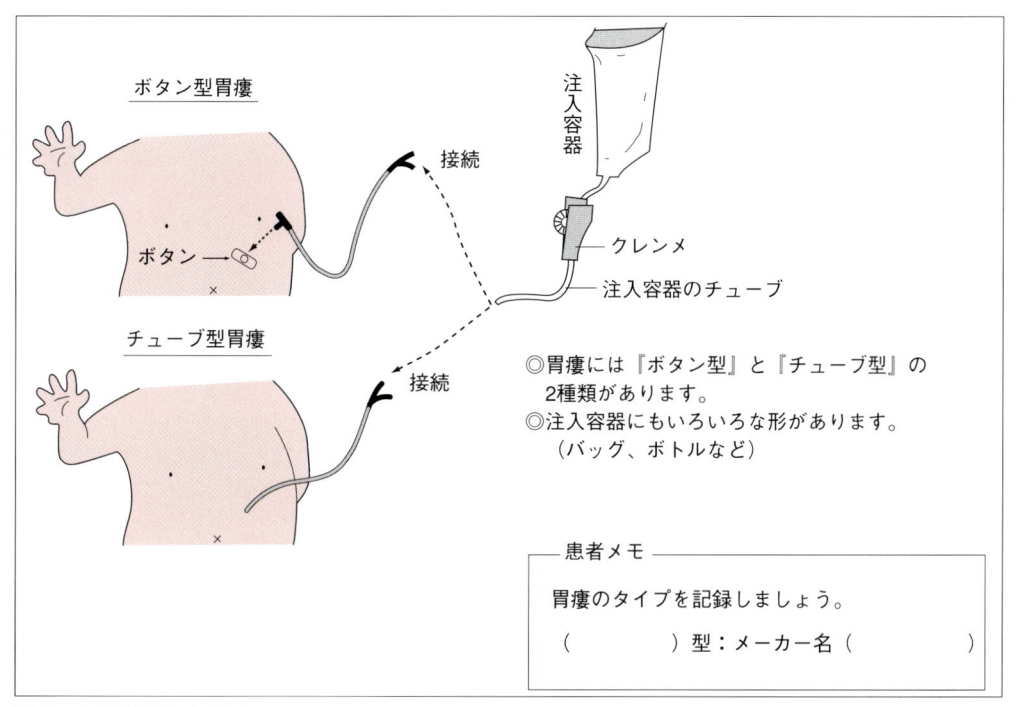

図3．胃瘻各部の名称

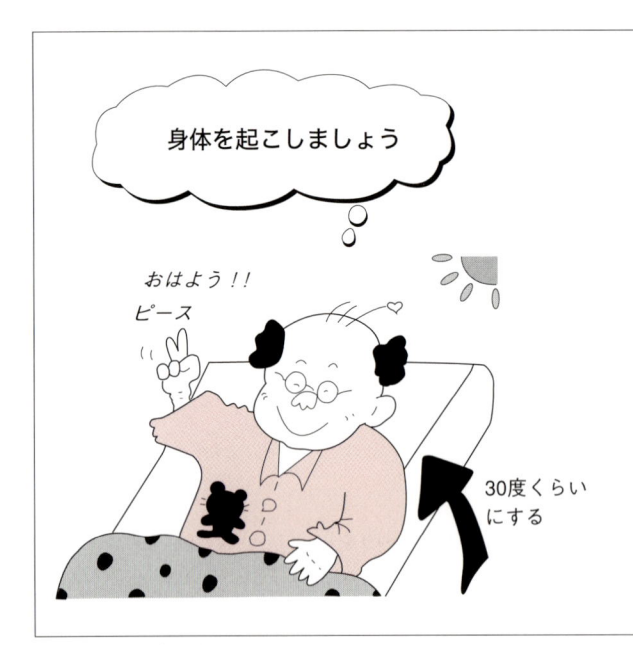

◎栄養剤を注入する前に、必ず上半身を30度くらい起こしてください。

◎可能ならば、座ってもよいです。

◎寝たままで注入すると、胃に注入された栄養剤が逆流して気管に入り、誤嚥性肺炎を起こすことがあります。

麻痺のある患者さんでは、容器を麻痺側にセットするようにします。

（吹き出し）身体を起こしましょう
おはよう!!
ピース
30度くらいにする

図4．上半身を起こす

◎チューブの途中にあるクレンメが閉まっていることを確認します。

◎注入容器に栄養剤(またはお湯)を入れます。

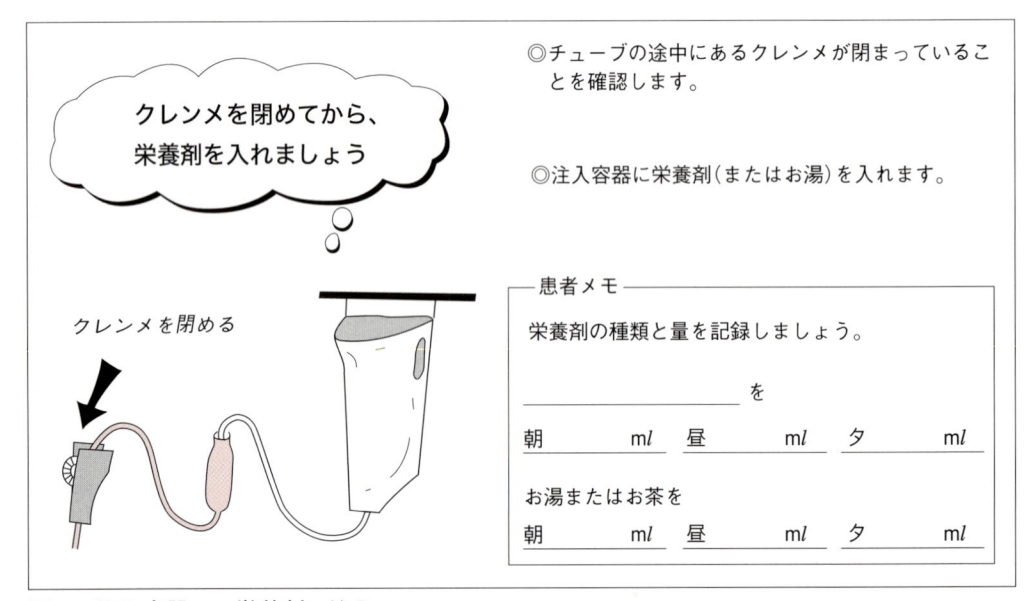

（吹き出し）クレンメを閉めてから、栄養剤を入れましょう
クレンメを閉める

患者メモ
栄養剤の種類と量を記録しましょう。
_____ を
朝　　　ml　昼　　　ml　夕　　　ml
お湯またはお茶を
朝　　　ml　昼　　　ml　夕　　　ml

図5．注入容器への栄養剤の注入

❷注入前に

a）上半身を起こす(図4)
・体位について。まず、上半身を起こすか座位をとらせる。
　注：片麻痺のある患者の場合は容器を麻痺側にセットする。

b）注入容器への栄養剤の注入(図5)
・注入容器途中のクレンメが閉まっていることを確認する。
・注入容器へ栄養剤を注入する。

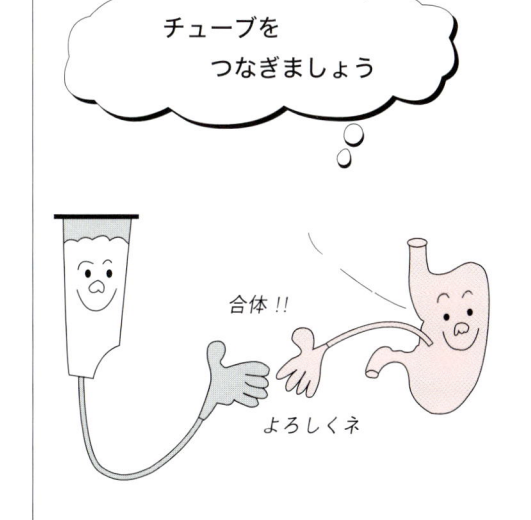

図 6. チューブの接続

注：栄養剤の量についてもパンフレット内に記載する。
c）チューブの接続(図 6)
・注入容器のチューブと胃瘻のチューブをしっかりつなぐ。
・ボタン型胃瘻では胃瘻チューブをボタンにつなぐ。
・胃瘻チューブの接続部が二股の場合は片側は閉めておく。

❸注入開始(図 7)
a）クレンメを開け、栄養剤の注入開始。
b）クレンメで注入速度を調節する。
・注入速度は指導開始時には 150〜200 ml/時間を目安とし、患者の状態に合わせて調節する。
注：当院では注入用ポンプを使うのは特殊な場合であるが、ポンプを使用する場合にはその接続方法と使用方法とを指導する。

❹薬の注入(図 8)
a）コップに薬を入れて 40℃程度の白湯約 20〜30 ml で溶解する。
b）溶いた薬をシリンジで吸い、胃瘻チューブから注入する。
c）チューブ内に薬が残らないよう、もう一度 40℃程度の白湯約 20〜30 ml を注入する。
注：薬を注入容器に入れるとチューブが詰まるので必ずシリンジで直接注入する。

❺白湯注入(図 9)
a）注入容器のクレンメが閉まっていることを確認し、注入容器へ白湯を注入する。
b）クレンメを開けると白湯が注入される。
c）栄養剤と同様に注入速度を調節する。
注：白湯の量と注入速度についてもパンフレット内に記載する。

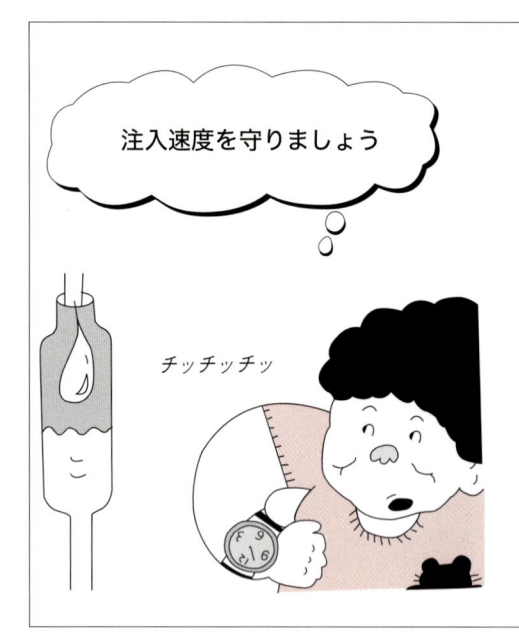

◎クレンメを開けると栄養剤の注入開始です。

◎クレンメで注入速度を調節しましょう。

―患者メモ―
注入速度を記録しましょう。
　　　　　　　　滴／秒（　　　　　ml／時間）

◎時計の秒針の速さを目安にして滴数を合わせてください。

◎速くなったり、止まったりすることがあるので、時々確認しましょう。

図7．注入開始

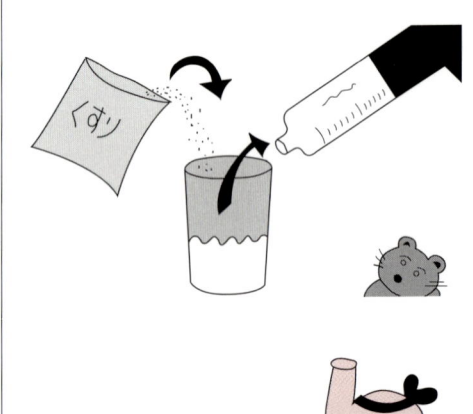

◎コップに薬を入れて、40℃くらいのお湯約20mlで溶かします。

◎溶いた薬を注射器に吸い、胃瘻チューブより注入します。

◎チューブ内に薬が残らないように、さらに40℃くらいのお湯約20mlを注射器で胃瘻チューブから勢いよく注入しましょう。

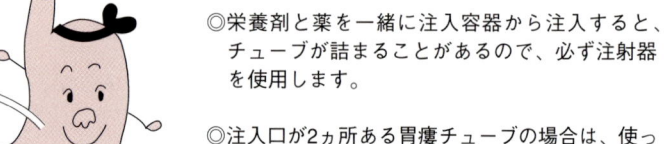

◎栄養剤と薬を一緒に注入容器から注入すると、チューブが詰まることがあるので、必ず注射器を使用します。

◎注入口が2ヵ所ある胃瘻チューブの場合は、使っていない注入口から注入します。

図8．薬の注入

❻注入終了
a）**胃瘻チューブのフラッシュ**（図10）
・40℃程度の白湯を約20 ml シリンジに取り、勢いよく注入（フラッシュ）。
・注入容器のチューブを胃瘻のチューブから外し胃瘻チューブの蓋をする。
・ボタン型胃瘻では胃瘻のチューブもボタンから外しボタンの蓋も閉める。

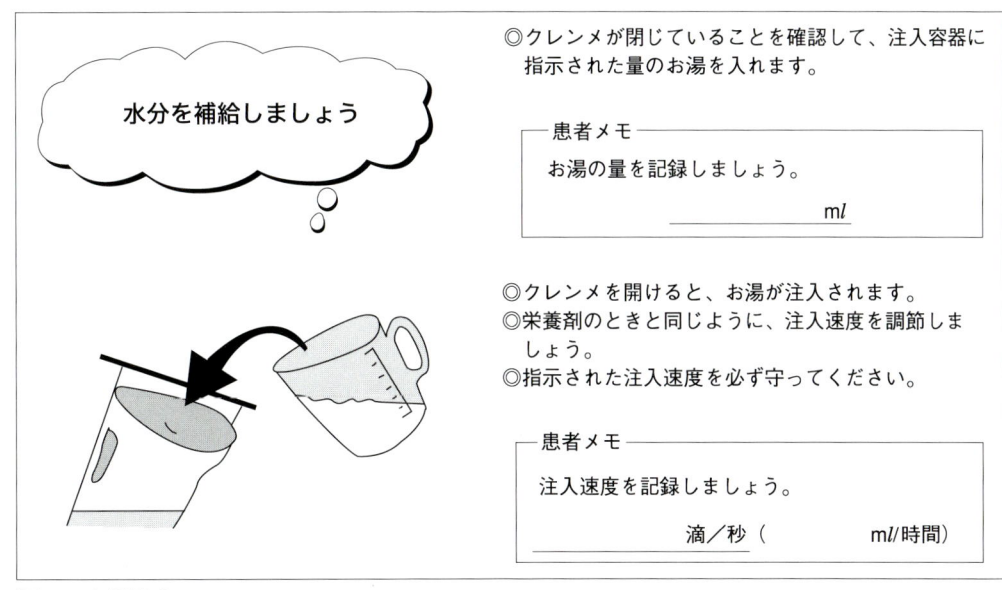

図9．白湯注入

◎クレンメが閉じていることを確認して、注入容器に指示された量のお湯を入れます。

患者メモ
お湯の量を記録しましょう。
_____ ml

◎クレンメを開けると、お湯が注入されます。
◎栄養剤のときと同じように、注入速度を調節しましょう。
◎指示された注入速度を必ず守ってください。

患者メモ
注入速度を記録しましょう。
_____ 滴／秒（_____ ml/時間）

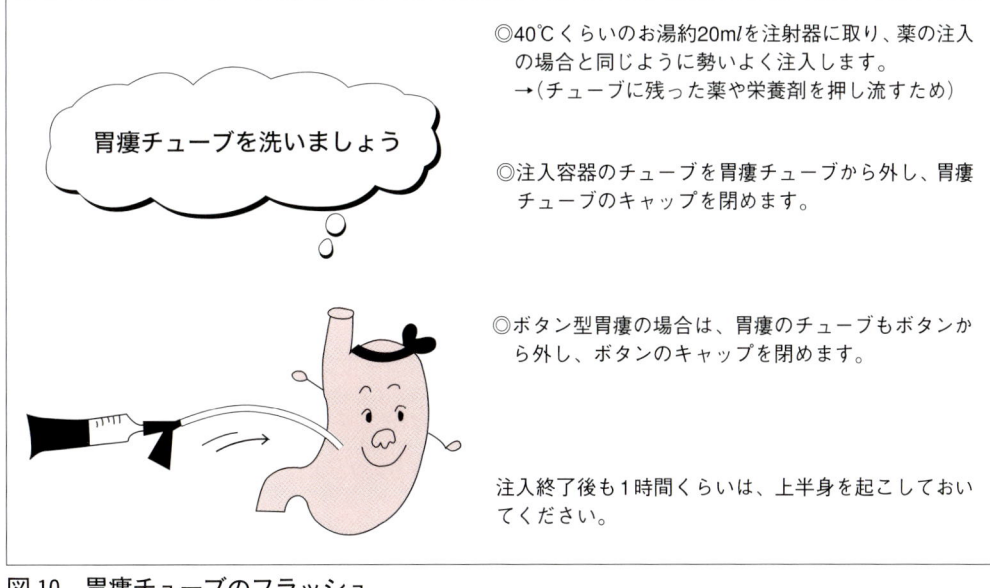

図10．胃瘻チューブのフラッシュ

◎40℃くらいのお湯約20mlを注射器に取り、薬の注入の場合と同じように勢いよく注入します。
　→（チューブに残った薬や栄養剤を押し流すため）

◎注入容器のチューブを胃瘻チューブから外し、胃瘻チューブのキャップを閉めます。

◎ボタン型胃瘻の場合は、胃瘻のチューブもボタンから外し、ボタンのキャップを閉めます。

注入終了後も1時間くらいは、上半身を起こしておいてください。

　b）酢水の停滞
・チューブ型胃瘻の場合は10倍に薄めた食用酢を20 ml程度シリンジで注入し、チューブ内に停滞させておくとチューブを長くきれいに使用できる。
　c）注入容器と胃瘻チューブの洗浄(図11)
・注入容器とチューブを熱湯に10分程度つけてからよく洗う。
・ミルトン® などを80倍に希釈した液に1時間以上つけ置きし、その後よく水を切って自然乾燥させるともっとよい。

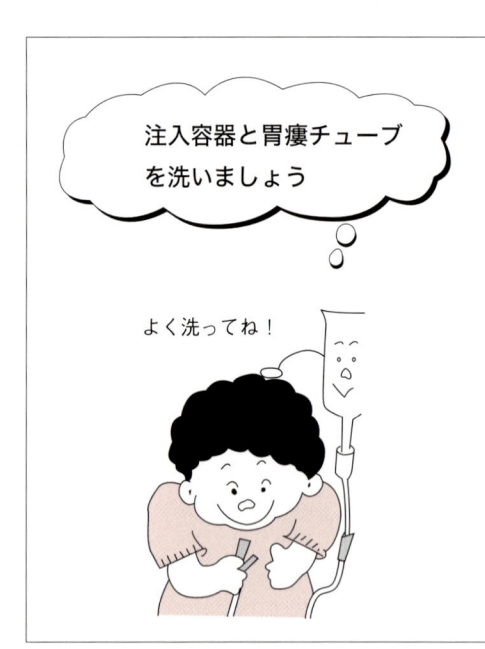

◎注入容器とチューブを熱湯に10分程度つけてから、よく洗いましょう。

◎バッグの場合は、手で揉むように洗います。

◎汚れがひどい場合は、食器洗い用の洗剤を使用し、よくすすぎます。

◎ミルトン® などを80倍に希釈した液に1時間以上つけ置きし、その後、よく水を切って自然乾燥させるともっとよいですね。

◎ボタン型胃瘻の取り外したチューブも同様に洗います。

注）ミルトン®：次亜鉛素酸ナトリウム液

汚れがひどくなったら新しい容器に替えましょう。

図11．注入容器と胃瘻チューブの洗浄

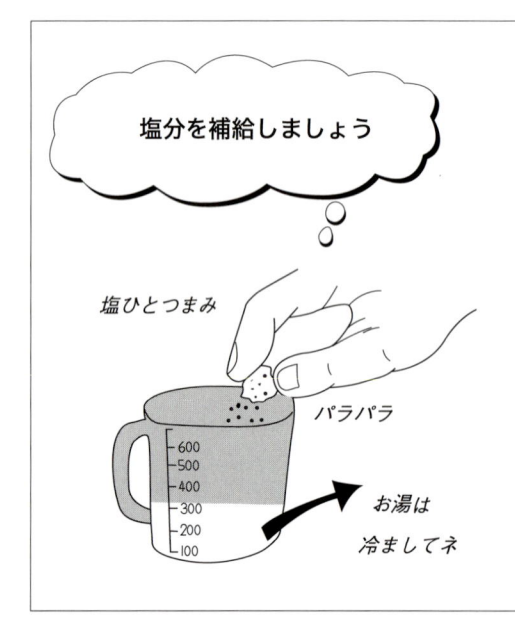

◎栄養剤に含まれている量で十分な場合は、必要ありません。

◎1日必要量の塩分を薬と一緒に処方してある場合も必要ありません。

◎栄養剤だけでは塩分が不足する場合は、塩分を補給しましょう。

水分補給と一緒に補給します。
操作は薬を注入するときと同じです。

―患者メモ―
食塩量を記録しましょう。
1日1回_____gの食塩をお湯に溶かして注入する。

図12．塩分の補給

注：バッグは手で揉むように洗う。汚れがひどいときは食器用洗剤を使用して洗い、その後よくすすぐ。ボタン型胃瘻の取り外したチューブも同様に洗う。

❼注意点

a）塩分の補給（図12）
- 通常の栄養剤だけでは塩分が不足する場合が多い。
- 塩分の補給の必要性と方法（白湯に溶かして薬に準じて注入）。

注：必要量の塩分をあらかじめ薬と一緒に処方しておくと便利で忘れにくい。

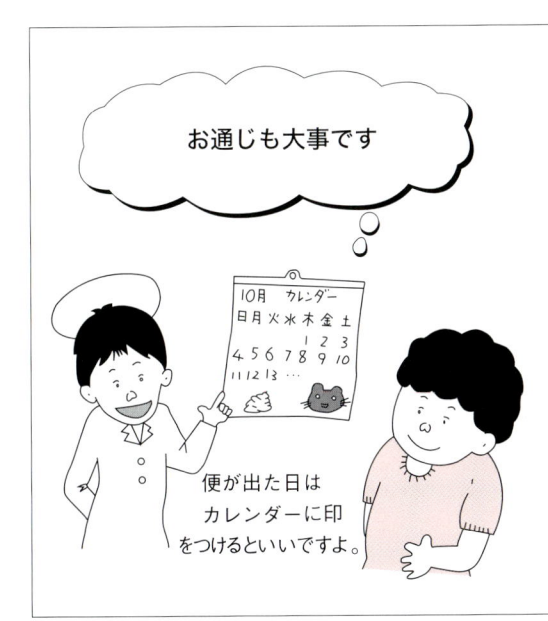

《便秘の場合》

◎夕方の薬と一緒に下剤を注入します。
◎毎日下剤を入れても排便がない場合は、便の出る坐剤を午前中に使用してください。
◎排便の状況に気をつけて、下剤の量を調節してください。

《下痢の場合》

◎栄養剤の注入速度が速過ぎると、下痢を起こすことがあります。
◎まず、注入速度を遅くしてみましょう。
◎それでも下痢が続くときには、主治医、かかりつけの医師または看護師に相談してください。

図 13. 排便の調節

◎長期間同じ栄養剤だけを使用続けると、亜鉛や銅などの『微量元素』などが足りなくなっていることがあります。

◎時々、お湯の代わりに野菜ジュースやスープを注入したり、ゴマやココアをお湯で溶いたものを注射器で胃瘻から入れてください。

	亜鉛（Zn）	銅（Cu）	セレン（Se）
含有量の多い食品（mg/100g）	ゴ　マ（7.1） ココア（7.0） 抹　茶（6.3）	牛の肝臓（5.3） ココア　（3.8） ゴ　マ　（1.5）	米 魚介類

資料）日本食品無機質成分表（Zn,Cu）

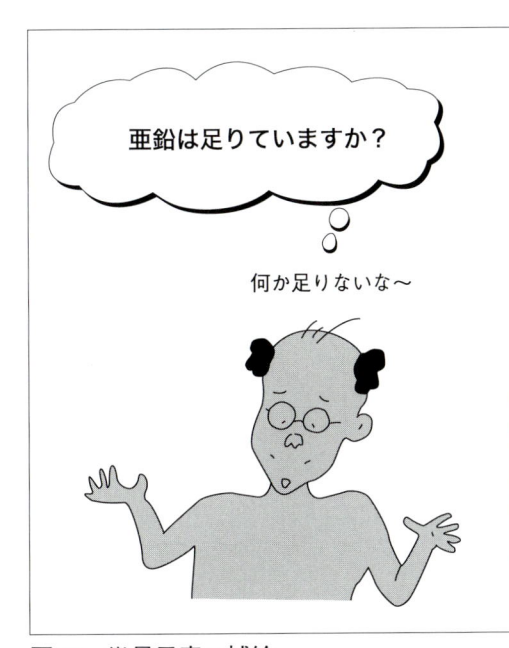

図 14. 微量元素の補給

b）排便の調節（図 13）

・便秘の場合：夕方の薬と一緒に適当量の下剤を注入する。それでも排便がなければ坐剤の下剤を使用する。下剤の量は排便状況に応じて調節する。

・下痢の場合：栄養剤の注入速度が速過ぎると下痢になるので、まず、注入速度を遅くしてみる。それでも下痢の場合は看護師や主治医に連絡するよう指導する。

c）微量元素の補給（図 14）

・長期間同じ栄養剤だけを使用していると「微量元素」が不足することがある[3)]。

◎注入中に吐いたり、お腹がゲボゲボするときには、注入を止めて様子をみます。

◎治まったら、注入を再開してください。

◎嘔吐が続くようなら、主治医、かかりつけの医師または看護師に相談してください。

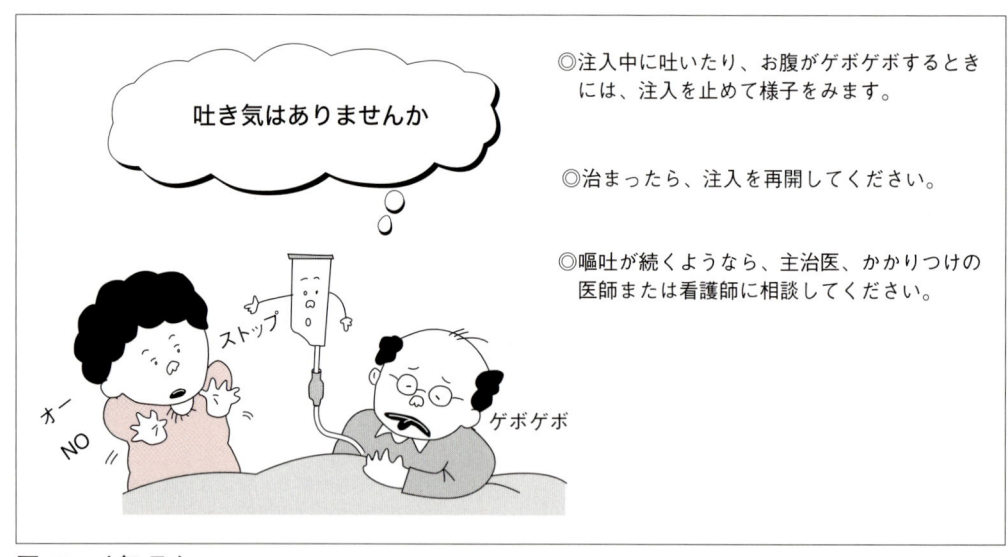

図15．吐気嘔吐

◎胃瘻がジクジクしていなければ、そのまま入浴できます。

◎石鹸をよく泡立てて、胃瘻の周囲をきれいに洗ってください。

◎入浴後は、胃瘻周囲の水分をよく拭き取って、自然乾燥してください（ドライヤーは厳禁）。

◎胃瘻がジクジクしているときは、主治医、看護師に確認してください。

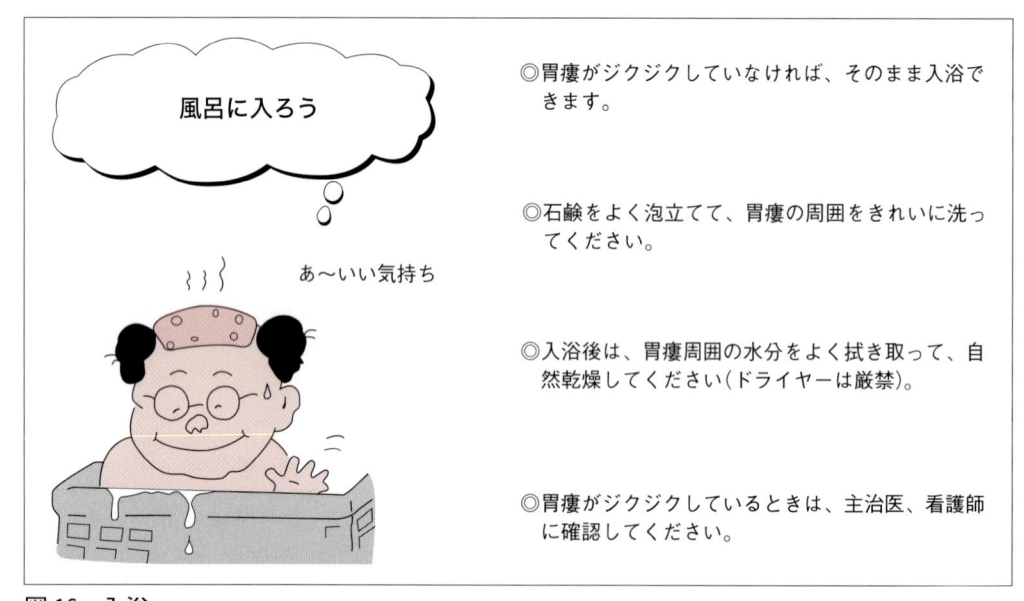

図16．入浴

・時に白湯の代わりに野菜ジュースやスープを注入したり、注射器でピュアココアやきな粉を溶いたものを注入するとよい。

　d）吐気嘔吐（図15）
・注入中に嘔吐や嘔気がみられるときは、まず注入を止めて様子をみる。
・治まったら注入を再開してみる。
・嘔吐が続くときは看護師や主治医に連絡するよう指導する。

　e）入浴（図16）
・胃瘻がジクジクしていなければそのまま入浴可。
・胃瘻がジクジクしているときは看護師、主治医に確認する。

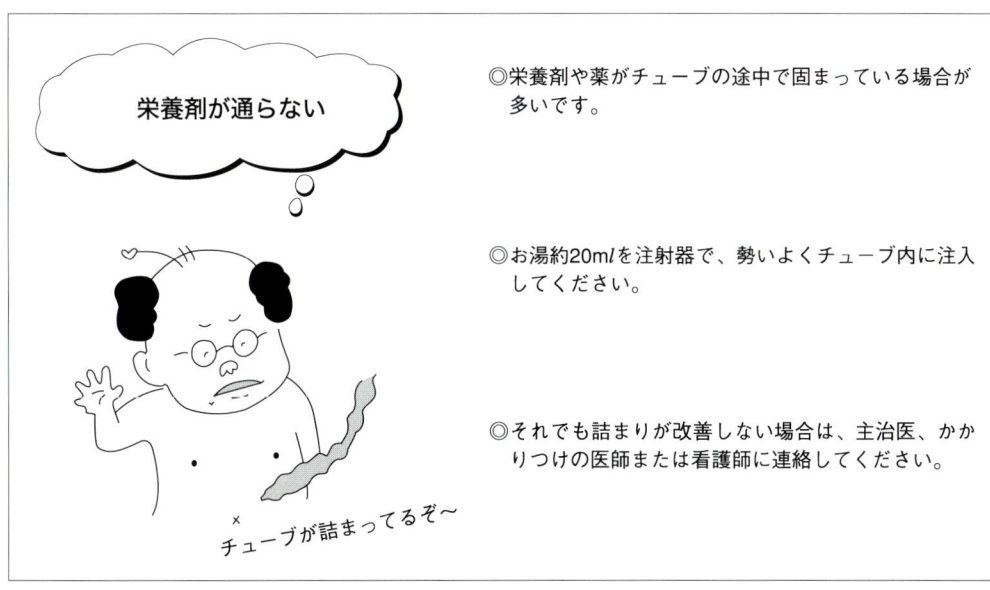

図17. 胃瘻チューブが詰まったとき

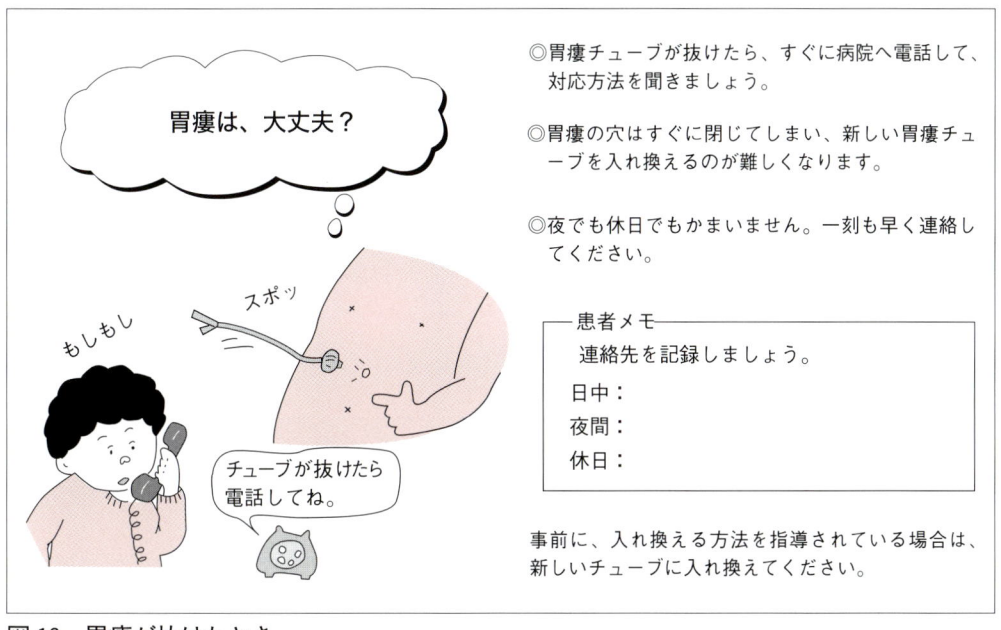

図18. 胃瘻が抜けたとき

❽胃瘻チューブが詰まったときは？（図17）
・栄養剤や薬がチューブの途中で固まっていることが多い。
・シリンジに白湯を20 ml程度取り、勢いよく注入する。
・それでも詰まりが取れない場合は看護師に連絡をするよう指導する。

❾胃瘻が抜けたときは？（図18）
・胃瘻が抜けると、瘻孔はすぐに閉鎖し、再挿入が難しくなる。一刻も早い対応を。
・抜けた場合の連絡先を明示する（夜間や休日の場合もどうするか決めておく）。

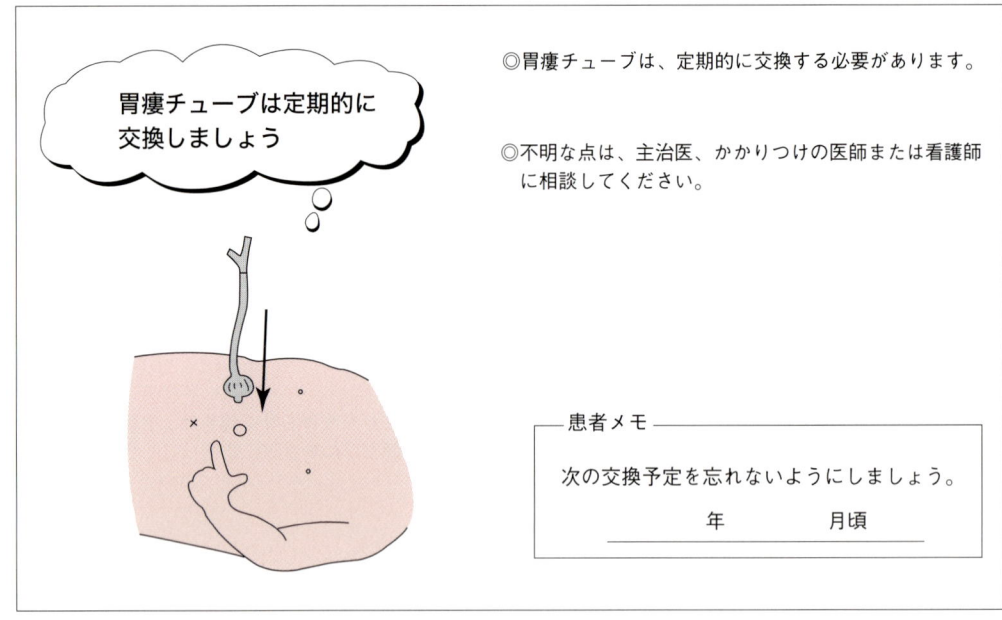

図 19．胃瘻の交換

　　注：事前に入れ換え方法が指導されている場合や、施設などで入れ換えのできる人がいる場合には、新しいチューブに入れ換えてもらう。
　❿**胃瘻の交換**(図 19)
・胃瘻は定期的に入れ換える必要がある。
・次回の入れ換えの目安を告げておく。
　注：現行ではバンパー型胃瘻は 4 ヵ月ごと、バルーン型胃瘻は 24 時間以上の留置で保険請求可能なため、当施設ではバンパー型は 4〜6 ヵ月、バルーン型は 1 ヵ月程度で入れ換えを勧めている。
・入れ換え時期の決定や依頼方法についても記載しておく。

2．チェックリスト(図2)

　当院で使用しているチェックリストを図2に示した。
　項目は前述の内容に沿って、①上半身を起こす、②クレンメの開閉、③容器への注入、④チューブの接続、⑤注入速度の調節、⑥薬の溶解、⑦薬の注入、⑧チューブを外す、⑨容器の洗浄、⑩胃瘻の日常管理、⑪入浴時の対応、⑫閉塞時の処置、⑬抜去時の対応、となっている。

Ⅲ──●退院準備

　上記の指導内容がほぼマスターできればいよいよ退院である。しかし、胃瘻造設から退院までの期間には胃瘻の管理方法を家族に指導するほかにも、やっておかなければならないことがいくつかある。

1．在宅療養に必要な療養条件の整備

　ケアマネジャー、担当看護師、Medical Social Worker(MSW)を中心に、療養条件の整備を併行して行っていく必要がある。

　胃瘻造設となる患者は胃瘻のほかにも膀胱留置カテーテルや痰の吸引・褥瘡の処置といった複数の医療処置を要する場合が多い[1]。こういった手技についても必要であれば家族へ指導し、また、訪問看護の要否や必要な設備(ベッドやエアーマット、吸引器など)の手配、退院後利用する福祉サービスの案内(ショートステイやデイサービスなど)なども入院中に行っておくべきであろう(ケアプランの立案や確認)。

2．退院後の主治医の確認

　開業医師によっては胃瘻造設者の管理の経験がない場合もあり、退院後の主治医となる医師には患者が胃瘻造設されていることを事前に連絡しておいた方がよい。退院後の主治医が胃瘻の経験が少ない場合には、紹介状と一緒にパンフレットなども送付し、また、胃瘻の経験のある訪問看護ステーションなどと連携することにより、安心して療養に臨むことができる。また、当地域では特別養護老人施設が胃瘻造設を理由に入所やショートステイを断わることはほとんどないが、地域によっては胃瘻造設者に戸惑いを示す施設もあるかも知れない。この場合も、嘱託医師や施設職員への事前の情報提供と指導によって円滑な退院へ結びつけることができる。時には施設職員に対して胃瘻に関する前述の指導を行うことで、受け入れがスムーズにいく場合もあると思われる。

3．胃瘻に関する連絡先と連絡方法の確認

　退院後も胃瘻には定期的な管理と処置が必要である。安定して経過している場合でも時期がくれば入れ換えが必要であるし、抜去・脱落や閉塞などのトラブルも発生する。トラブルの際の初期対応については事前に指導されているが、その後の確認などは医療者が責任をもつべきであろう。退院後の胃瘻について、誰が中心に対応していくのか退院時に確認しておくとよい。胃瘻に理解の深い主治医の場合は入れ換えも含めてすべて対応できるが、往診主治医が胃瘻に不慣れな場合は患者の胃瘻トラブルの際の連絡先と入れ換えの時期の目安を明示しておくと参考になる。造設病院の側としては胃瘻のトラブルの際の連絡窓口を一本化して患者に案内しておくと混乱が避けられてよいと思われる。

●おわりに

　胃瘻造設の目的の1つは患者を「病院」という治療のための「非日常の場」から「自宅」という「日常的な生活の場」へ移行させることでもある。せっかく胃瘻を造設して経管栄養が安定し、栄養状態が改善しても、在宅で療養するための指導やその後の管理が不十分であれば、胃瘻は病院内では受け入れられても地域に受け入れられず、胃瘻造設者の社会復帰、自宅復帰は進展しない。造設直後の十分な指導とその後のアフターケアの保障は胃瘻造設における必要最低条件である。指導を受ける家族も胃瘻造設者を自宅で受け入れることに対して多くの不安を抱えている。その心情を察して、きめ細かい、心のこもった指導を心がけて頂きたい。

髙橋美香子

文献

1) 田中志保，佐藤紀，諏訪ひとみ，ほか：退院へ向けた患者および家族への胃瘻管理指導の経験；効率的な胃瘻管理指導をめざして．在宅医療と内視鏡治療 2：45-48，1998．
2) 髙橋美香子，田中志保，諏訪ひとみ，ほか：患者および家族への胃瘻管理指導の経験とそのうけいれ．在宅医療 5：65-70，1998．
3) 津川信彦：老年者経皮内視鏡的胃瘻造設術と微量元素欠乏症；病態と対策．老年消化器病 9：7-14，1997．

15 在宅ケアとPEG

●はじめに

　高度先進医療を受けることが当然の権利であるかのような「大病院志向」の風潮の世にあって、在宅医療が「望まれる医療」であるためには"理念"が必要である。

　この章では、在宅栄養療法を行うための"理念"を先に述べる。経皮内視鏡的胃瘻造設術(以下：PEG)施行患者を訪問診察している筆者ら開業医グループの意見の中には目を見張るものがあったのでご紹介したい。そして、PEGの在宅管理のノウハウを述べる。

I ●「望まれる在宅医療」であるために

　在宅医療とは「病院から追い出されたので仕方なくやっている」医療ではないことを立証することは、在宅医療を選択した患者・家族のみならず、それにかかわるスタッフの人々に勇気を与えてくれることになる。

　それでは「望まれる在宅医療」とは何か？

　例えば、大病院志向だった人が入退院を繰り返すうちに「どうせ病院に入院していてもこんな程度だ。もし家に居てそこそこの医療が受けられるのなら」と希望するようになり、そんなわがままを聞いてくれる医者やスタッフがいてくれればなあ、と思うようになれば、これこそ本当の「望まれる在宅医療」の始まりだ。「病院医療を知り尽くした人が、能動的に選ぶ」在宅医療こそ、現代に通用する在宅医療だといえる。

　さらに、現代に通用する在宅医療であるためには、「病院医療を知り尽くした人が、納得できる」在宅医療でなくてはならない。

　何もそんな難しいことを望んでいるわけではない。

　殊に栄養療法に関していえば、1日100kcalしか栄養を与えられなければ死んでしまうんだ、という常識的な話が通用する医療者を望んでいるのである。

　一方、在宅医療をすなわち終末期医療としてとらえている医療者も少なくない。確かに"看取り"の精神は大事であるし、在宅医療における「在宅ホスピス」の理念は、在宅医療の存在を支えるもう一方の柱といえよう。

　しかし、「昔は年寄りはみんな自宅で死んだもんだ」などと過去のノスタルジアにとらわれ、「病院で死ぬよりも畳の上で死ぬ方が幸せである」と在宅医療を単純な図式でとらえるならば、そのような在宅医療は一般の人々に不安感を与え、そっぽを向かれてしまうであろう。少なくとも、病院から退院して在宅になった途端に亡くなってしまうようでは困るのである。

II ●在宅栄養療法におけるPEGの意義

　開業医(無床診療所)と病院(入院医療)との決定的な差は、栄養療法の差であった。

　大病院において中心静脈栄養が一般的になるにつれ、どのような状態の患者であれ、とりあ

えずは元気になるという信用を生み出してきたのに対し、開業医は「口から食べられなくなったら、寿命なのだから…」と栄養療法には消極的で、せいぜい末梢静脈点滴をするのが関の山、望むと望むまいとターミナル・ケアになっていた[1]。

皮肉なことに、開業医の慈悲深い「看取り」の精神が「開業医離れ」に輪をかけた、といったら穿ち過ぎだろうか。

一方、病院医療を支えてきた中心静脈栄養は長期の栄養管理法としてはあまりに問題の多い方法であった。代謝面の合併症、胆石の発生、腸管の萎縮に基づくendotoxemia、カテーテル敗血症などの問題のほか、滅菌操作が必要であるなど管理が煩雑であったことより、病院医療においてのみ成し得る手段であったといえる。それが単に嚥下困難のみを有し、消化機能になんら問題のない患者に対して行われていても、それを医学上・医療経済上の理由で誰も咎めることはなかった。むしろ、長期入院が許され、それが過剰医療であったとしても出来高に応じて支払われていた時代においては、高度医療である中心静脈栄養こそ「入院医療」にふさわしい、もっといえば患者にとっても病院にとっても長期入院の大義名分になっていたのかも知れない。

実は、本邦においても1984年頃から既に一部施設においてPEGの有用性が報告されていたにもかかわらず、このような「病院医療優先」ともいえる時代においては、PEGによる栄養療法の合理性をいかに説いても決して受け入れられることはなかった。

ところが、近年、在宅医療を推進する機運の中、栄養療法のグローバル化・標準化の必要性が求められるとともに、PEGは改めて在宅栄養療法のゴールド・スタンダードとして脚光を浴びるようになった。

そして、PEGの簡便性・安全性は、在宅医療においても病院並みの栄養療法を確実に提供することを可能にした。このことは在宅栄養療法のグローバル化のための大きな原動力になるのである。

III ── かかりつけ医としての開業医におけるPEGの意義

1．1日1本の点滴トリック

よく「近くのかかりつけの先生が毎日点滴に通ってくれたけれどもダメだった」ということを耳にする。

いったい何カロリーの栄養を与えているつもりなのだろうか。それは生命維持が可能な栄養量なのだろうか。

もちろん、高齢者の場合、1本の末梢静脈点滴が脱水状態を改善し、起死回生になることはしばしばあることなので、点滴は在宅医療において急性期治療としては優れた方法であることはいうまでもない。しかし、それが維持輸液、ましてやそれのみに栄養療法が委ねられた場合には問題がある。1日1本の点滴だけであれば栄養療法としては不十分であるので、患者はゆっくりと死を迎えることになる。「毎日先生はこれだけやってくれたのだから仕方ない」という免罪符になる可能性はあるが、この行為は医師と家族との"密室的関係"でのみ成り立つ医療行為であることに留意するべきである。癌の末期などで、結果として毎日点滴に通ったということは十分あり得ることである。ただ、在宅栄養療法の標準化という視点で、その医療行為は第三

者の目からみて十分納得がいくものかどうか、常に各医療者は頭の中で自問自答しておく必要があろう。なんとなく成り行きで点滴をしてしまうのではなく、予後はどうなのか、最期はどうなるのか、本当に本人、家族はそれを望んでいるのか、例えば胃瘻や中心静脈栄養という栄養管理の方法を採用すれば生き長らえるという情報も与えたうえで、「1本の点滴」を採用すべきである。なぜなら、繰り返し述べているように高度先進医療の洗礼を受けた現代の在宅医療においては、常に病院医療との比較がなされているのだという謙虚な立場で、己の在宅医療を"理論武装"する必要があるからだ。

2．開業医はPEGをどう捉えているか

従来、「PEGが在宅医療に有用である」という報告は、専らPEG施行医である病院医師の立場から論じたものがほとんどであった。しかし、退院後の受け手である一般の開業医が、PEGに対してどのような認識をもっているかについては明らかではなかった。今回、実際にPEG施行患者の訪問診療を経験した開業医のネットワークを形成し、アンケートによりPEGに対する意識調査、および受け持ち患者の予後調査を行った。

❶「よりよいPEGを推進する石川・富山開業医師ネットワーク」について

本ネットワーク「よりよいPEGを推進する石川・富山開業医師ネットワーク」は、PEG施行患者の在宅管理を経験したことのある無床診療所の医師14名より構成されている(表1)。平均年齢は47.3歳で、一般の開業医の平均年齢からみれば結構若手といえる。内科系医師が12名、外科系が2名で、そのうち消化器専門は7名、自分で造設したことがある者は3名であり、皆が内視鏡を扱えるわけではなく、そういう意味では「ごく普通の開業医のグループ」である。

表1．よりよいPEGを推進する石川・富山開業医師ネットワーク

```
■石川支部
    井沢  宏夫        洞庭  賢一
    魚谷  浩平        中野  一郎
    小川  滋彦        西村  邦雄
    近藤  邦夫        前川  信政
    柴山  真介        安田紀久雄
■富山支部
    井上  徹          竹越  國夫
    藤岡  照裕        本多  幸博

年齢  35～57歳（平均  47.3歳）
内科系  12名、外科系  2名
消化器専門医  7名、PEG造設経験者  3名
```

❷ネットワークの症例

a）症例プロトコール：アンケートに先立ち、各医師に受け持ち患者のプロトコールの提出を求めた(表2)。基礎疾患、PEGを施行した理由、PEGを施行する前の栄養療法、在宅でPEGで経過観察した期間、その転帰、そして使用したPEGカテーテルのタイプにつ

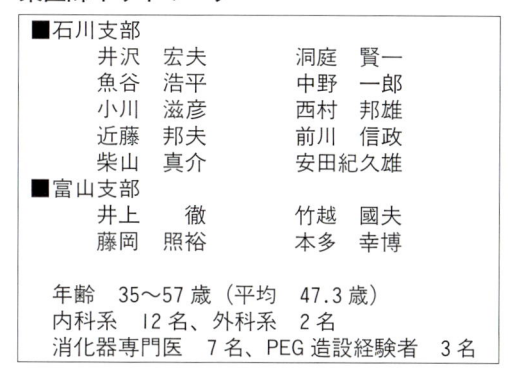

表2．症例プロトコール

```
性別（　）                年齢（　）歳
基礎疾患（　　　　　　　　）
PEGを施行した理由（　　　　　　　　　）
PEGを施行する前の栄養療法
    A．経口摂取  B．経鼻胃管  C．中心静脈栄養  D．その他（　）
PEGを施行する前の栄養療法を採用した期間（　）ヵ月
在宅でPEGで経過観察した期間（　）ヵ月
転帰（　　　　　　　　　）
使用したPEGカテーテルのタイプ
    A．バンパー式  B．バルーン式  C．ボタン式
その他エピソード（　　　　　　　　　）
```

表3. 症例まとめ（その1）

症例：35例
受け持ち：各医師1〜8例（平均　2.5例）
性：男　25例、女　10例
年齢：27〜96歳（平均　73.1歳）
基礎疾患：脳梗塞　20例、脳出血　5例、脳挫傷　2例、ALS　2例、筋緊張性ジストロフィー、脊髄小脳変性症、アルツハイマー病、パーキンソン症候群、心肺停止、食道癌　以上　各1例

表4. 症例まとめ（その2）

PEGを施行した理由：
嚥下障害　　　　　　　　　　　27例
反復性肺炎　　　　　　　　　　2例
経鼻胃管を引き抜く　　　　　　2例
その他　　　　　　　　　　　　8例
PEGを施行する前の栄養療法：
経口　　11例、経鼻胃管　13例
TPN　　3例、不明　　　　6例
その他　2例

表5. 症例まとめ（その3）

在宅でPEGで経過観察した期間：
1ヵ月〜7年（平均17.7ヵ月）
転帰：
在宅療養中　　17例
入院中　　　　3例
死亡　　　　　13例
PEG不要　　　2例

使用したカテーテルのタイプ：
バンパー式 15例（42.9%）　ボタン式 5例（14.3%）
バルーン式 9例（25.7%）　不明 4例（14.3%）
経胃空腸瘻 2例（5.7%）

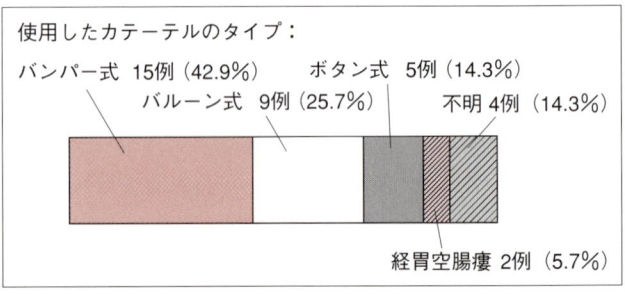

図1. 症例まとめ（その4）

いて回答を得た。

　b）ネットワーク症例結果：症例は全部で35例集まった（表3）。受け持ち患者数が1例だけの医師も5名いたが、多い医師は8例を受け持っており、医師1人あたりにすると2.5例であった。男25例、女10例で、平均年齢は73歳。患者の基礎疾患としては脳血管障害が多いが、神経難病も認めた。

　PEGを施行した理由（表4）としては、嚥下障害が27例と最も多く、肺炎を繰り返す、経鼻胃管を引き抜く、などがあった。

　PEG施行以前の栄養療法としては、経口摂取と経鼻胃管法が多く、中心静脈栄養法（TPN）が3例、そのほか、哺乳びんを使用していた、というのもあった。

　1999年3月の時点での、平均在宅観察期間は17.7ヵ月で、転帰は在宅療養中が17例、入院中が3例、死亡が13例、PEGが不要になったものが2例であった（表5）。

　使用したカテーテルのタイプは、バンパー式が15例（42.9%）と最も多く、続いてバルーン式9例（25.7%）、ボタン式5例（14.3%）であり、経胃空腸瘻も2例あった（図1）。また、タイプ不明のまま病院から依頼を受けたのでそのまま診ていた、というのも4例あった。

　症例の経過表は石川と富山に分けて示す。矢印で伸びているのは現在も在宅療養中の症例である。

　まず、石川支部から示す（図2）。石川の医師は、1名あたり受け持ち患者は多くて3例、せいぜい1〜2例で、観察期間も比較的短いといえる。患者が1ヵ月くらいで死亡していてはなかなかPEGのメリットは感じにくいように思われる。また、在宅以前の栄養療法の不明例が多いのは、もとからの受け持ち患者ではなく、病院から依頼された症例が多いことが推察される。

　次に富山支部を示す（図3）。富山の医師は（図2の石川のスケールは月単位であったが、富山のスケールは年単位になっていることに留意されたい）、もともと長期間、経鼻胃管の患者を在

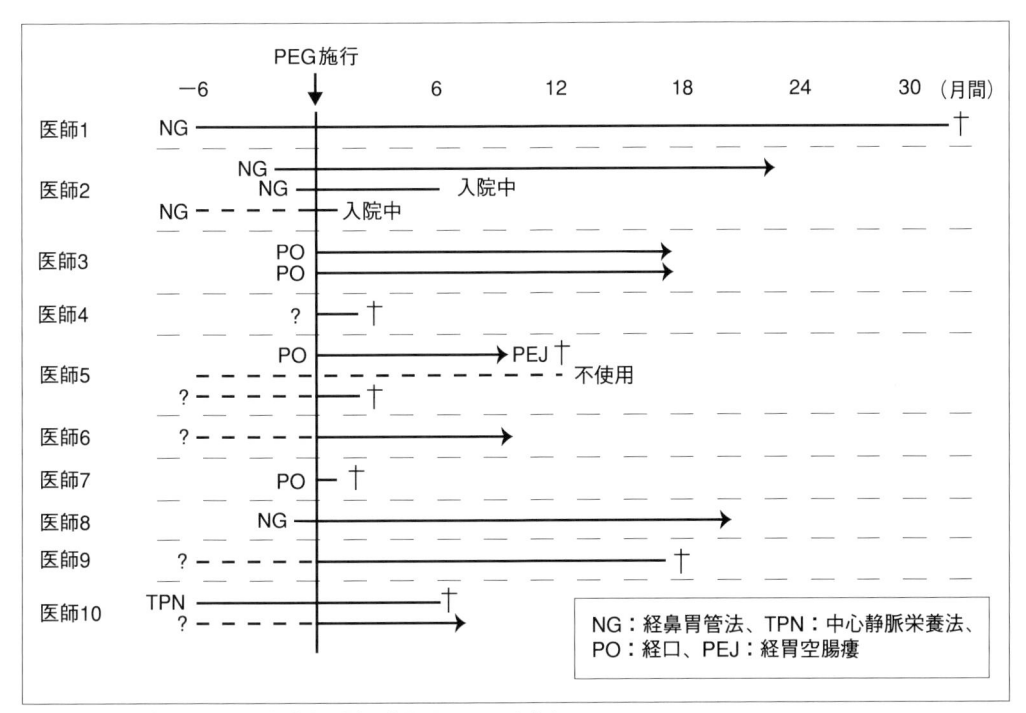

図2. PEG施行前後の在宅経過観察期間・石川支部

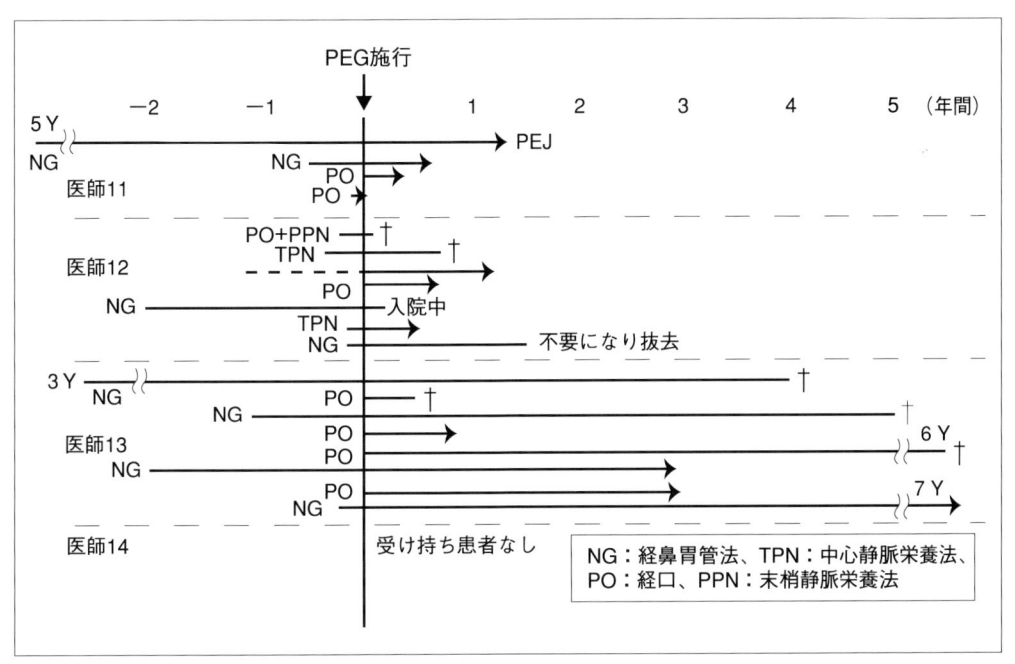

図3. PEG施行前後の在宅経過観察期間・富山支部

宅で診ていた。そのためかPEGはすんなり受け入れられたようで、医師1名あたりの症例数が多いことが特徴的といえる。

表6. 経皮内視鏡的胃瘻造設術（PEG）に関するアンケート（その1）

質問1．先生は、今までに何例の「PEG患者さん」を在宅で診てこられましたか？ 　　　　（　　）例→質問20．もお願いします
質問2．「PEG患者さん」を在宅で診るようになった「きっかけ」は何でしょう？
質問3．先生は、経鼻胃管（鼻腔栄養）患者さんを在宅で診られたことがありますか？ 　　　　「はい」とお答えになった場合は、今までにご経験になった症例数もお教えください。 　　　　　Ａ．はい→（　　）例　Ｂ．いいえ
質問4．「PEGによる在宅栄養療法」をご採用になって「よかった」とお感じになった点をお教えください。 　　　　（特に質問3．で経鼻胃管栄養をご経験の先生は、それとの比較でお書き頂けると幸いです）
質問5．「PEGによる在宅栄養療法」をご採用になって「よくなかった」あるいは「困った」とお感じになった点をお教えください。
質問6．PEGを施行したご本人、ご家族はPEGに対してどのような印象をもっているでしょうか？ 　　　　　Ａ．よい　Ｂ．悪い　Ｃ．どちらともいえない　Ｄ．その他（　　）

表7. 経皮内視鏡的胃瘻造設術（PEG）に関するアンケート（その2）

質問7．もし、他の受け持ち患者さんが嚥下障害になったら、PEGを施行しますか？ 　　　　　Ａ．はい　Ｂ．いいえ
質問8．質問7で「Ａ．はい」とお答えになった先生にお聞きします。PEGは「どこ」で施行しますか？ 　　　　　Ａ．病院に依頼する　Ｂ．自院でする
質問9．質問8で「Ａ．病院に依頼する」とお答えになった先生にお聞きします。病院の具体名をお教えください。また紹介の際に困ったエピソードがあったら、お教えください。
質問10．質問7で「Ｂ．いいえ」とお答えになった先生にお聞きします。その理由をお教えください。
質問11．PEGを導入する際、ご本人やご家族にご説明するうえで、苦労されたことや、工夫されたことがあったらお教えください。
質問12．PEGのカテーテルはどのタイプのものをお使いですか？　例数がわかれば、お書きください。 　　　　　Ａ．バンパー式（　　）例　Ｂ．バルーン式（　　）例　Ｃ．ボタン式（　　）例
質問13．PEGのカテーテルの交換はどうしていらっしゃいますか？ 　　　　　Ａ．自分で在宅でしている　Ｂ．自分でするが内視鏡を使用する　Ｃ．病院に依頼している（入院）　Ｄ．病院に依頼している（外来）　Ｅ．いまだかつて交換したことはない
質問14．PEGのカテーテルの交換に際して、困ったことがおありでしたら、お書きください。

❸ネットワーク医師アンケート

　ａ）**アンケート内容**：14名の医師に対するアンケートは、20の質問を極めて詳細に問うたものである。まず、PEGによる在宅栄養療法を採用してよかったか、よくなかったか、それはどのような点か、患者・家族はどのような印象をもっているか（**表6**）？

　ほかの患者にもPEGを採用するか否か、PEGは自院でするか病院に依頼するか？　また、PEGを患者・家族に説明するうえで苦労したことや工夫したことは？　カテーテル交換はどうしているか（**表7**）？

　さらに、病診連携のうえで病院の医師に望むことは？　それから尊厳死問題をどうとらえるか？　など多項目にわたり、多くの記述を必要とするアンケートである（**表8**）。

　ｂ）**アンケート結果**：アンケートの回収率は100%であった。

　アンケート結果は質問内容を大きく①PEGに対する印象、②病診連携、③PEGの理念、の3つに分けて示す。

　まず、「PEGに対する印象」に関する質問の回答をまとめた（**図4**）。

　患者・家族はどう思っているか、他の受け持ち患者にも奨めるか、在宅医療にPEGは必要か、

表8. 経皮内視鏡的胃瘻造設術(PEG)に関するアンケート(その3)

質問15. 在宅医療にPEGを推進するには「病診連携」が大切だといわれていますが、無床診療所の医師として「病院」に望むことがありましたら、お書きください。

質問16. PEGが普及しない理由の1つに「口から食べられなくなったら、わざわざ胃に穴を開けてまで生きる必要はない」といった「尊厳死」的な考え方があるようにいわれていますが、この点について先生のお考えをお教えください。

質問17. ズバリお聞きします。今後、在宅医療においてPEGは必要なものとお考えでしょうか？
　　　　A．はい　B．いいえ　C．どちらともいえない

質問18. PEGを他の医師にも奨めたいですか？
　　　　A．はい　B．いいえ　C．どちらともいえない

質問19. その他、何かご意見があったら、お書きください。

質問20. 先生のご症例のプロトコールをお教えください。
　　　　年齢、性別、基礎疾患、在宅での観察期間、エピソード、など症例ごとのデータをお教えください。
　　　　以上、アンケートにご協力ありがとうございました。厚く御礼申し上げます。

質問6. PEGを施行したご本人、ご家族はPEGに対してどのような印象をもっているでしょうか？
　よい　11人（78.6%）　どちらともいえない　1人　無回答　2人

質問7. もし、他の受け持ち患者さんが嚥下障害になったら、PEGを施行しますか？
　はい　11人（78.6%）　いいえ　1人　無回答　2人

質問17. ズバリお聞きします。今後、在宅医療においてPEGは必要なものとお考えでしょうか？
　はい　13人（92.9%）　どちらともいえない　1人

質問18. PEGを他の医師にも奨めたいですか？
　はい　12人（85.7%）　どちらともいえない　2人

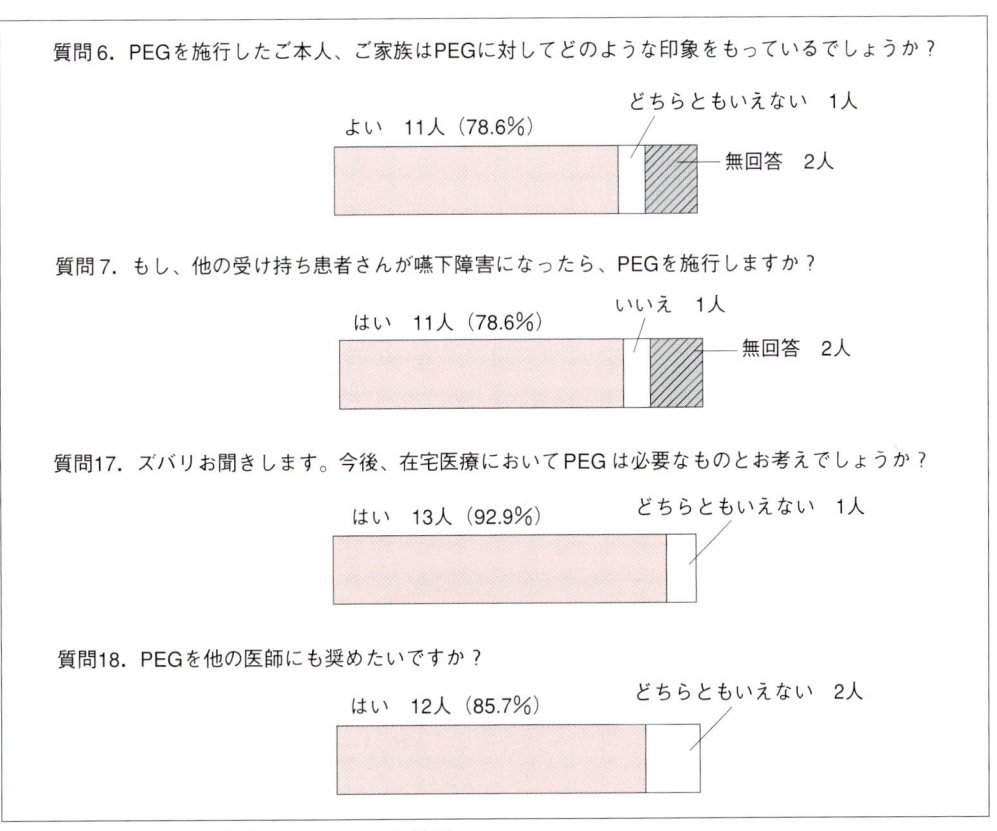

図4. PEGに対する印象のアンケート結果

他の医師にも奨めたいか、など4つの質問6、7、17、18いずれに対してもほとんどの医師がポジティブな回答を寄せていた。質問4のPEGによる在宅栄養療法を採用してよかったと感じた点としては（**表9**）、「決められた量をきちんと投与できるので栄養状態がよくなる」「家族で管理できる」「経鼻胃管の交換の苦労がなくなった」などの意見があった。一方、質問5でよくなかった、あるいは困ったと感じた点としては（**表10**）、「病院のPEG設置医とコンタクトがとれず管理方法が手探りだった」「カテーテル交換が大変」「瘻孔からの漏れ・不良肉芽に難渋した」

表9.

| 質問4.「PEGによる在宅栄養療法」をご採用になって「よかった」とお感じになった点をお教えください。（特に質問3.で経鼻胃管栄養をご経験の先生は、それとの比較でお書き頂けると幸いです）
・手数がかからず、安全で、決められた量をきちんと投与できるので、患者の栄養状態は極めて良好になる。
・誤嚥や感染の恐れが少ない。
・家人が管理できる。
・点滴よりはるかに容易で、補給できるカロリー量も多い。
・経鼻胃管の入りにくい人の交換の苦労がなくなった。
・経鼻胃管による喉の不快感を訴えなくなった。 |

表10.

| 質問5.「PEGによる在宅栄養療法」をご採用になって「よくなかった」あるいは「困った」とお感じになった点をお教えください。
・病院のPEG設置医とコンタクトがとれず、管理方法がわからず、手探りだった。
・カテーテル交換が大変。
・家族が慣れるまでに時間がかかる。
・瘻孔からの漏れ、不良肉芽に難渋した。
・在宅成分栄養経管栄養法指導管理料が算定できる栄養剤に変更したところ、激しい下痢をした。
・患者と家族の将来に対する漠然とした不安感。 |

表11.

| 質問15.在宅医療にPEGを推進するには「病診連携」が大切だといわれていますが、無床診療所の医師として「病院」に望むことがありましたら、お書きください。
・PEGカテーテルの管理について十分に説明してほしい。
・トラブルが起きたときに、容易に相談できる体制が整っているとよい。
・基幹病院でPEGをやっていない。どこへ紹介したらやってもらえるのか。
・病診の役割分担と連携の観点から、PEGの意義について、もっと真剣に理解し認識してほしい。
・早期退院を目的としてPEGを推進するというのでは困る（PEG設置後、退院までが短い）。
・在宅成分栄養経管栄養法指導管理料が算定できる栄養剤を最初から使用してほしい。
・自分で交換できるバルーンカテーテルを使用してほしい。 |

「患者と家族の将来に対する漠然とした不安感」などが挙げられた。

次に「病診連携」に関する質問に対する回答を示す(表11)。

質問15の「無床診療所の医師として「病院」に望むことは？」という問いに対しては、「カテーテル管理を十分説明してほしい」「トラブルが起きたときに相談したい」、さらに「基幹病院でPEGをやっていないのは困る」というものもあった。「もっとPEGの意義を認識してほしい」という積極的なメッセージがある一方、「早期退院を目的としてPEGを推進するというのでは困る」という安易なPEG導入を戒める意見もあった。

質問13のカテーテル交換も病診連携と関連していると考えられるが、カテーテル交換を自分で在宅でしている医師はわずか2名で、あと6名が病院に依頼していた(図5)。このことからも病診連携なくして無床診療所のPEG管理は成立しないとすらいえるであろう。

最後に「PEGの理念」に関する質問に対する回答を示す。

質問16の「口から食べられなくなってまで、わざわざ胃に穴を開けてまで」といった考え方

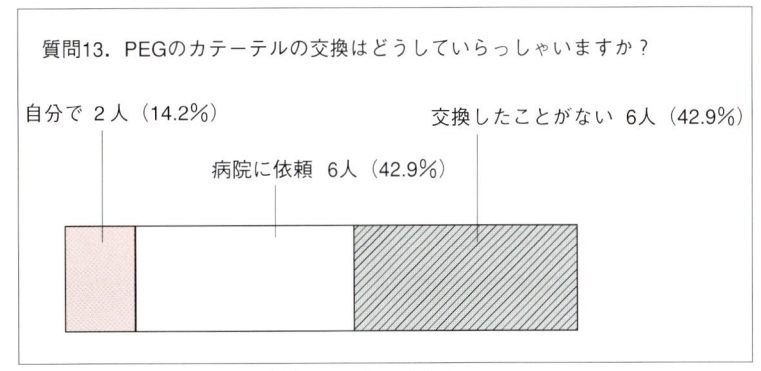

質問13．PEGのカテーテルの交換はどうしていらっしゃいますか？

自分で 2人（14.2%）　　病院に依頼 6人（42.9%）　　交換したことがない 6人（42.9%）

図5．PEGカテーテル交換に関する質問

表12．

質問16．PEGが普及しない理由の1つに「口から食べられなくなったら、わざわざ胃に穴を開けてまで生きる必要はない」といった「尊厳死」的な考え方があるようにいわれていますが、この点について先生のお考えをお教えください。
・本人の意志（元気なときの言動）や家族の意向と、医院側の意向が一致する場合は、尊厳死を認めるべきでないか。
・「尊厳死」的な考え方には賛成だが、現状では経管栄養をやらざるを得ない。
・食べられなくなっても、なかなかすぐには死なないのだから、生きている間を楽に過ごすために、尊厳死を望む人やホスピスにおいてでもPEGは意味のある方法である。
・尊厳死とPEGは切り離して考えるべき。PEGはQOLの点からよい方法といえる。

表13．

質問11．PEGを導入する際、ご本人やご家族にご説明するうえで、苦労されたことや、工夫されたことがあったらお教えください。
・最初の症例で本当に大丈夫ですか、と疑いの目で見られた。
・日頃からの患者家族との信頼感があるので、特に問題なし。
・そんな怖いこと、となかなか理解が得られなかったが、しばしば発熱するのを見て、やっと重い腰を上げた。
・介護が大変楽ですよ、と話している。
・口からも食べられるよ、と話している。
・あまりに長期間にわたる生存が期待されることも、家族に了解してもらう必要がある。

をどう思うか、という問いに対しては（表12）、「尊厳死を認めるべきでないか」「現状では経管栄養をやらざるを得ない」という意見もあれば、その対極として「食べられなくなっても、なかなかすぐには死なないのだから、生きている間を楽に過ごすために、尊厳死を望む人やホスピスにおいてでもPEGは意味のある方法である」という積極的導入を推奨する意見もあった。一方、「尊厳死とPEGは切り離して考えるべき。PEGはQOLの点からよい方法といえる」という意見の中立的・客観的な立場は評価し得る。

では、質問11の「患者・家族にPEGを説明するときに苦労したことや工夫したことは？」という問いに対しては（表13）、「本当に大丈夫ですか、と疑いの目で見られた」「なかなか理解が得られず、やっと重い腰を上げた」などの苦労の経験のほか、工夫としては「介護が大変楽ですよ」「口からも食べられるよ」といったものがあった。さらに「長期間の生存があり得ることも了解してもらう必要がある」という厳しい意見もあった。

最後に自由意見として、「もっとPEGを啓蒙して普及してほしい」「介護保険導入でPEGが

一般的なものになったときの対策を練っておく必要がある」、また「病院ペースの PEG でないかと危惧している」などの意見が寄せられた。

以上のアンケート結果から、一般の開業医は PEG 施行患者を受け入れる用意があり、病院医師(内視鏡医)との十分な連携を求めているものと考えられた。

なお、本稿の要旨は第 57 回日本内視鏡学会総会パネルディスカッション「在宅医療に結びつける内視鏡治療」(1999 年 5 月、金沢)において発表した。

3．開業医における PEG の意義

PEG はその簡便性・安全性から、開業医の在宅医療においても病院並みの栄養療法を確実に提供することを可能にし、嚥下障害患者に安定した在宅生活を保障することによって、開業医の信用を高めてくれることとなった[1]。

このことは、筆者のような無床診療所の医師に大変な勇気を与えてくれる。

「PEG こそ、病院に寝たきりになっている患者を地域に取り戻す、開業医の武器である！」と。

IV ── PEG の在宅管理のために

前項までに、PEG による在宅栄養管理を行う"理念"に大きく紙面を割いてきたのは、介護者である家族を常に励まして勇気づけることが、最も大きな在宅ケアの義務だからである。PEG はまだ一般にはそれほど認知されている医療行為でないため、無責任な親戚や友人の言葉に翻弄され、介護をする家族はいつも「患者のお腹にキズをつけてしまった」ことを後悔する機会に満ち満ちている。そんなとき、われわれが医療のプロとして患者・家族に接するにあたり、この方法が決して実験的なものではなく、むしろ経鼻胃管よりも人道的であり、末梢静脈点滴よりも患者を元気づけるものであることを強調すべき局面がしばしばある。

PEG を既に採用し、その管理が非常にうまくいっている症例においても、PEG を採用したことを後悔する介護者はいるのである。そのためにも、PEG が標準的な治療であることを教えてくれるパンフレットやビデオを活用したい。

パンフレットとしては、高橋らの作製した 2 分冊のもの[2](漫画入りでわかりやすく、大塚製薬から提供を受けられる)や、津川ら[3]のものが優れている。特に高橋らのパンフレットは、2 分冊の 1 冊目が PEG の理念が理解できるように、そして 2 冊目が栄養療法の具体的方法を症例ごとに主治医が書き込めるようなつくりになっている。

ビデオとしては、鈴木らが作製した「PEG に関する 10 の質問」(大塚製薬)や「PEG─口から食べられない人の新しい栄養管理法」(メディコン)が大変わかりやすく、PEG の理念のみならず、日常管理のヒントを学習することができる。このビデオは PEG によって生きる勇気を与えられた人々に密着取材を許されたうえで作製されており、非常に価値の高いものである。

いずれにせよ、胃瘻は決してキズではなく、「お腹のお口」である[3]ことを理解してもらうことが肝要である。

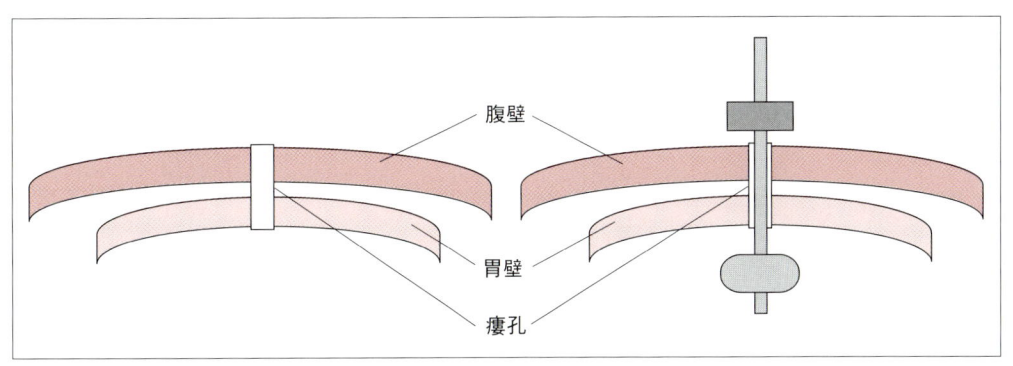

図6. 胃瘻造設術とは瘻孔をつくること

V──胃瘻の在宅管理

1. まず胃瘻を理解する！

「胃瘻」とは、胃と腹壁を結ぶ「瘻孔」のことであり、したがって胃瘻造設術とは「瘻孔」という"道"をつくることが目的である。そして「瘻孔」は約2週間で形成される[4]。また「瘻孔」は放っておけば自然閉鎖するが、PEGカテーテルという異物を通していることによってその内腔が確保されている（図6）。

胃瘻が完成した状態では、「瘻孔」とPEGカテーテルとはまったく独立したものであり、PEGカテーテルは「瘻孔」の内腔で自由に可動できなくてはならない。胃瘻はピアスに似ているのである[4]。そして、PEGカテーテルの可動性が失われたときにはなんらかの瘻孔障害が発生していることを疑う。

以上が「胃瘻」の基本であり、この理解なくして「胃瘻の管理」はあり得ない。そして、このことにより「完成した胃瘻は決してキズではない」ことが理解されるのである。すなわち、胃瘻（瘻孔）はいったん完成すれば、周囲の汚れ（分泌物）は鼻や口のまわりのそれと同様に拭き取ればよいのであって、決して"キズ"としての処置（消毒など）は必要ないし、むしろそのまま風呂に浸かって石鹸で丁寧に洗ってやるべきものなのである。

2. PEGカテーテルの基本構造を理解する！

次にPEGカテーテルの基本構造について述べる。PEGカテーテルは、[内部バンパー]・[外部バンパー]・[カテーテル本体]の3つの部分により構成されている（図7）。この各部の名称については、メーカーによってさまざまな呼び名があり混乱するので、[内部バンパー]・[外部バンパー]・[カテーテル本体]という名称を与えた方が理解しやすい。

そして、内部バンパーがバルーン（風船）であるものを「バルーン式」といい、それ以外のものを「バンパー式」という。

PEGカテーテルの管理は、「バルーン式」であるか、「バンパー式」であるかによってその取り扱いに少なからぬ差があるので、分けて解説する。

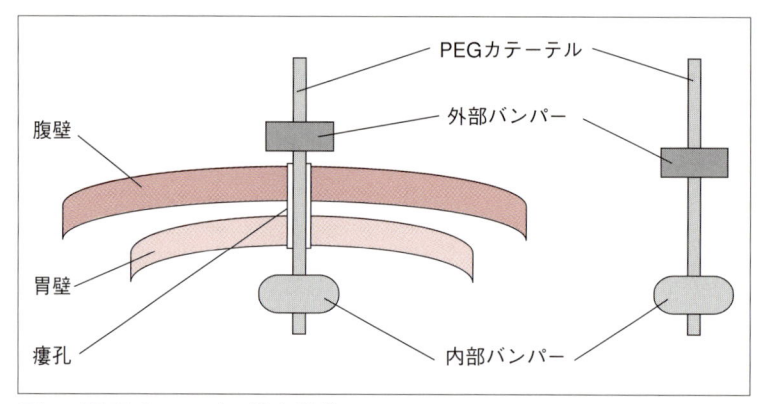

図7. 胃瘻チューブの基本構造

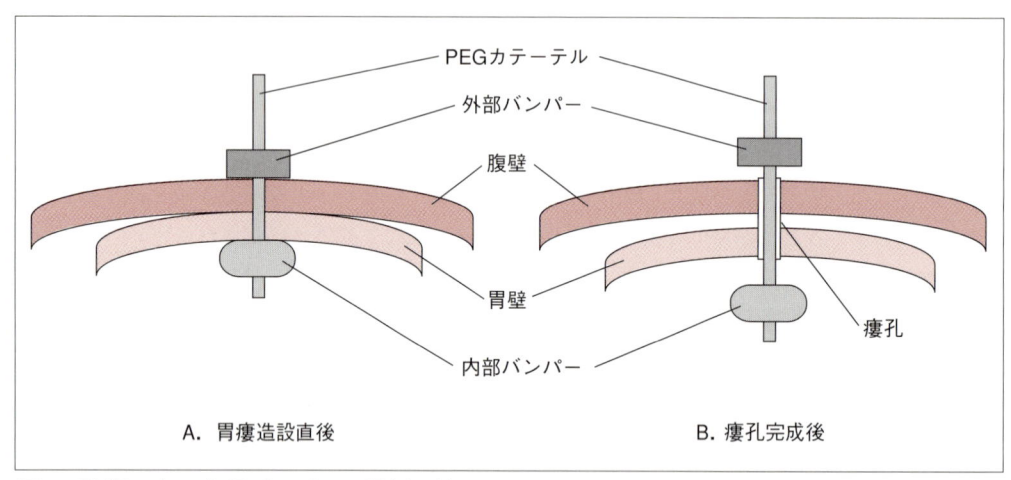

図8. 時期による内部バンパーの役割の違い（小川滋彦：快適な PEG 栄養をめざして．経皮内視鏡的胃瘻造設術と在宅管理，門田俊夫（編），pp 43-62，メディカル・コア，東京，1996 より引用）

A. 胃瘻造設直後　　B. 瘻孔完成後

3．バンパー式カテーテルの場合

　バンパー式カテーテルにおいて留意すべきポイントとして、①カテーテルは押し込んで回転させておくこと、②製品によって交換方法がまったく異なるので交換時にはどうするかをあらかじめ決めておくこと、の2点を強調しておきたい。

❶バンパー式カテーテルは押し込んで回転させておく！

　内部バンパーには瘻孔完成前の急性期と瘻孔完成後の慢性期においてまったく異なる役割が与えられていることに注意すべきである（図8）[4]。

　すなわち、胃瘻造設後数日間は内部バンパーは外部バンパーとともに胃壁と腹壁を締めて癒着を生じさせるという瘻孔形成のための役割があるが、瘻孔完成後の慢性期においては内部バンパーは単にカテーテルが抜けないようするストッパー程度の役割しかないのである[4]。むしろ、カテーテル自体の重みのために内部バンパーが胃粘膜に接触し、圧が加わることがバンパー埋没症候群や瘻孔部感染の原因と考えられているので、気がついたときにはカテーテルを押し込むようにし、内部バンパーが胃粘膜から浮いた状態にするよう心がける[4]。

　さらに、バンパー式カテーテルを上からガーゼなどで押さえて固定した場合、カテーテルが倒

れ瘻孔に対して寝た形になることも、瘻孔への物理的刺激となり、肉芽腫形成の原因ともなる。カテーテルは1日に何回か、頭側・尾側と方向を変えることにより、瘻孔の同じ部分にばかり圧がかからないように留意する。また、このようにカテーテルが回転し得ることを確認することは、バンパー埋没症候群の早期発見につながる。

❷バンパー式カテーテルの交換

後述の「Ⅵ．PEGカテーテルの定期的交換」に詳細は譲るが、注意すべきことはバンパー式カテーテルにおいては、メーカーにより製品により交換方法がまったく異なることである。バンパー式カテーテルはバルーン式カテーテルと比較して長期の使用に耐え得るので、交換はたまに考えればよいことなのだが、そのときに備え、交換自体を専門医に依頼するのか、在宅で自分でするのかをあらかじめ決めておく必要がある。さらに、交換後には同じバンパー式カテーテルにするのか、バルーン式カテーテルに変更するのかも家族と相談しておく必要がある。

4．バルーン式カテーテルの場合

バルーン式カテーテルの使用は、最初の胃瘻造設を introducer 法(門田-上野法)で施行した場合と、交換時からバルーン式に変更した場合の2つが考えられる。

バルーン式カテーテルを使用する場合の注意点として、止むなく腎盂カテーテルや尿道カテーテルを流用する場合には、バルーンが胃の蠕動によって幽門や十二指腸に引き込まれイレウスを引き起こす恐れがあるので、必ず外部バンパーに相当する固定盤を装着しておく必要がある[4]。やはり、バルーン式といえども胃瘻専用カテーテルを使用するべきである。

カテーテルの形状としては、バルーンの先端にカテーテル本体が突出しているいわゆる"先端突出型"は胃の後壁に潰瘍を形成する恐れがあることから、なるべく"先端非突出型"のものが望ましい[5]。

バルーン水は必ず注射用蒸留水を使用し、2週に1回は入れ換える。また、バルーン式はバルーン水の虚脱による抜去事故の頻度が高いので、常日頃からその場合の対応を決めておく。

Ⅵ── PEGカテーテルの定期的交換

PEGの在宅ケアとして最終的に残る問題としては、PEGカテーテルの定期的交換が挙げられる[6]（定期的交換は、バルーン式は1～2ヵ月ごと、バンパー式は6～8ヵ月ごとに行う）。

PEGカテーテルの交換が問題を伴う理由は、PEGカテーテルの製造メーカーによってその交換方法がまったく異なることが指摘される。まず、交換に際して内視鏡が必要な製品(アボットジャパン社製サックス・バイン・ガストロストミーキット®　など)と不必要な製品があり、さらに後者は特殊な器具が必要な製品(シャーウッド社製カンガルーPEGキット®　など)とそうでない製品(バード社製PEGキット®　やバルーン式カテーテルなど)に大別されるというような、製品による差に留意すべきである。

さらに重要なことは、瘻孔の強度である。交換に際して内視鏡が不必要な製品は、すなわち瘻孔を通して体外的交換が可能なカテーテルであるといえるが、バンパー式の場合は内部バンパーを変形させることにより、瘻孔径よりも太いものを瘻孔を介して出入りさせることになるので、瘻孔の強度が十分でない場合は瘻孔を損傷する可能性がある。少なくとも胃瘻造設後4ヵ月以上経過してから、このような体外的交換を行うべきである。

また、体外的交換が可能なカテーテルであっても、半年以上の長期間留置されたものは内部バンパーが固くなってしまい可塑性が失われている可能性が高いので、体外的交換が不可能なカテーテルに準じて内視鏡観察下で交換を行った方が無難である。すなわち、腹壁側で切断した内部バンパーは必ず内視鏡的に回収し（切断した内部バンパーを放置しておくとイレウスをきたすことがある）、同時に新しいカテーテルが内視鏡下で胃内腔に装着されたことを確認する。

　バルーン式カテーテルは交換が容易であり、訪問ナースや家族に交換を任せてしまえる場合には有用であるが、逆の見方をすれば、交換を頻繁に行わなくてはならない。いつなんどき抜けるかわからないという不安要素もあり、筆者は使用していない。

　蟹江らは内視鏡や透視に頼らないカテーテル交換の確認方法として、①胃液の逆流の確認、②古いカテーテルからメチレンブルーを100 ml程度注入しておき新しいカテーテルから逆流を確認、③経鼻胃管を挿入して空気を入れ胃瘻から排気を確認、を挙げ、在宅においても安全に行えるとしている[7]。

　なお、最近、交換用カテーテルの腹腔内誤挿入事故の報告が相次いでいる。安全といわれているバルーン式においてすら起こり得るのである。細心の注意を払って交換に臨みたい。

VII──●地域におけるPEG認知とインフラ整備

　PEGは在宅医療の現場において、家族の手により管理し得るにもかかわらず、従来、PEGを施行したために却って施設の入所を拒否されたり、ショート・ステイの利用を制限されたりする不利益を被ることが少なくなかった。このことを危惧して、消化器内視鏡医がPEGの施行を踏み止まることすらあった。

　今回、このような現状を把握するため、筆者が理事を務める石川県保険医協会では、石川県内の老人保健施設（以下：老健）と特別養護老人ホーム（以下：特養）のPEG施行患者の受け入れ状況を調査したところ、PEG施行患者受け入れ拒否は老健で3/30施設（10%）、特養では8/35施設（23%）であり、特養で経鼻胃管栄養施行患者は受け入れ可能だがPEG施行患者受け入れ拒否は4施設あった[8]。石川県において、大部分の老健・特養はPEG施行患者を受け入れる用意があることが示されたが、医療施設である老健での受け入れ拒否、また経鼻胃管栄養施行患者受け入れ施設における拒否はPEGに対する誤解と認識不足と考えられた。今後PEGの正しい知識の啓蒙と、一層のインフラ整備が必要と考えられる。

　石川県保険医協会では、入院医療（病院医療）と在宅医療（開業医医療）をバリア・フリーにするための運動を行っているが、その一貫として「PEGの知識の正しい普及」を挙げている[1]。この根拠として、開業医が従来、栄養療法に関してそれほど積極的に取り組んでこなかったことが「開業医離れ」「大病院指向」に拍車をかけたのではないか、との反省がある。当協会では機関紙「石川保険医新聞」において、PEGの管理についての連載を掲載し、施設や開業医への啓蒙を図っているほか、PEGの講演会などを企画し、いまだに旧態然として人道上問題のある経鼻胃管栄養でよしとして、PEGの採用を踏み止まっている一部の基幹病院に警鐘を鳴らしていることを申し添えたい[8]。

● おわりに

最後に、石川保険医新聞の社説である"持論"に筆者が中心となって書いたものをご紹介する。高齢者にPEGを施行する基本的な考えと根底で共通するものがあると感じて頂ければ幸いである。

持論

近年、"尊厳死"の意義が広く認められつつある。個人の人生観・死生観に重きを置いた"尊厳死"の思想は、延命のみを究極の目的とした現代医学のあり方に一石を投ずるものとして、高く評価されつつある。

しかし、"尊厳死"はあくまでも個人が選択するものであって、決して日本風「皆と同じようにあなたもそうしなさい」的発想で捉えてはならない。意志表示のできない虚弱者に対して「尊厳死を押し付ける」危険性があるからだ。日常会話で何気なく語られる「中風のみじめな姿をさらして生かしておくのは可哀相」「もう寿命なんだから仕方ない」といった言葉は、慈悲でも何でもない。本人の存在そのものを否定することになるのではないだろうか。

そして、昨今の不況と医療費抑制の嵐が吹き荒れる中、ただでさえ高齢者や障害をもつ人々は肩身の狭い思いで暮らしているかも知れないのに、あなたは医療費を使う「価値のある人」、あなたは「価値のない人」といったレッテルを貼るための"偽りの尊厳死賛美"がまかり通るようになれば、これはとんでもないことになる。

だから、仮にどのような高度障害になったとしても、生きていくことが、まず保障されている世の中でなくてはならない。その上で尊厳死を望む人は望めばいい。

何はともあれ、年寄りの長生きはめでたいこと。若い人は"逆縁"にならないように、しっかり検診で早期発見・早期治療して親よりも長生きすること(医療費削減に迎合するような検診不要論なんて願い下げ!)。そんな当たり前が当たり前として通用するような成熟した社会でありたい。

(石川保険医新聞1998年12月15日号より許可を得て転載)

小川滋彦

文献

1) 小川滋彦:在宅での診療機能を強めるための試み;経皮内視鏡的胃瘻造設術による在宅栄養管理. 月刊保団連 616:30-33, 1999.
2) 田中志保, 佐藤 紀, 諏訪ひとみ, ほか:退院に向けた患者および家族への胃瘻管理指導の経験;効率的な胃瘻管理指導をめざして. 在宅医療と内視鏡治療 2:45-48, 1998.
3) 津川信彦:看護サイドからみた PEG と在宅医療. 消化器内視鏡 10:571-577, 1998.
4) 小川滋彦:快適な PEG 栄養をめざして. 経皮内視鏡的胃瘻造設術と在宅管理, 門田俊夫(編), pp 43-62, メディカル・コア, 東京, 1996.
5) 蟹江治郎, 河野和彦, 山本孝之, ほか:老人病院における経皮内視鏡的胃瘻造設術の問題と有用性. 日本老年医学会雑誌 35;543-547, 1998.
6) 小川滋彦:開業医の先生方がお困りなのは PEG カテーテル交換? 在宅医療 3(3):66-70, 1996.
7) 津川信彦, 小川滋彦, 蟹江治郎, ほか:在宅栄養管理における PEG の重要性. 在宅医療 4(3):54-64, 1997.
8) 小川滋彦:石川県の老人保健施設および特別養護老人ホームにおける経皮内視鏡的胃瘻造設術施行患者受け入れの実態. Endoscopic forum for digestive disease 15(2):151-154, 1999.

16 長期経管栄養に伴う問題点
―― 在宅経腸栄養法の合併症とその対策

●はじめに

在宅経腸栄養法が導入されて、在宅にて自由なひとときを過ごす恩恵にあずかることができる方が増えてきている一方、これまで経験したことのない合併症に出くわし、さてどのようにしたらよいのか悩む方も増えつつある。本稿では長期的視点から内科の立場としての長期経管栄養に伴う問題点―在宅経腸栄養法の合併症の内容とその対策について述べる。

Ⅰ ――● 在宅経腸栄養法の前提条件

在宅経腸栄養法を行うためには、入院から在宅に移行するうえで十分に家族および介護者にオリエンテーションが行われ、家族にトラブルなどの対応や緊急時の連絡先などが理解されていることが前提となる。しかし一方でマニュアル通りに在宅経腸栄養法を行っても在宅医療の分野では標準管理から外れたさまざまな合併症が生じることが多い。

Ⅱ ――● 在宅経腸栄養法のアクセス経路

現在、栄養剤投与のアクセス経路は、①経鼻胃管、②胃瘻、③腸瘻の3種がある。

Ⅲ ――● 在宅経腸栄養法の合併症

在宅経腸栄養法の合併症は、①経路栄養チューブに起因した合併症、②経腸栄養剤とその投与法に関連した合併症、③代謝性合併症が主である。

1. 経路栄養チューブに起因した合併症

現実には在宅経腸栄養法の主流は胃瘻であり、経皮内視鏡的胃瘻造設術(PEG：Percutaneous Endoscopic Gastrostomy)が普及している今日では胃瘻デバイスに関するトラブルは接続栄養チューブに関するものが大部分を占める。栄養チューブの閉塞や劣化や交換など PEG の術後のスキントラブル(発赤、瘻孔部感染、潰瘍形成、壊死)などのことに関しては多くの器具メーカーで PEG の手技と看護についてのマニュアルをつくっており、また胃瘻の分野でも「胃瘻をつくられた家族の方へ」(健生病院編)[1]さらには鶴岡協立病院の「PEG 看護マニュアル」[2]など参考となる文献があるので今回は紙面の関係上省略する。

2. 経腸栄養剤とその投与法に関連した合併症

経腸栄養剤(薬剤・食品)に関しての使用上の合併症の発症頻度の多いのは消化器症状(下痢・嘔吐)などがあるが、それぞれの患者の病状により異なっている。現実には長期に中心静脈栄養を使用したため胃腸を使用していなかった場合は小腸粘膜の萎縮が強く、初期から消化態栄養

剤を開始したとしても予定目標投与量までになるまで2週間ぐらいの時間がかかることや長期に経腸栄養法で管理している例では胃腸吸収運動に大きな差がある。臨床の現場では長期的に使用するうえでは、まずは消化態栄養剤と考えるよりは半消化態栄養剤や食品の方が最も生理的であり、実際的な必要性を感じる。そして下痢症状の強いときは少し加温したり、投与速度をゆっくりさせたり、さらには投与ポンプを用いたりするが、いずれの処置を行うも改善しないときは使用栄養剤を思い切って変えることも必要になる。また最近では高濃度栄養剤(1 mlあたり1.25〜2カロリーの製品)なども市販されるようになり、高齢者で心不全のため水分制限を必要とする患者や腎不全の患者や褥瘡などの感染があり安静時よりエネルギー消費量が亢進している患者や容量依存性の腹部膨満感を訴える患者などには、予定目標投与量を増やさず使用できる高濃度栄養剤の使用などもあり、さまざまな製品ラインナップが整備されてきつつあるので、今後はさらに個々の病態に応じて製品の使い分けが必要となるであろう[3]。

❶製剤管理上での身体的に現れる症状(下痢・嘔吐)

製剤管理上は予防的には経腸栄養剤を多くつくり置きしないことである。多くの場合12時間経過後より製品の品質の不安定が生じることが知られており、溶解後や開封後に家族に衛生管理を指導することは大事なことである。当院では栄養剤の投与方法に関しては薬剤ステップアップ方式を取り入れている(表1)[4]。

3. 代謝性合併症

代謝性合併症は種々のものが考えられる。主なものに、①糖代謝異常、②肝機能異常、③必須栄養素欠乏、④微量元素欠乏症、が挙げられる。

❶糖代謝異常

患者自身に糖尿病があることから始まるものと、投与する栄養剤の消化吸収速度が速過ぎるため起こるものがある。重症になると高浸透圧性非ケトン性高血糖性昏睡となり治療に苦慮し予後不良になるので十分な注意を要する。対策はインスリンによる対処法である。

❷肝機能異常

経腸栄養法の施行中GOT、GPTの上昇を認めることがある。投与カロリーを下げて正常化してから再度投与カロリーを上げることで対処できる。

❸必須栄養素欠乏

必須脂肪酸が最小限に抑えているため生じる。必須脂肪酸欠乏症に対しては静脈的に必須脂肪酸を追加投与することも必要である。ビタミン欠乏症にも注意を払う。ビタミンB_1欠乏症や

表1. 栄養剤の投与スケジュール

術後日数	エンテルード® 投与			水分投与	
	9時	13時	17時	11時	15時
術後 5日目				200	
術後 6日目				200	200
術後 7日目		200		200	200
術後 8日目	200	200		200	200
術後 9日目	200	200	200	200	200
術後 10日目	200+200	200+200		200	200
術後 11日目	200+200	200	200+200	200	200
術後 12日目	200+200	200+200	200+200	200	200

(単位:ml)

乳酸アシドーシスなども念頭におく必要がある。

❹微量元素欠乏症

長期連用に伴う微量元素欠乏症には、①銅欠乏による貧血、②亜鉛欠乏による皮膚炎、③セレン欠乏による心筋症などが報告されている。これらについては筆者も経験したので以下に述べる。

IV──極めて稀であるが起こり得る経験例（自験例）

1．経腸栄養剤連用による銅欠乏症[5]

症例：59歳、男性、脳出血後遺症
現病歴：1988年12月、経皮内視鏡的胃瘻造設術を施行し、経腸栄養剤ペスビオン® 360 g投与し、1990年4月、Hb 4.4 g/dlの高度貧血を認めた。鉄欠乏性貧血と診断し、鉄剤シロップにてHb 10.4 g/dlに改善した。1992年2月、Hb 2.7 g/dlになり入院し濃厚赤血球2,800 ml輸血した。1992年6月、再度Hb 2.7 g/dlとなり再入院した。
家族歴：特になし
現症：栄養良、体格中等度、眼瞼結膜貧血、ちじれ毛あり、心音にて収縮期雑音あり
臨床検査成績：末梢血で高度な貧血（Hb 2.7 g/dl）と好中球減少（WBC 1,300/µl、好中球220/µl）を認めた。骨髄所見で有核細胞数7.1万/mm³と低形成であった。顆粒球系細胞と赤血球系細胞に成熟障害があり、顆粒球系細胞の胞体内に空胞が認められ、幼弱な赤血球系細胞の相対的増加がみられた。骨髄所見から銅欠乏症を疑い、微量元素を測定した。血清銅濃度6 µg/dl（正常値82～134）セルロプラスミン3.1 mg/dl（正常値14～38）と著明に低下していた。経腸栄養剤の長期連用による銅欠乏症と診断した（図1）。
銅欠乏症の臨床経過：入院し今回は輸血せず、院内にて天然素材を用いた特別銅強化流動食を開始して15日にはHb 7.9 g/dlと改善した。さらに退院後6ヵ月でHb 12.3 g/dlまで改善した（表2）。

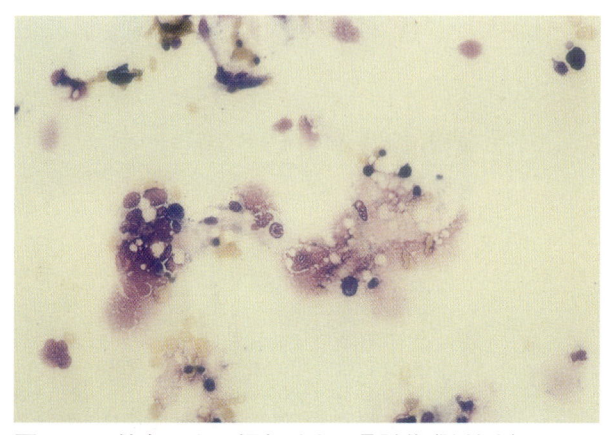

図1．HE染色による銅欠乏症の骨髄像（強拡大）

2．胃瘻による長期経腸栄養法の患者の栄養評価と血中銅、亜鉛、セレン濃度の関連

胃瘻による長期経腸栄養法の患者の栄養評価と血中銅、亜鉛、セレン濃度の関連を検討した。

1）対象と方法：当院にて PEG を施行し、特別養護老人ホームと障害養護施設で5年以上胃瘻による経腸栄養法にて栄養管理している22例を対象とした。男性7例、女性15例、年齢は53〜93歳で平均年齢72.6歳。測定項目は血清総蛋白、アルブミン、総コレステロール、血清銅、亜鉛、セレン濃度を測定した。検討した栄養剤はエンシュア®、ツインライン®、オクノスA® を使用した。

表2．院内製銅強化流動食の構成

材料名	重量(g)	熱量(kcal)	蛋白質(g)	脂肪(g)	銅(mg)
オクノ流動食	800	800	42.4	20	0.14
練りごま	40	240	8.1	22.4	0.68
きな粉	40	175	14.2	10.4	0.60
卵黄	60	217	9.2	18.7	0.12
しその葉	60	22	2.3	0.1	0.13
パセリ	100	37	3.0	0.2	0.52
抹茶	20	—	6.2	1.0	1.00
計	1,120	1,491	85.4	72.8	2.69

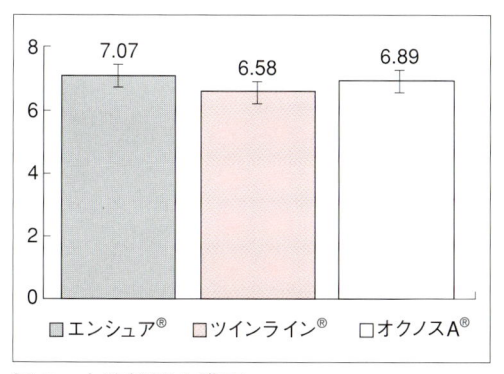

図2．血清総蛋白濃度

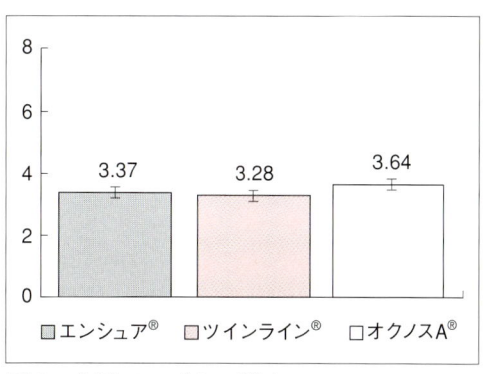

図3．血清アルブミン濃度

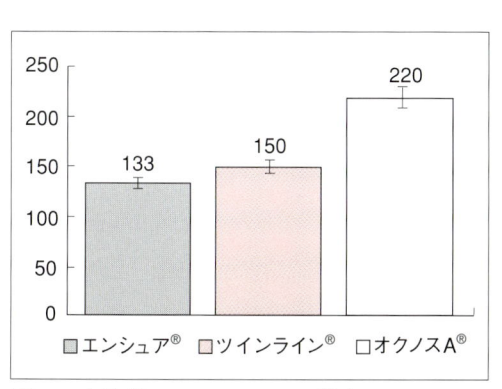

図4．血清総コレステロール濃度

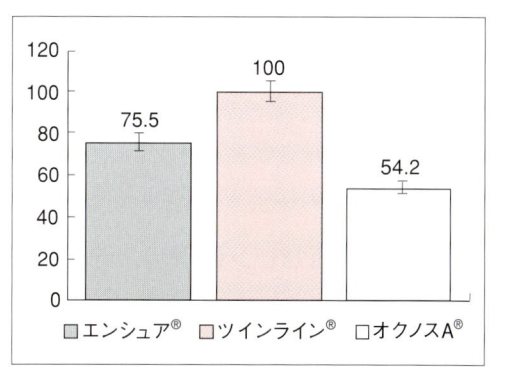

図5．血清銅濃度

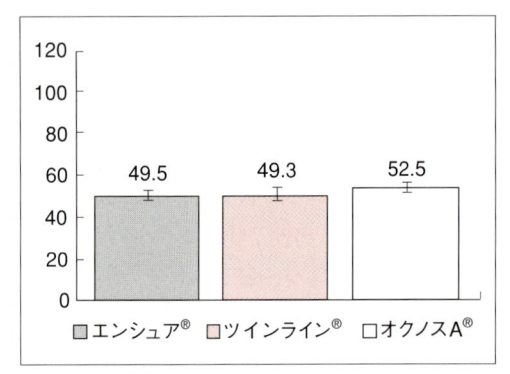

図6. 血清亜鉛濃度

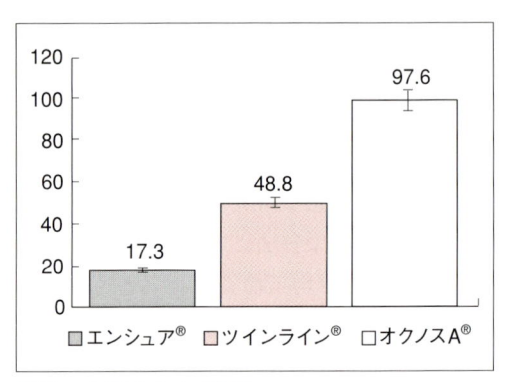

図7. 血清セレン濃度

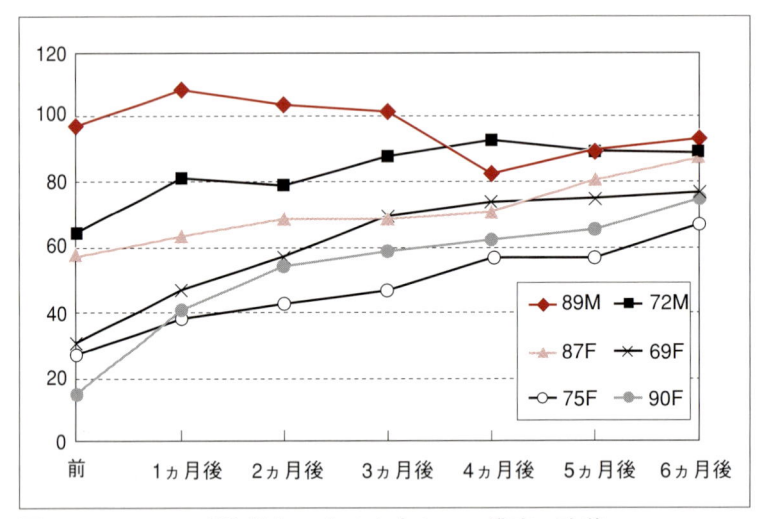

図8. エンテルード®投与による血中セレン濃度の改善

表3. 経腸栄養剤の成分比較(1,000 cal)

製品名	鉄(mg)	銅(mg)	亜鉛(mg)	マンガン(mg)	セレン(μg)
エンテルード®	7.0	0.5	3.7	1.4	27.7
ツインライン®	6.3	0.23	9.45	1.6	10.3
エレンタール®	6.0	0.7	6.0	1.0	1.6
ハーモニック®	7.2	0.64	7.0	0.78	20.9
エンシュア®	9.0	1.0	15.0	2.0	7.3

 2）結果：使用した栄養剤によって微量元素低下症が生じていた。その対策として微量元素含有量の多いものに変更して6ヵ月で改善を示した(図2～7)。

3．血清セレン低下症の改善例(図8、表3)

　微量元素低下症に対する予防対策は、できるだけ同一製剤の連用を避け、定期的に栄養評価を行い、また、野菜ジュースや魚や貝のスープを補助に用いることで多くは回避できる。

V── 在宅成分栄養経管栄養法指導管理料とは

在宅成分栄養経管栄養法指導管理料は月1回2,500点と診療報酬上認められている。これは経口摂取不能、または経口摂取が著しく困難な患者に在宅で経腸経管栄養投与を行う栄養法で、適応は原因疾患の如何を問わず、成分栄養経管栄養法以外に栄養維持が困難で、この栄養療法が必要であると医師が認めたものが適応となる。また使用する経腸栄養剤はアミノ酸、ジペプチド、またはトリペプチドを主な蛋白源とし、未消化態蛋白源を含まない、成分が明らかなものを用いた場合にのみ診療報酬の対象となる。エレンタール®、エンテルード®、ツインライン® などである。

1. 在宅成分栄養経管栄養法指導管理料で注意すべき点

1) 栄養剤の調整と取り扱い方法について：清潔な容器を使用するように心がけること。必ず1回分ごとに栄養剤を調剤し、つくり置きしないこと。1日の総投与量と1回分の投与時間または速度を指導すること。投与中、投与後は30分程度の上体を起こした体位を保つこと。

2) カテーテル管理、衛生管理について：カテーテルと接続チューブと容器の正しい接続方法を指導する。胃瘻の瘻孔周囲部を清潔に保つこと。薬剤投与後は20 ml の水でフラッシュして、カテーテル内の詰まりを防止すること。使用した容器や接続チューブはよく洗浄し、乾燥させ、清潔を保つこと。

3) 緊急時の連絡先、連絡方法について：胃瘻のカテーテルが詰まった、カテーテルが抜けた、多量の嘔吐やひどい下痢症状など、困ったときはすぐに病院に連絡をするように指導する。

VI── PEG後の長期経過観察例の検討─合併症の原因とその対策

当院では1987年3月よりPEGを導入し1998年末で447例を経験している。本項ではPEG後の長期経過観察例の検討で合併症の原因とその対策について報告する。患者背景は基礎疾患は脳血管障害後遺症が366例(82%)で最も多く、男性275例、女性172例、平均年齢72.6歳であった。PEG後累積生存率は平均生存日数777日で1年生存率53%、2年生存率34%、3年生存率19%、5年生存率7%であった。長期経過観察中の問題点である合併症をまとめると術後1週間までは胃瘻周囲炎と早期術後肺炎があり、術後1ヵ月までは下痢・嘔吐・嚥下性肺炎が主である。術後1年まででは胃瘻周囲炎（保存的管理可）がある。術後3年までは胃瘻周囲炎（保存的管理困難）も起こり得る。術後5年まで微量元素欠乏症（銅・セレン）の経験をした。最長9年6ヵ月の症例を経験したが、術後10年まででは経腸栄養管理困難例の出現をみている。これらの原因とその対策について経験をもとに機会あるごとに報告した（表4、図9～15）。

PEGによる経腸栄養管理は在宅医療を大きく前進させた。そのPEG普及の要因は、①生活支援する家族の介護上はとても簡便であること、②トラブルに対する医療機関のフォローがまず大切であること、③地域の開業医の先生方への理解、④これまで学校では教えられない看

表4. 経過観察中の合併症

術後 1週間まで	胃瘻周囲炎・早期術後肺炎
術後 1ヵ月まで	下痢・嘔吐・嚥下性肺炎
術後 1年まで	胃瘻周囲炎（保存的管理可）
術後 3年まで	胃瘻周囲炎（保存的管理困難）
術後 5年まで	微量元素欠乏症（銅・セレン）
術後 10年まで	経腸栄養管理困難例の出現

```
・胃瘻周囲炎                    ・早期術後肺炎
  －手術創部の感染                －内視鏡操作によるもの
       ↓                              ↓
・抗生剤の静脈投与              ・できるだけ短時間に造設
・創部安定化を図る                する工夫
  －栄養剤・薬剤の投与を急がない。   －胃瘻の予定部位をあらか
   栄養管理を十分に。               じめ決めるため一度観察
                                    しておく。
```

図9. 術後1週間まで　胃瘻周囲炎の原因と対策・早期術後肺炎の原因と対策

```
・下痢・嘔吐                    ・嚥下性肺炎
  －投与方法上の問題              －胃内容量は大丈夫か
       ↓                              ↓
・栄養剤薬与の工夫              ・栄養剤投与前に確認
  －栄養剤・薬剤の投与を急がない。   －カテーテルを開放にして
   ステップアップ方式。             胃内容の有無の確認。
```

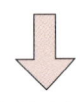

図10. 術後1ヵ月まで　下痢・嘔吐の原因と対策・嚥下性肺炎の原因と対策

```
・胃瘻周囲炎                    ・胃瘻周囲炎
  －胃液による感染                －カテーテル感染に
                                    伴うもの
       ↓                              ↓
・創部の清潔・乾燥              ・カテーテルの交換
・創部安定化を図る                －ひとサイズ大きめに。
  －栄養剤・薬剤の投与中止。    ・抗生剤の投与
```

図11. 術後1年まで　胃瘻周囲炎の原因と対策（保存的管理可能例）

護や介護者への正しい理解などが大切である、と考えている。今後の介護保険時代の中でのPEGによる在宅経腸栄養法の役割はますます大きくなり、その中でPEGに関するトラブルなどに対応するマニュアルがますます必要となっている。これまでの医療関係者はもとより、新たに福祉関係者までが正しくPEGが理解でき、十分に現実的に対応できる問題解決型のマニュアルの普及が待たれる今日である。

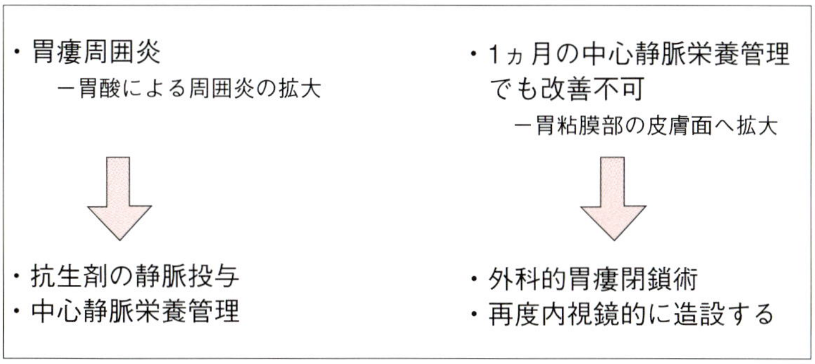

図12 術後3年まで 胃瘻周囲炎の原因と対策（保存的管理困難例）

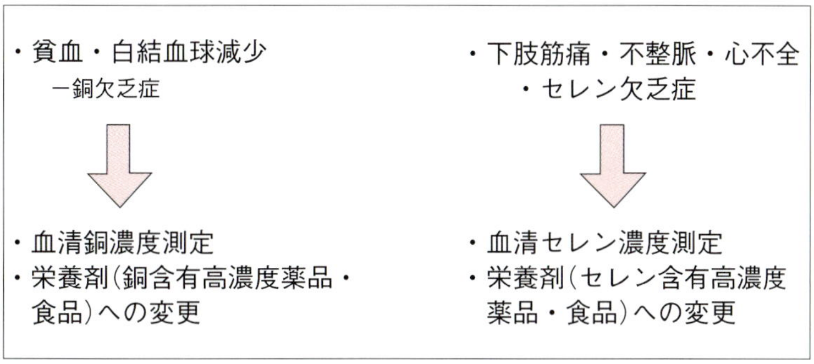

- 貧血・白結血球減少
  －銅欠乏症
  ↓
- 血清銅濃度測定
- 栄養剤（銅含有高濃度薬品・食品）への変更

- 下肢筋痛・不整脈・心不全
- セレン欠乏症
  ↓
- 血清セレン濃度測定
- 栄養剤（セレン含有高濃度薬品・食品）への変更

図13．術後5年まで 胃瘻周囲炎の原因と対策（銅欠乏症とセレン欠乏症）

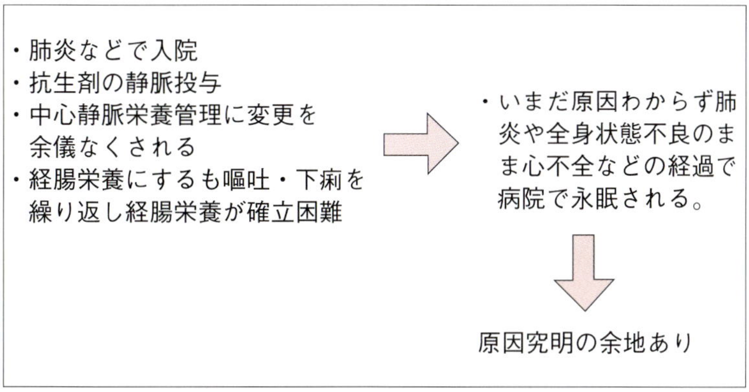

- 肺炎などで入院
- 抗生剤の静脈投与
- 中心静脈栄養管理に変更を余儀なくされる
- 経腸栄養にするも嘔吐・下痢を繰り返し経腸栄養が確立困難

→ ・いまだ原因わからず肺炎や全身状態不良のまま心不全などの経過で病院で永眠される。
↓
原因究明の余地あり

図14．術後10年まで 経腸栄養管理困難例

VII──長期栄養のための経腸栄養剤の進歩

　経腸栄養剤は栄養組成、糖質、蛋白質、脂肪酸、ビタミン、ミネラルなどそれぞれメーカーにより千差万別であり、使用するうえで定期的に栄養状態のアセスメントが重要である。長期栄養管理になるとなおさら身体計測や褥瘡のリスクなども含めて生化学的検査値や微量元素濃度により必要な栄養素と必要量を求め栄養介入の目的にふさわしい組成の栄養剤が求められる。最近では2000年の第六次改定日本人の栄養所要量（**表5**）に準拠した経腸栄養剤が揃った。

表5. 第六次改定日本人の栄養所要量

項　目	第六次改定栄養所要量 生活活動強度Ⅰ（50〜69歳）
Na　(mg)	—
K　(mg)	2,000
Ca　(mg)	600
P　(mg)	700
Mg　(mg)	300(♂)、260(♀)
Fe　(mg)	10(♂)、12(♀)
Cu　(mg)	1.8(♂)、1.6(♀)
Zn　(mg)	11(♂)、10(♀)
Mn　(mg)	4.0(♂)、3.5(♀)
Se　(μg)	50(♂)、45(♀)
Cr　(μg)	30(♂)、25(♀)
Mo　(μg)	30(♂)、25(♀)
I　(μg)	150

　第六次改定準拠経腸栄養剤では旭化成ファーマ（L-6 pmプラス®）、味の素ファルマ（メディエフパック®）、エスエス製薬（F2α®）、キユーピー（k-4s®）、クリニコ（CZ-hi®）、三和化学（サンエットN3®）、日研化学（ライフロン-6®）、明治乳業（メイバランスCジクス®）、テルモ（テルミールミニα®）、またホリカフーズ（オクノスNT-5®、ハイピアー®）などがある。微量栄養補助飲料としては三協製薬（ブイ・クレスα®）やテルモ（テゾン®）などがある。

　糖尿病の病態にはアボット（グルセルナ®）、明治乳業（インスロー®）、エスエス製薬（タピオン®）などもある。このように経腸栄養剤の進歩に伴い定期的に栄養状態のアセスメントを行うことにより長期の栄養管理が可能となった。

Ⅷ ── 在宅にかかわる情報入手経路

　在宅経腸栄養法を普及させるためには、安心できる連絡相談ルートの確立が急務である。在宅で療養するうえで、これまで多くの医療関係者、かかりつけ医、病院主治医、訪問看護師、在宅支援センター相談員、介護支援専門員（ケアマネジャー）、訪問介護、地域保健師、自宅介護者などから、24時間対応できることが今、求められている。また、これらの在宅療法の支援者に対する情報の公開や教育も今後より一層に大切になる。そのキーポイントを握っているのは実はこのページを開いている主治医なのである。

● おわりに

　長期経管栄養に伴う問題点—在宅経腸栄養法の合併症とその対策についてさまざまな自らの経験をもとに記載した。多くの方の目に触れて、たとえ合併症が生じたとしても今回の対策方法が役立ち、いつかは今後の標準的管理になることを願う。

津川信彦

参考文献

1) 津川信彦：PEGの看護マニュアル；健生病院編．在宅医療 4(1)：65〜71, 1997.
2) 高橋美香子：胃瘻の説明を受けられる患者さん及びご家族の方へ，胃瘻を造られた患者さん及びご家族の方へ．鶴岡協立病院（編），1999.
3) 津川信彦：高齢患者；在宅経腸栄養法について．medicina 35(2)：305-307, 1998.
4) 津川信彦：PEGの管理上の問題点．栄養・評価と治療 15(1)：55-59, 1998.
5) 津川信彦：PEGよる在宅経腸栄養法．在宅医療 3(3)：81〜84, 1996.
6) 津川信彦：老年者経皮内視鏡的胃瘻造設術と微量元素欠乏症；病態と対策．老年消化器病 9(1)：7-14, 1997.

17 減圧胃瘻造設術

●はじめに

　本来、経口摂取不能症例の栄養補給路として考案された PEG は、目的次第では消化管の減圧用としても利用できる。減圧用の胃瘻は現在では比較的限定された疾患にのみ行われているのが現状である。PEG の非侵襲的に短時間で施行できるといった利点を利用すると適応範囲は拡がってくる。今日では腹壁固定具を利用したり、造設を X 線透視下で行うなどの工夫をすれば、術後の症例にも安全に施行が可能である。減圧用の PEG は不要になれば、抜去可能であるし、抜去後の再造設ももとの造設部位に施行できることから、もっと利用してよい方法であろう。

I ●対象疾患

　日本消化器内視鏡学会の監修による「消化器内視鏡ガイドライン」では、減圧目的の PEG の一般的適応として幽門狭窄、上部小腸狭窄が挙げられている。それ以外でも、上部空腸吻合部や幽門輪温存膵頭十二指腸切除術あるいは幽門側胃切除術での縫合不全で、2 週間以上の減圧を要するような場合には PEG は適応となる。また臨床上、quality of life の点から極めて有効なのは、癌性腹膜炎による慢性イレウスに対する減圧 PEG である。減圧 PEG の適応疾患を表 1 に示した。

　PEG の対象の多くを占める脳血管障害後遺症の症例と比較すると、癌性腹膜炎症例には手技を困難にしている多くの要素が存在する。

　1）癌そのものや腹膜播種によっては、対象臓器である胃の形態的変化が生じている場合がある。

　2）原発が胃癌である場合には造設範囲に制限が出てくる。

　3）腹水を伴うことが多い。

　4）栄養状態が悪い例が多い。

　5）原発巣切除などの開腹手術を受けている例が多く、臓器の位置変位が多い。

　これらの要素が組み合わさり、PEG を困難にしているといえる。

表 1．減圧胃瘻造設術の適応

- 幽門狭窄
- 上部小腸狭窄
- 縫合不全（2 週間以上の減圧を必要と推定される場合）
    - 幽門側胃切除術
    - 噴門側胃切除術
    - 上部小腸切除
    - 膵頭十二指腸切除の胃空腸縫合不全
    - 幽門輪温存十二指腸吻合部縫合不全
- イレウス
    - 長期経過をとる癒着性イレウス
    - 癌性腹膜炎によるイレウス（胃全摘後は除外）

II──● 減圧 PEG と経鼻減圧カテーテルとの比較

経鼻減圧カテーテルは栄養投与のためのカテーテルと異なり、太く腰のしっかりとしたものが用いられている。そのため、留置が長期に及ぶと鼻痛や咽頭痛は著しいものとなる。

減圧 PEG の利点(表2)として以下のことが挙げられる。

1) 鼻痛や咽頭痛など経鼻減圧カテーテル留置に伴う苦痛がない。
2) カテーテルによる嘔吐反射が少なくなる。
3) 食道入口部や噴門部にカテーテルが通らないため、カテーテルによる閉鎖不全がなくなり、逆流が少なくなる。
4) 経鼻カテーテルがなくなると、いわゆる重症の病人面をみせることがなく、顔がすっきりするので、他人との面会などを嫌がることが少なくなる。
5) 喉にカテーテルが通っていないため、癌性腹膜炎など、末期の緩和医療として行う場合には、水分の摂取はもちろんのこと流動食や3分粥程度の経口摂取が可能である。もちろん摂取した食物や水分は PEG カテーテルから流出することになる。

一方、欠点(表3)としては

1) 短時間ながらも造設処置を受けなければならない。
2) 癌性腹膜炎では、腹水流出防止策として腹壁固定具の併用が必要である。
3) 胃全摘術では、造設が不可能である。
4) 開腹手術後の症例が多く適応となるため、腹腔内臓器の癒着と位置変位が多い。穿刺部確認のため、造設時は X 線透視や超音波検査の併用が必要となる。

III──● 造設時の注意事項

減圧 PEG を必要とする症例の多くは癌性腹膜炎である。この場合、初発の癌性腹膜炎は少なく、多くの症例が術後の再発であることが多い。また癌性腹膜炎の多くが腹水を伴っていることも、通常の栄養目的の PEG と異なるところである。このため減圧 PEG では腹腔内臓器の位置(殊に横行結腸)に注意を払う必要がある。

表2. 減圧 PEG の利点

1) 鼻痛や咽頭痛がない。
2) 嘔吐反射が少なくなる。
3) 食道入口部や噴門部の閉鎖不全による逆流がない。
4) いわゆる重症の病人面をみせることがなく、顔がすっきりする。
5) 水分の摂取はもちろんのこと流動食や3分粥程度の経口摂取が可能である。

表3. 減圧 PEG の欠点

1) 短時間ながらも造設処置を受けなければならない。
2) 癌性腹膜炎では、腹水流出防止策として腹壁固定具の併用が必要である。
3) 胃全摘術では、造設が不可能である。
4) 開腹手術後の症例が多いため X 線透視や超音波検査の併用が必要となる。

1）腹水の有無について、施行前に超音波検査やCT検査で確認をしておく。腹水が多量に存在する場合は、穿刺をしたり利尿剤を投与し、腹水の量を減らしておく。但し完全に抜く必要はない。

2）腹水がある、あるいは疑われる症例では胃瘻周囲に胃壁固定具（鮒田式固定具またはT-ファスナー）で4点固定を行う（第5章「PEGの特殊症例への手技」Ⅳ．腹水症例への胃瘻造設術、36頁参照）。

3）癌性腹膜炎症例では、CTや超音波検査で肝左葉の転移の有無と左葉の大きさに注意を払う。胃が頭側に変位していたり、残胃症例では往々にして、肝左葉を貫いてPEGを造設する必要が出てくる場合がある。肝腫瘍を穿刺すると出血が止まらないことが多く、注意を要する。

4）術後症例では、必ずX線透視を併用し、透視下で胃の位置や、横行結腸の位置を確認し、穿刺部位を決定する。残胃症例でのPEGは第5章「PEGの特殊症例への手技」Ⅰ．残胃に対する胃瘻造設術（31頁）を参照のこと。

5）造設手技は周囲の固定を行えばpull法、push法のいずれでもよい。introducer法は術後症例の場合では、刺入針が太いため他臓器損傷の危険性が高く、またカテーテルが細く減圧効果が悪いため、できることならば減圧用としては避けたい。ボタン型の多くは逆流防止弁がついているため、減圧用として用いるときは専用の減圧用コネクティングチューブにつないで減圧用に用いる必要があるが、減圧効果は悪い。

6）腸管の拡張による腹満感が強い場合は減圧用PEGのみでは症状の消失は図れない。いったん、太いカテーテルを用いてPEGを造設した後、その瘻孔を通して、イレウス管を小腸まで誘導するのがよい。

Ⅳ──●成績

ここでは北里大学東病院の減圧PEGの成績を示す。減圧目的の胃瘻造設数は1986年から1999年9月までで56例で、全例PEG前には経鼻的な減圧胃管またはイレウス管が留置されていた。56例の内訳は、49例が癌性腹膜炎、4例が術後早期の吻合部狭窄、3例が縫合不全であった（表4）。

表4．減圧PEGの対象症例

癌性腹膜炎	49例
術後早期の吻合部狭窄	4例
縫合不全	3例
計	56例

❶減圧効果

56例全例で減圧管の抜去が可能であった。再挿入が必要であった例はいない。56例中2例が経過中に1回のみ少量の嘔吐をきたしたが、1回のみで特に処置せず、その後は嘔吐をきたしていない。PEG前後の減圧管よりの排液量の平均を図1に示す。PEG前の排液量は経鼻胃管またはイレウス管からの排液量を示し、PEG後はPEGカテーテルからの流出量から飲水などの量を除いた量で示した。排液量としてはPEG前に比べ2割くらい減った量になる。

❷経口摂取効果（表5）

経口摂取は癌性腹膜炎49例中41例（83.7％）で可能であった。経口摂取の内容は32例（65.3％）が水分や流動食の摂取が可能となり、9例（18.4％）が3

表5．癌性腹膜炎に対する減圧PEGの経口摂取効果

癌性腹膜炎 49例	
水分、流動食の摂取可能	32例（65.3％）
3分粥以上の食事の摂取可能	9例（18.4％）
計	41例（83.7％）

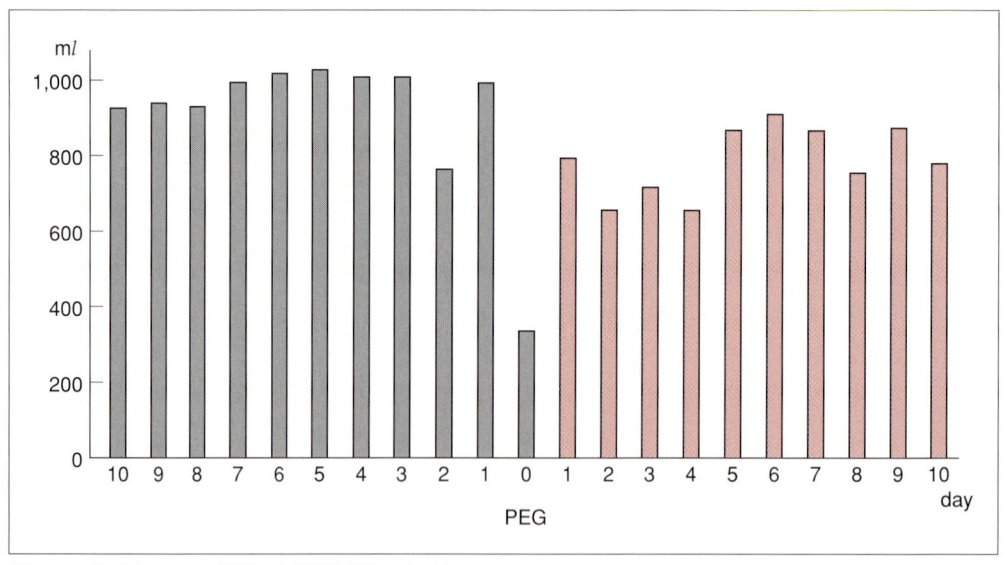

図1. 減圧管からの排液量(平均値)の比較
PEG 前は経鼻胃管またはイレウス管からの排液量
PEG 後は PEG カテーテルからの排液量(飲水量は除いた量)

分粥以上の食事の摂取が可能であった。

❸在宅医療への移行(表6)

本来、減圧 PEG そのものは、経口摂取可能となったとはいえ、その経口摂取分は PEG カテーテルから流出するわけで、栄養補給路として中心静脈栄養法などの他の方策を立てなければならない。それでも、イレウス管などがなくなったこと、鼻周囲や咽頭の違和感や痛みが消失したことで在宅医療への意気込みが出てくる。PEG 留置により、癌性腹膜炎 49 例中 11 例(22.4%)が外泊を行い、7 例(14.3%)で退院が可能であった。一時的にせよ在宅医療へ移行できた率は 36.7%であった。

表6. 癌性腹膜炎に対する減圧PEGの在宅医療効果

癌性腹膜炎 49 例	
退院が可能	7 例(14.3%)
外泊が可能	11 例(22.4%)
計	18 例(36.7%)

❹合併症(表7)

重症合併症はなかった。2 例(3.6%)に瘻孔周囲炎を認めたが、保存的治療で軽快した。56 例中 28 例に腹水を認めた。この 28 例中、2 例(3.6%=2/56、7.1%=2/28)で瘻孔周囲よりの腹水漏出を認めた。

表7. 減圧 PEG の合併症

減圧 PEG 56 例	
重症合併症	なし
瘻孔周囲炎	2 例(3.6%)保存的治療で軽快
腹水漏出	2 例(3.6%)(有腹水症例 28 例 7.1%)
計	4 例(7.1%)

嶋尾　仁

18 胃瘻カテーテルの交換

● はじめに

　胃瘻カテーテルは長期に及ぶと交換が必要である。バルーン式のカテーテルでは24時間以上経過すれば、材料費の保険請求が可能である。バンパー式やボタン式では4ヵ月以上経過すれば材料費の保険請求が可能である。交換に伴う手技料は現在のところ認められていない。

　カテーテル交換に伴う合併症の報告は、従来、学会発表や論文などでなされていたが、2003年秋に死亡例が2例続き「業務上過失致死」の疑いで刑事事件として起訴されたことが新聞に大きく報道された。

　いずれも新しいカテーテルが胃以外の部位に留置されていたが、気づくことなく栄養剤を注入したため、汎発性腹膜炎を引き起こし死亡事件となった。交換したカテーテルの位置確認の重要性が認識される。

　この事件では、バルーン式カテーテルが用いられており、しかも瘻孔の左右2点に腹壁胃壁固定がなされていた。それにもかかわらずカテーテルは瘻孔から逸脱してしまっている。恐らくはカテーテルが固定されている方向とは別の方向に挿入されたものと思われる。誤挿入を避けるためには、3点以上の固定が必要と思われる。

I ● 胃瘻カテーテルの種類とその特徴

　胃瘻カテーテルは各メーカーからさまざまな種類が販売されている。カテーテルの形態からは、バンパー式カテーテル、バルーン式カテーテル、ボタン式カテーテルに大別される(図1)。それぞれに特徴があり、どのカテーテルがよいかは一概にはいえない。介護者がそれぞれその特徴を把握したうえで選択するのがよい。カテーテルは瘻孔が完成した時点で造設時と異なっ

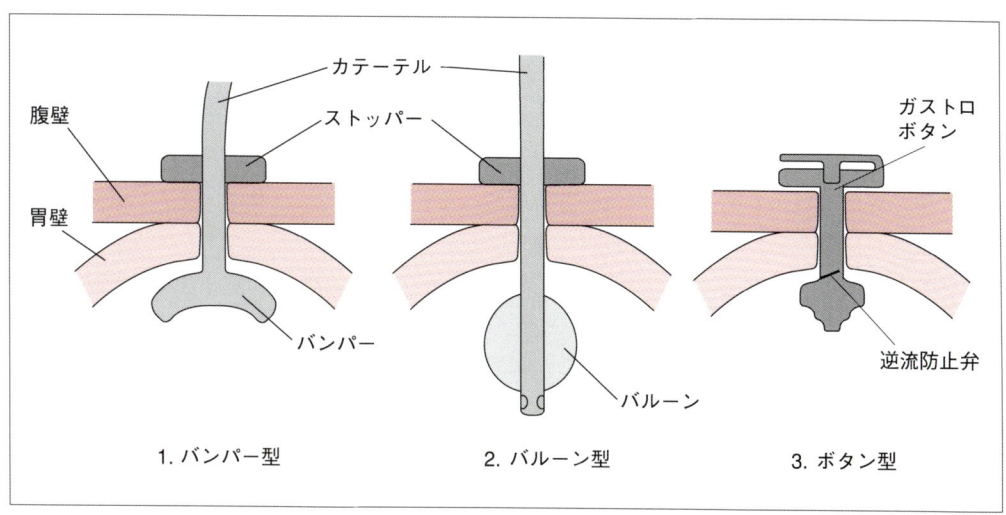

図1. カテーテルの区分

表1. 各カテーテルの管理上の特徴

	バンパー型	バルーン型	ボタン型
胃壁への圧迫力	強い	弱い	強い
バンパー埋没	可能性あり	なし	可能性あり
自己抜去への抵抗性	強い	弱い	弱い(但しつかみ難い)
バルーン破損漏れ	なし	あり	なし
蒸留水の確認	必要なし	必要あり	必要なし
清拭、入浴時	カテーテルが邪魔	カテーテルが邪魔	介護容易
栄養注入時の接続	衣服の外で容易	衣服の外で容易	脱衣あるいは一部を外す必要があり煩雑
カテーテル内汚染	あり	あり	ほとんどなし
カテーテル交換時 疼痛の有無	あり	なし	あり
交換操作	やや煩雑	容易(ナースでも可能)	やや煩雑

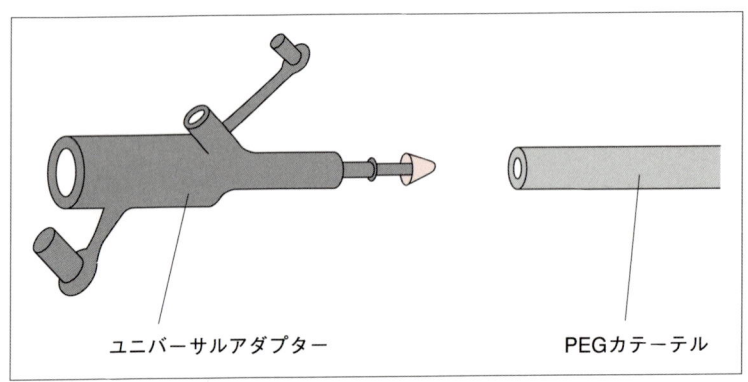

図2. ユニバーサルアダプター

たカテーテルに変更が可能である。カテーテルの管理上の特徴を表1に示す。

1. バンパー式カテーテル

バンパー式カテーテルは今日最も多く用いられているもので、バンパーやストッパーの形態がメーカーによって異なっている。カテーテルの栄養注入側はユニバーサルアダプター(コネクター)(図2)がついており、栄養剤注入側のカテーテルと接続可能である。このユニバーサルアダプターは取り外しが可能で、胃瘻カテーテルは使いやすい長さで切ることができる。胃瘻造設時には長めにカテーテルを残してあるので、介護操作で邪魔な場合はカテーテルを切って短くして使うのがよい。カテーテルが長いと邪魔になるだけではなく、カテーテルの重みでバンパー埋没症候群などの合併症発生の誘因になったり、胃内容が逆流してカテーテル内部にこびりつき、カテーテルが汚くなる。カテーテル交換時はバンパーの形態によっては、内視鏡を用いず、体表から引き抜くことが可能な製品もある。カテーテルが長いため、カテーテル先端を衣服の表面に留めておくことが可能である。栄養剤注入のたびに衣服を脱がす必要がない。

2. バルーン式カテーテル

専用のカテーテルが市販されているが、尿道バルーンや腎盂カテーテルを代用する場合も多い。バンパー式カテーテルのような長さの調節はできない。ほかのカテーテルに比べて、尿道

バルーンや腎盂カテーテルを代用する場合、材料費が安価で済む。カテーテルの交換はバルーン内の蒸留水を抜くだけで可能で、交換操作が最も容易である。もちろんナースサイドでも可能である。一方でバルーンの破損によるカテーテルの逸脱などが起こりやすい。バルーン内の蒸留水の確認を定期的に必要とし、そのための蒸留水や注射器を用意しなければならない。

3．ボタン式カテーテル

ボタン式カテーテルの最大の利点はカテーテルがほぼ体表面と同一で、入浴や清拭の際に邪魔にならないことである。カテーテルの長さが短いこと、逆流防止弁がついていることから胃内容の逆流がなく、カテーテル汚染が少ないことも利点の1つとなる。運動制限のない人には最適である。一方、ボタン式カテーテルはカテーテルの長さが決まったものしかないため、栄養補給が十分となって太ってきた場合には、交換の必要が出てくる。

II── 胃瘻カテーテル交換時の注意

造設されて実際に使用されているPEGをみると、理想的に造設されたものと思いがちである。しかし造設部位はその症例により異なり、常に理想的に作成されたものとは限らない。図3は穿刺針が胃壁に斜めに刺さった場合のPEGを示している。造設時の穿刺針が斜めに入ることは、実際に臨床の場ではそれほど稀なことではない。このようなPEGでもいったん造設されれば、有効に栄養路として利用される（図4）。しかしこのようなPEGではカテーテル交換のため、抜去されると図5のようになる。このような瘻孔に誤った方向にカテーテルが挿入されると図6のように比較的容易にカテーテル先端は腹腔内に逸脱する。図7は腹壁と胃壁が密着しないまま、PEGが造設されていることを示す。第1章「胃瘻とは」IV．経皮内視鏡的胃瘻造設術の胃瘻形成（4頁参照）でも述べたように、カテーテル周囲には総胆管切開時のT-チューブのように周囲から線維性癒着が起こり瘻孔は形成される。しかしこの癒着した組織は脆弱でカテーテルの入れ換え操作でしばしば破壊され、図8のようにカテーテルが逸脱する可能性をもっている。このように誤挿入されたカテーテルでも、逸脱していることが確認され、抜去のうえ内視鏡下で胃内に再挿入され、適切な治療を行えば大事には至らない。しかし腹腔内に逸

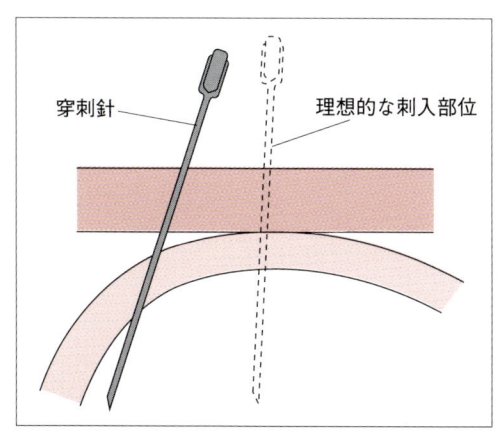

図3．胃瘻カテーテル交換時の注意
穿刺針が斜めに入ったとき

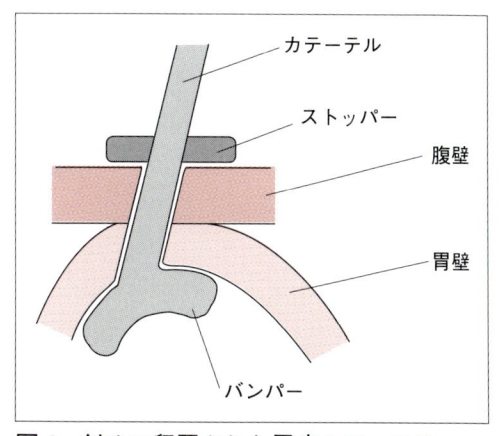

図4．斜めに留置された胃瘻カテーテル

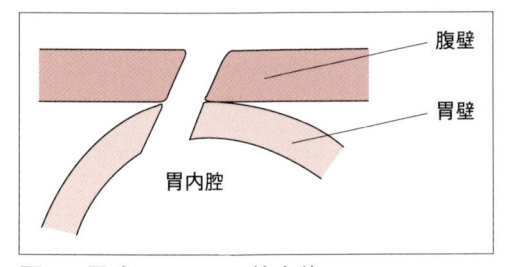

図5. 胃瘻カテーテル抜去後

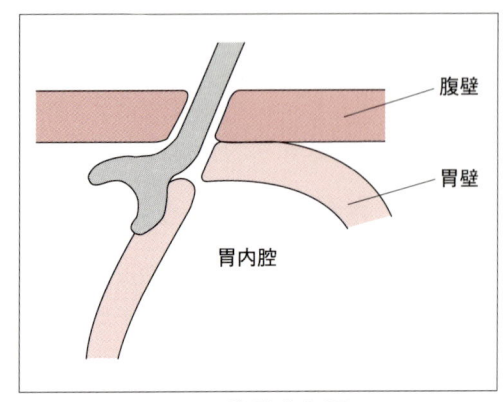

図6. カテーテルの腹腔内留置

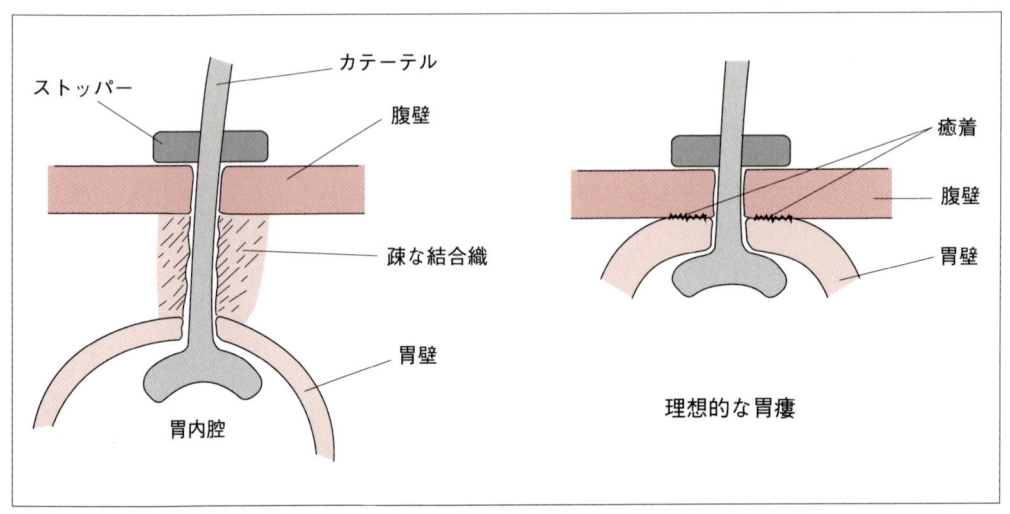

図7. 腹壁と胃壁の間が密着していない場合

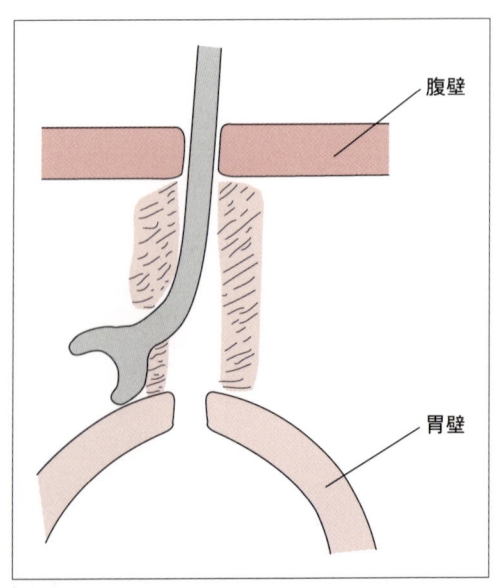

理想的な胃瘻

図8. カテーテルの誤留置

表2. カテーテル交換時の合併症の報告

発表者	発表雑誌または学会	発表内容
1. 金　貞孝	在宅医療と内視鏡治療第2巻	交換後結腸誤挿入 1 例(1/87：1.1%) 胃結腸瘻根治術
2. 河野美幸	在宅医療と内視鏡治療第2巻	交換カテーテル先端による腸管閉塞 2 例、 瘻孔損傷 2 例(4/28：14.3%)　開腹術 2 例
3. 佐藤勝久	在宅医療と内視鏡治療第3巻	結腸穿刺 1 例(1/34：2.9%)　保存的治療
4. 中留いち子	在宅医療と内視鏡治療第3巻	交換時腹壁胃壁離解 1 例(1/33：3.0%) 開腹手術
5. 蟹江治郎	第 57 回日本消化器内視鏡学会総会	チューブ誤挿入 4 例(4/278：1.4%) 汎発性腹膜炎 3 例
6. 本多正治	第 54 回日本消化器外科学会総会	カテーテル交換時腹腔内逸脱 2 例(2/68：2.9%) 汎発性腹膜炎 2 例
7. 村上匡人	第 4 回 HEQ 研究会抄録集	交換後横行結腸誤挿入 1 例　保存的治療

脱したことを認識せずに、栄養剤を注入すると、栄養剤が腹腔内に入り、汎発性腹膜炎を惹起する。放置すれば腹膜炎から敗血症に移行し、死亡事故に結びつく。少なくとも、救命のための開腹手術が必要となる。これまで順調にいっていた PEG からの経管栄養がカテーテル交換 1 つの誤操作で、重篤な合併症にまで発展する。これがカテーテル交換の怖さである。最近、このような交換時の合併症の報告が増加している。表 2 はここ 2 年間の交換時の合併症の報告をまとめたものである。腹膜炎を併発、開腹手術を行った症例や、敗血症を併発して死亡した症例の報告が散見される。このことは腹壁と胃壁の癒着がわれわれが思っているほど強くはなく、しかも経時的に弱くなってくることを示している。カテーテルの交換は慎重に行う必要がある。

1. カテーテル交換の手技

カテーテル交換はバルーン式を除けば、内視鏡観察下での交換が安全である。カテーテルの種類により、用手的にカテーテルをひねりながら引き抜くことが可能な製品も出ている。交換時は疼痛を伴うため、鎮痛剤、鎮静剤の投与を行う。

2. 内視鏡下でのカテーテル交換

1) 内視鏡を胃内に挿入し、スネア鉗子でカテーテルのバンパー部をつかむ(図 9)。

2) 次いで体表でカテーテルをできるだけ短く切断する(図 10)。切断の後、胃瘻の孔は指で塞がないと空気が漏れ内視鏡操作がしづらい。

3) スネア鉗子で把持したバンパー部は把持したまま、胃内に一時的においておき、内視鏡でカテーテルが抜去された瘻孔を観察する。

4) 体表から外科ゾンデあるいは新しい

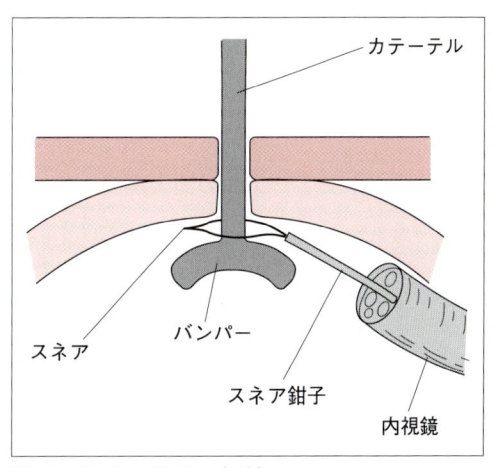

図 9. カテーテルの把持
スネア鉗子でカテーテルを把持する。

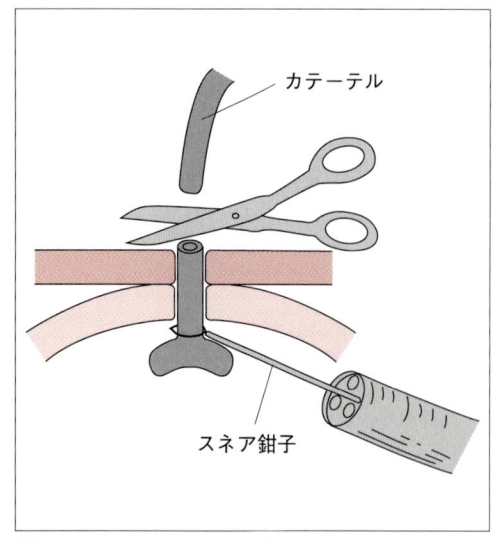

図 10. カテーテルの切断
ハサミでカテーテルを体表で切断する。

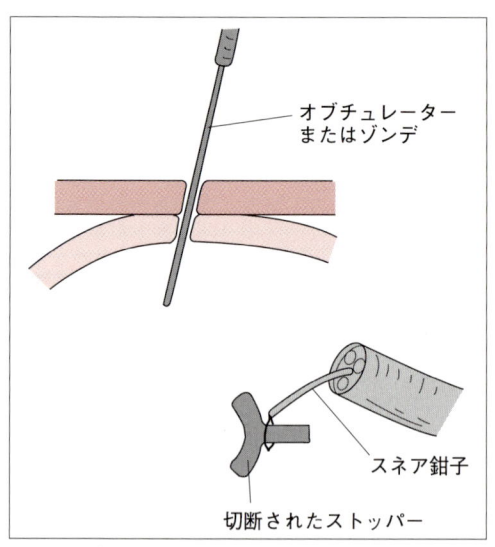

図 11. 瘻孔の方向の確認
オブチュレーターまたはゾンデで瘻孔の方向を確認しておく。

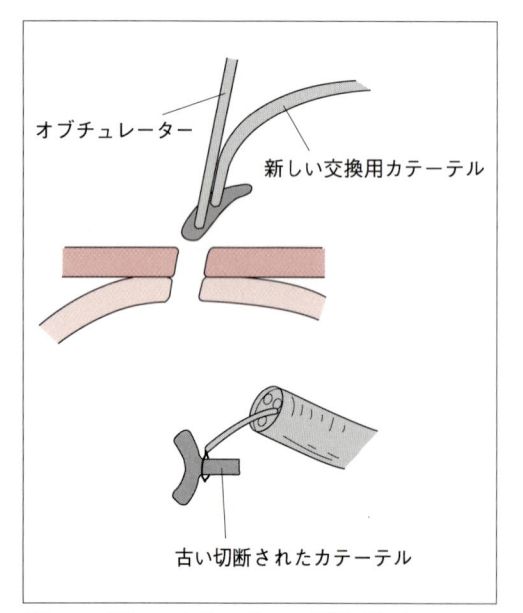

図 12. 新しいカテーテルの挿入留置
方向を確認しながら挿入留置する。

交換用カテーテルキットに入っているオブチュレーター(金属棒)を一度瘻孔に差し込み瘻孔の方向を調べる。内視鏡でオブチュレーターが胃内に挿入されることを確認する(図11)。

5) 新しい交換用カテーテルにオブチュレーターをつけ、バンパー部をできるだけ引き延ばし、細くしたうえで、瘻孔の方向に沿って、交換カテーテルを押し込んでいく(図12)。

6) このとき内視鏡医は内視鏡で観察しながら、瘻孔の方向性を誘導する。

7) 内視鏡で交換カテーテルのバンパーが胃内に留置されたことを確認すると同時に出血の有無、止血の有無の確認をする。

8) 把持していた古いカテーテルのバンパーとともに内視鏡を抜去し、終了とする。

3. 用手的カテーテル交換

1) 用手的にカテーテルをひねりながら引き抜く。

2) 瘻孔に体表から外科ゾンデあるいは新しい交換用カテーテルキットに入っているオブチュレーターを、ゆっくり抵抗のない方向を探りながら瘻孔に差し込み瘻孔の方向を調べる。このとき、瘻孔の方向が確認できないときは、作業を中止し、内視鏡を用いて方向性を確認する。

3）瘻孔の方向性が確認できたら、同じ方向に向けて交換カテーテルを押し込んでいく。交換用カテーテルはオブチュレーターを用いて、バンパー部をできるだけ引き延ばし、細くしたうえで押し込む。

4）空のカテーテル用注射器を交換したカテーテルのアダプターに差し込み、吸引をかけて、胃液などの胃内容が逆流してくることを確認する。胃内容の逆流がない場合は生理食塩水を少量流し、その逆流液の中に胃内容が混入していることを確認しておく。

5）胃内容が確認できない場合は内視鏡で確認するか、または水溶性造影剤を注入してX線造影を行って確認をする。

III ── カテーテル交換に伴う合併症とその対策

1．腹腔内誤挿入

カテーテルが誤って腹腔内に挿入された場合で、栄養剤が注入されたかどうかで、治療上大きな違いがある。

❶栄養剤注入前

直ちに内視鏡検査を透視下で行い、胃壁腹壁間の癒着が剥離されたかどうかを調べる。胃内に到達するまではできるだけ、内視鏡からの送気を行わない。胃内に入ったら直ちに胃液などの胃内容を可能な限り、吸引してしまう。完全に剥離されていない場合は腹壁固定具(T-ファスナー、鮒田式腹壁固定具)を用いて、一側の腹壁胃壁の固定を行う。その後カテーテルを抜去し

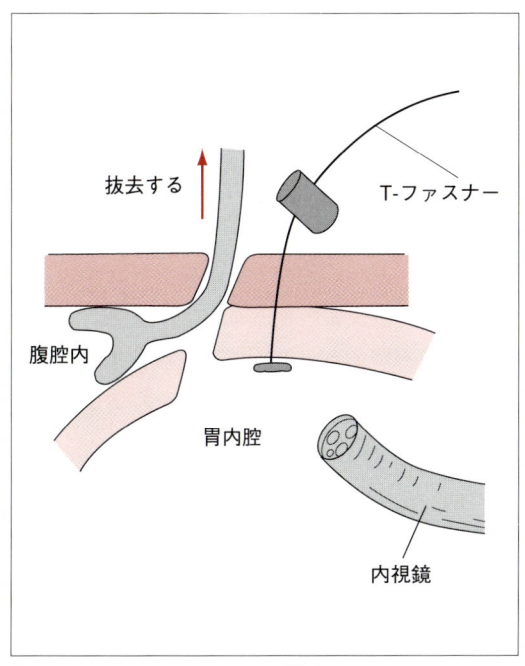

図13．T-ファスナーでの固定
一側をT-ファスナーで固定したうえでカテーテルを抜去する。

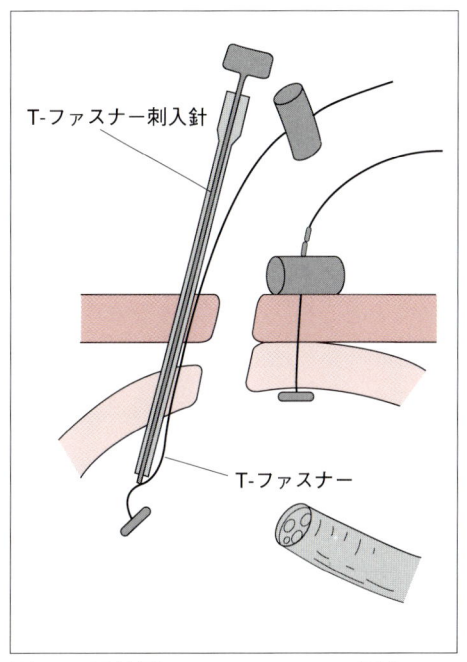

図14．反対側のT-ファスナーの固定
一側が固定されたら反対側の固定を行う。

図15. 完全脱落時の処置

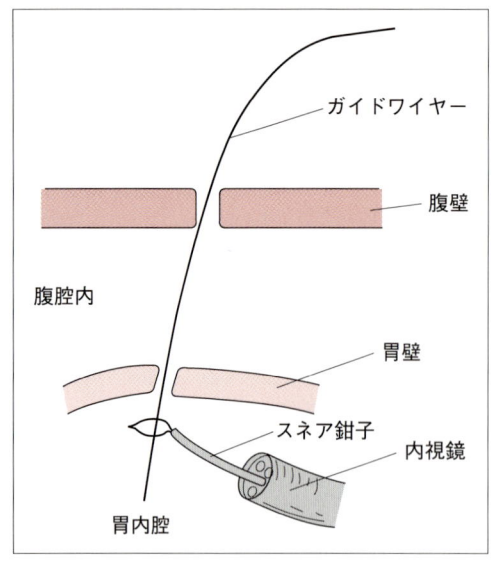

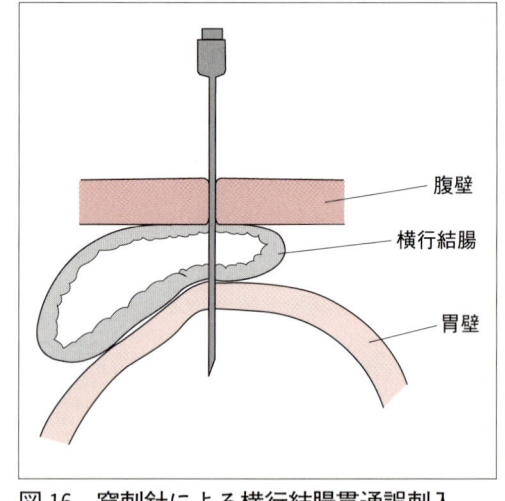

図16. 穿刺針による横行結腸貫通誤刺入

(図13)、反対側の固定を行う(図14)。固定の後、その瘻孔を用いて内視鏡観察下で、新しいカテーテルを胃内に留置する。カテーテルは開放とし、胃瘻カテーテルから胃液のドレナージを行う。経管栄養は中止し、静脈栄養としたうえで、抗生剤と強力な制酸剤、抗コリン剤を間欠的に投与する。外科にコンサルトのうえ、厳重な管理下で腹膜刺激症状発現の有無を観察する。X線撮影では腹腔内に多量の遊離ガス(free air)を認めるが、これそのものは、内視鏡の送気のため、治療法選択の判断材料にはならない。

　胃壁が完全に脱落しているときは、保存的治療は非常に困難になる。push式のガイドワイヤーを取り出し、X線透視と内視鏡を用いて胃瘻の孔を通して胃内まで挿入する。胃内でガイドワイヤーを把持鉗子、生検鉗子またはスネア鉗子で把持し(図15)、内視鏡とともに口腔外に引き出し、push式カテーテルを押し込み、このカテーテルのバンパーとストッパーで胃壁のつり上げ固定を図る。つり上げができたら、腹壁固定具で2ヵ所の固定を行う。内視鏡操作のため、送気を行うと、空気が腹腔内に漏れ、胃内腔はあまり拡がらない。この方法でのチャンスは1回しかないと心得、送気には十分な注意を払う。胃液のみの多少の腹腔内流出では保存的治療は可能である。今日、十二指腸穿孔で保存的治療を行う症例があるのと同様で、厳重な管理下での観察が必要なのはいうまでもない。この方法が不可能な場合には保存的治療を断念し、外科的な開腹手術を行う。

❷栄養剤注入後

　栄養剤が注入された後でカテーテルの誤留置が発見された場合は、直ちに外科にコンサルトのうえ、開腹手術を行う。時を逸すると、汎発性腹膜炎から敗血症をきたし、死亡する可能性が高い。

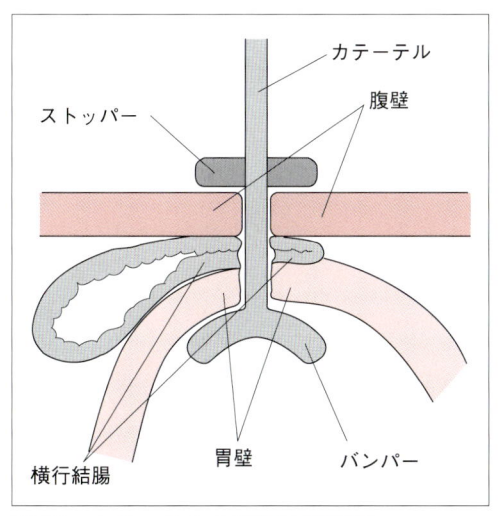

図17. カテーテルの横行結腸貫通

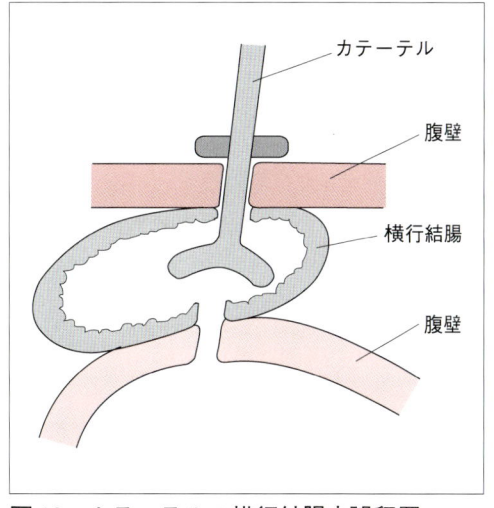

図18. カテーテルの横行結腸内誤留置

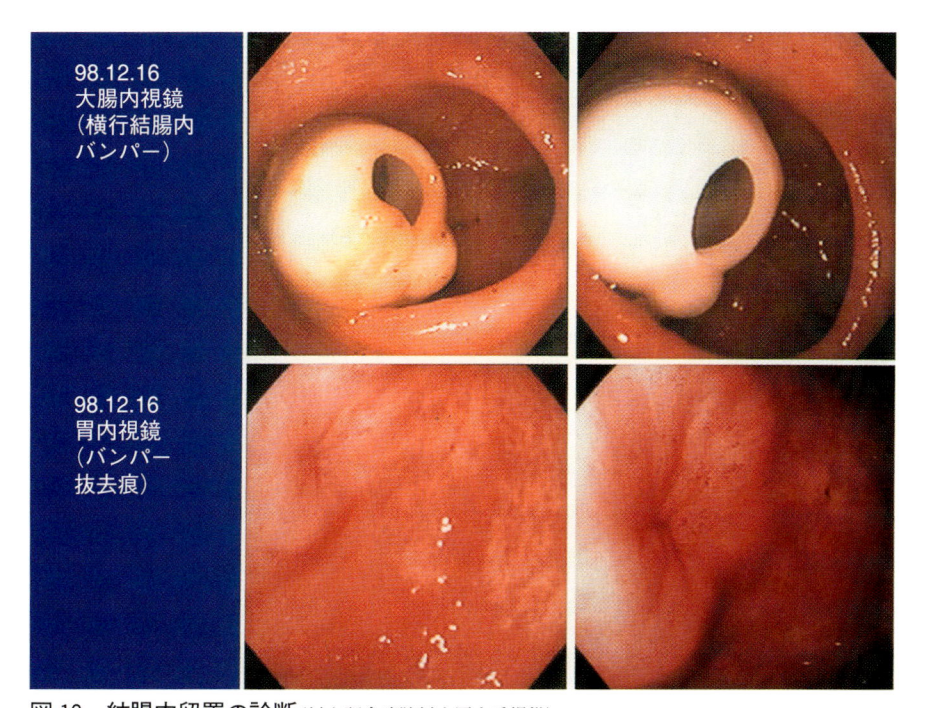

図19. 結腸内留置の診断(村上記念病院村上匡人氏提供)

2. 横行結腸内誤挿入

❶原因

多くは、最初のPEG造設時に穿刺針が横行結腸を貫いて胃内に挿入されたことによる(図16)。ガイドワイヤー留置に続いて、カテーテルが留置され、バンパーとストッパーで圧迫されると(図17)、腸内容が腹腔内に流出せず、腹膜炎を発症しないまま経過することがある。造設時のカテーテルが留置されている限りは、誤穿刺には気づかないことになる。交換時にカテー

テルを抜去すると、バンパーとストッパーによる結腸の圧迫がとれ、かつ太いバンパー部が瘻孔を通過し、結腸に空いた孔も大きくなる。交換カテーテルは容易に結腸内に留置されることになる(図18)。カテーテルの入っていない横行結腸胃瘻孔の孔は次第に縮小してくる。

❷症状

胃壁結腸間および結腸腹壁間の癒着がしっかりしていると、腹膜刺激症状や発熱などの症状はきたさない。しかし結腸内に栄養剤が注入されるため多くの症例では下痢をきたす。

❸確定診断

X線造影、内視鏡検査などで結腸内のカテーテル留置を証明することで診断がつく(図19)。

❹治療法

多くはカテーテル交換時に発見されるため、造設から時間が経過しておりそれぞれの臓器間の癒着が形成されていることが多い。腸内容が腹腔内に漏れることは少ない。結腸内に留置されたカテーテルは体表で切断し、大腸鏡のスネア鉗子で把持して経肛門的に摘出する。用手的に体表から抜去し、瘻孔を破壊することは避けたい。体表の瘻孔部は大綿球を当て、絆創膏で固定する。経管栄養を中止し、中心静脈からの高カロリー輸液を行い、瘻孔の閉鎖を待つ。抗生剤を適宜投与する。腸内容が腹腔内に漏れ、腹膜炎を起こす場合には、ドレナージと回腸人工肛門造設術が必要となる。

嶋尾　仁

19 在宅療養に関する保険制度

● はじめに

　実は、本章の 2000 年 4 月診療報酬改定前の初稿の書き出しは、『現行の医療保険制度下においては、在宅経腸栄養療法は比較的優遇されている。同じことを 6 ヵ月以上の長期入院老人患者でしたとしたら、包括点数で経腸栄養剤の保険請求すらできないのとはまったく対照的である』、そして『少なくとも在宅医療に関しては、"誘導"的なインセンティブが設けられていることに留意すべきである』と続くはずだった。

　ところが、ついに 2000 年 4 月の点数表改定において、あたかも介護保険の導入に際して"在宅医療は当たりまえ"といわんばかりに、在宅医療においても初めての実質大幅なマイナス改定が強行されることとなった。

　本稿では、最新の診療報酬改定前後を比較しながら、保険請求上の留意点を述べる。

I ── ● 在宅経腸栄養に関する保険制度のポイント

　在宅経腸栄養に関する保険制度は、経腸栄養剤の種類により、その算定方法がまったく異なる。すなわち、経腸栄養剤が消化態か、半消化態か、食品の流動食か、によるその取り扱いの違いに留意されたい。なお、半消化態は薬価収載されたものとそうでないものに分類される。

　さらに、70 歳以上の老人に関しては、2000 年 4 月の改定で「寝たきり老人在宅総合診療料」（以下：在宅総合）を算定している診療所においては、指導管理料の取り扱いがまったく異なってしまったので、在宅総合を算定しているか否かの 2 パターンに経腸栄養剤の種類 3 パターンを乗じた、6 パターンが出現することとなった。

　ここでは、老人保険点数を具体例に挙げて、6 パターンの保険請求の実際を解説したい。

1. 消化態経腸栄養剤の場合

　消化態経腸栄養剤である、エンテルード®、ツインライン®、エレンタール®、エレンタールP® の 4 剤を使用した場合、「在宅成分栄養経管栄養法指導管理料(2,500 点/月)」の算定の対象となる(表 1)[1]。この場合、経腸栄養剤の薬剤料も算定できる[1,2]。この算定の要件としては、経口摂取は不適応で、経管栄養(経鼻胃管または胃瘻)の場合のみ適応となる。

　この「在宅成分栄養経管栄養法」実施にあたり、1994 年の改定で都道府県知事への届け出が不要になったこと、医師が必要と認めれば対象疾患は限定されないこと、など理解しておきたい[3]。これは、それ以前、「在宅成分栄養経管栄養法」の対象がクローン病など消化吸収障害をもつ患者に限定されていたのに対し、大きく門戸が広げられたといえる。但し、いまだに消化態経腸栄養剤を使用した場合のみに認められており、半消化態経腸栄養剤や食品の流動食が用いられた場合には後述の算定方法となり、かなりの規制を受ける。同じ PEG 栄養で在宅管理をしていながら、経腸栄養剤の種類によってこのような保険上の格差があることは問題である。

　この差は、PEG 栄養で必要となるいろいろな備品を患者に提供した場合に大きく現れる。例

表1. 在宅成分栄養経管栄養法指導管理料算定にあたって

1. 届け出の必要はない。
2. 最低月1回、外来または訪問診療での、医師の指導が必要。
3. 退院の日から1ヵ月以内に行った指導管理の費用は算定できない。
4. 入院中の患者に対して退院時に指導を行った場合は、退院の日に所定点数を算定できる。但し、在宅成分栄養経管栄養法指導管理料を算定した場合、退院の日の入院時医学管理料は別途算定できない。
5. 在宅療養を指示した根拠、指示事項(方法、注意点緊急時の処置など)、指導内容の要点を診療記録に記載すること。
6. レセプトの明細書14「在宅」欄の「その他」の項に「経」と表示して点数を記載する。
栄養管セットまたは注入ポンプ加算を算定した場合は、それぞれ「管」または「経ポ」と表示して点数を記載する。

(文献1)より引用)

えば、患者への接続チューブなどの消耗品の提供に際して、消化態経腸栄養剤を使用していた場合は、「在宅成分栄養経管栄養法指導管理料」の「栄養管セット加算」として2,000点/月が算定できる[1]。この「栄養管セット加算」に交換用胃瘻カテーテルの費用は含まれるとされる。一方、半消化態経腸栄養剤や食品を使用した場合は病院・医院の持ち出しとなる(但し交換用胃瘻カテーテルの費用は別途算定する)。

1) パターン1-1：在宅総合を算定している診療所が消化態経腸栄養剤を使用した場合

在宅総合は、診療所が都道府県知事に届け出のうえで算定する老人の包括点数であるが、この在宅総合との関連が2000年4月の診療報酬改定の最も大きな変更点である。

改定以前は、「在宅成分栄養経管栄養法指導管理料」などの在宅療養指導管理料と在宅総合を併せて算定することができたが(表2)、今回の改定では、在宅総合を算定している患者に対して、すべての在宅療養指導管理料の所定点数が算定できないこととされた[4]。

このことは、経管栄養を行わねばならないような重度の高い在宅患者を受け持っている診療所にとって、経営上の打撃をもたらした。本来入院で管理すべきような、気管切開、吸痰、胃瘻、尿道バルーン、褥瘡処置など高度の医学的管理を必要とする患者が、長期入院の是正と称して退院を迫られ、在宅となっているケースが少なくない。そういった患者を診療所が支えていくための、在宅療養指導管理料だったはずであり、このような措置は在宅医療の後退を招くものと危惧される。

なお、栄養管セット加算などの加算点数や薬剤料は、引き続き同時算定できるので[4]、具体的には、

在宅総合(院外処方せんを交付する場合2,290点、または院外処方せんを交付しない場合2,575点)+在宅患者訪問診療料830点×回数+消化態経腸栄養剤薬剤料+栄養管セット加算2,000点(支給した場合のみ)+注入ポンプ加算1,000点(ポンプを使用した場合のみ)

を算定する。

在宅療養に関する保険制度

表2. 老人保険の診療報酬が対象となる患者に、在宅成分栄養経管栄養法を行う場合の算定例
（70歳以上または65歳以上の寝たきり患者）

診療報酬	レセプト14「在宅」欄への書き方の例	算定上の注意
1. 在宅成分栄養経管栄養法指導管理料　　2,500点/月 　　セット加算　2,000点/月 　　ポンプ加算　1,000点/月	「その他」の項に 経と表示し点数を記載 管と表示し点数を記載 経ポと表示し点数を記載	経口で飲んでいる場合は、算定できない。
2. 在宅患者訪問診療料　　830点/日	「在宅患者訪問診療」の項に回数と総点数を記載	計画的な医学管理下に、定期的な訪問診療を行った場合に算定できる。 週3回を限度に算定可能。
3. 往診料　　650点/回	「往診」の項に回数と総点数を記載	病状の急変などによる、患者の要請により不定期な訪問診療を行った場合に算定できる。 1日2回往診した場合は2回分算定できる。
4. ツインライン薬剤料	「薬剤」の項に総点数を記載し、摘要欄に総支給量、薬剤の総点数、所定単位あたりの薬剤名、支給量および支給日数などを記載	

診療報酬（届け出必要[注]）	レセプト14「在宅」欄への書き方の例	算定上の注意
寝たきり老人在宅総合診療料 イ）院外処方せんを交付する場合 　　2,290点/月 ロ）院外処方せんを交付しない場合 　　2,575点/月	「その他」の項に 「在宅総合イ」と表示し点数を記載する。 「在宅総合ロ」と表示し点数を記載する。 また、訪問診療を行った日を摘要欄に記載する。	月2回以上の訪問診療が必要な患者は、原則としてすべて算定対象となる。 寝たきり老人在宅総合診療料を算定した場合、薬剤費、検査費が包括されるが、在宅経腸栄養管理に使用する経腸栄養剤は、レセプトの14「在宅」の欄の「薬剤」の項に必要事項を記載することで別途算定可能である。
		届け出[注]を行っている診療所では左記の算定が可能である。但し、無床の診療所の場合、緊急時の入院に対応してもらえる病院との連携が必要となる。 注）届け出について 在宅時医学管理料、寝たきり老人在宅総合診療料算定のためには当該保険医療機関の所在地の都道府県知事に対して届け出を行い、受理されていることが必要。 ※在宅成分栄養経管栄養法指導管理料の算定とは関係ない。

（文献1）より改変して引用）

> 主治医のみ算定可能
> 　在宅時医学管理料
> 　寝たきり老人在宅総合診療料
> 　在宅患者訪問診療料
> 　在宅患者訪問診療料
>
> 病院 ←情報提供料→ 診療所（主治医）
>
> 往診料　　　　　　　　往診料
> 在宅寝たきり患者処置指導管理料　　在宅成分栄養経管栄養法指導管理料
> （褥瘡の処置など）
>
> → 患者 ←
>
> 主治医のみ在宅経腸栄養管理を行っている患者で、褥瘡の処置などが必要な患者を2施設で共同管理する場合は、上記のように在宅成分栄養経管栄養法指導管理料と在宅寝たきり患者処置指導管理料を分割して算定することも可能。1施設で重複することはできない。

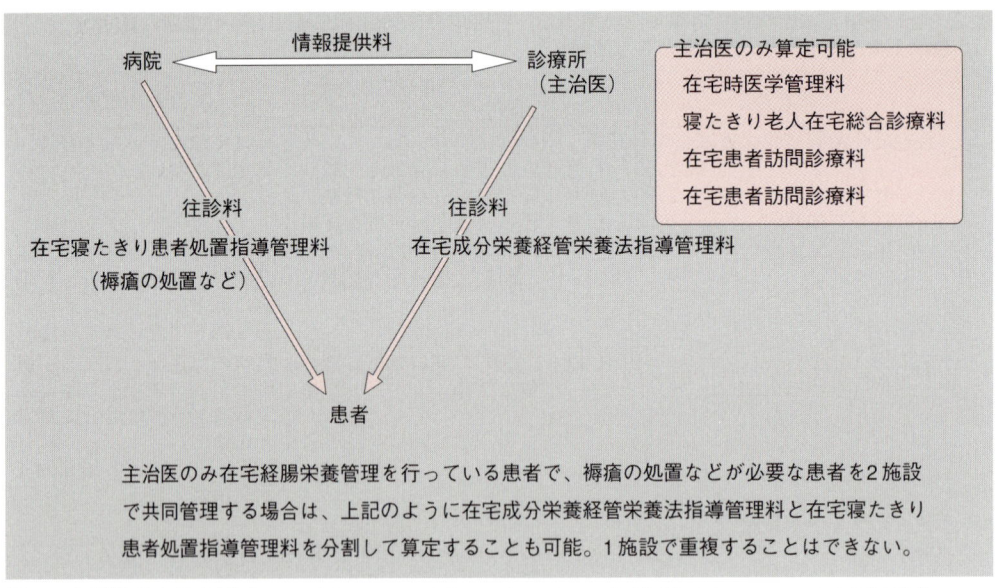

図1. 病診連携を行う場合(小川滋彦：PEGの瘻孔はキズではない．在宅医療3(2)：77-81，1996より引用)

2）パターン1-2：病院、または在宅総合を算定しない診療所が消化態経腸栄養剤を使用した場合

この場合は、

> 在宅患者訪問診療料830点×回数＋在宅成分栄養経管栄養法指導管理料2,500点＋消化態経腸栄養剤薬剤料＋栄養管セット加算2,000点（支給した場合のみ）＋注入ポンプ加算1,000点（ポンプを使用した場合のみ）

となる。

また、病院と診療所で病診連携を行う場合の具体例を示す(図1)[1]。在宅経腸栄養管理を行っている患者で、褥瘡の処置などが必要な患者を2施設で共同管理する場合は、「在宅成分栄養経管栄養法指導管理料」と「在宅寝たきり患者処置指導管理料」を分割して算定することも可能だが、重複算定することはできない[1]。

なお、「在宅成分栄養経管栄養法指導管理料」は月に最低1回以上の外来または訪問診療での医師の指導があれば算定できる(表1)[1]。在宅医療に関連する診療報酬でありながら、訪問診療をしていなくても月に1回の"外来受診"があれば算定可能であるということは、病院においても意味のある保険制度であることを申し添えておく。

2．半消化態経腸栄養剤(薬価収載されたもの)の場合

半消化態経腸栄養剤のうち薬価収載されたものであるエンシュア・リキッド®やラコール®などを使用した場合には、「在宅寝たきり患者処置指導管理料」(1,050点/月)と薬剤料を算定する[1)5)]。

なお、「在宅寝たきり患者処置指導管理料」も、2000年の改定で在宅総合との同時算定が認められなくなった[4]。但し、薬剤料と保険医療材料費は引き続き算定できるので留意されたい。

1）パターン2-1：在宅総合を算定している診療所が半消化態経腸栄養剤（薬価収載されたもの）を使用した場合

在宅総合（院外処方2,290点、または院内処方2,575点）＋在宅患者訪問診療料830点×回数＋半消化態経腸栄養剤薬剤料

を算定する。

2）パターン2-2：病院、または在宅総合を算定しない診療所が半消化態経腸栄養剤（薬価収載されたもの）を使用した場合

在宅患者訪問診療料830点×回数＋在宅寝たきり患者処置指導管理料1,050点＋半消化態経腸栄養剤薬剤料

を算定する。

3．半消化態経腸栄養剤（薬価収載されていないもの）と食品の流動食の場合

食品の流動食や薬価収載されていない半消化態経腸栄養剤を使用した場合は同様に、「在宅寝たきり患者処置指導管理料」（1,050点/月）を算定するが、栄養剤の費用はすべて患者の自己負担となる。

1）パターン3-1：在宅総合を算定している診療所が食品の流動食や半消化態経腸栄養剤（薬価収載されていないもの）を使用した場合

在宅総合（院外処方2,290点、または院内処方2,575点）＋在宅患者訪問診療料830点×回数

を算定する。

2）パターン3-2：病院、または在宅総合を算定しない診療所が食品の流動食や半消化態経腸栄養剤（薬価収載されていないもの）を使用した場合

在宅患者訪問診療料830点×回数＋在宅寝たきり患者処置指導管理料1,050点

を算定する。

4．交換用胃瘻カテーテルの保険請求

2001年4月に初めて交換用胃瘻カテーテルが特定保険医療材料として認められた。その後、何回かの変更を経て、2004年4月現在の特定保険医療材料価格はバンパー型25,900円、バルーン型10,600円である。その注釈（2002年4月改定）が重要で「交換時に必要な材料費は、バンパー型は体内留置後4ヵ月以上経過、バルーン型は体内留置後24時間以上経過すれば請求できる」とされた。

これで晴れて交換用胃瘻カテーテルが正式に保険請求できることになったのだが、その運用にはいくつかの問題点が残されている。まず、交換手技料が設定されていない。また、包括点数を採用している病院や施設では別途保険請求できないこと。さらに在宅医療においても、在宅寝たきり患者処置指導管理料を算定している場合、材料価格基準告示の在宅寝たきり患者処置用栄養用ディスポーザブルカテーテル（経鼻用と腸瘻用の設定のみ）の中に交換用胃瘻カテー

テルが入っていないので、患者に持って帰られた場合には算定できないとする解釈がある。この解釈は、外来で交換した場合は、処置用の特定保険医療材料として算定できるとする。しかし、現実的にはわざわざバルーン型交換用胃瘻カテーテルを交換するために(1〜2ヵ月に1回の頻度で交換)、外来に寝たきりの患者を搬送するということは考えられない[6]。

保険請求方法は都道府県によって格差があるのが実情で、所属する医師会や社会保険事務局、保険医協会に確認されたい。

II ── 在宅経腸栄養に関する保険制度の問題点

このように在宅医療においては、消化態経腸栄養剤が優遇されるといった経腸栄養剤の種類による保険制度上の矛盾が指摘されることを述べてきたが、一方、入院医療においてはまったく逆のことがいえるのである。すなわち、一般病棟に6ヵ月以上入院した老人においては、1998年10月の改定より、入院医療費はすべて定額制いわゆる"まるめ"になったため(2000年4月の改定では90日で線引きされ、さらに厳しくなった)、経管栄養に関連する費用(カテーテルや薬剤費)の保険請求はできなくなってしまった。したがって、消化態や半消化態の医薬品の経腸栄養剤を使用した場合は、薬剤費は保険請求できずに病院の持ち出しとなるので、その救済策として食品の流動食を使用し「給食費」として患者から請求せざるを得なくなる。つまり、1人の患者に対して、入院においては「食品の流動食」を、在宅においては「医薬品の経腸栄養剤」を使用する方がメリットがあるので、経営上そうせざるを得ないという矛盾が生じてくる。

また、中心静脈栄養管理下で長期入院になっていたような患者を、経腸栄養で在宅管理することへのインセンティブとして「在宅成分栄養経管栄養法指導管理料」という高い診療報酬(2,300点であったものが1998年4月には2,500点に引き上げ)で"誘導"していることは、明らかに在宅医療への"呼び水"と理解できる。

しかし、一方では、2000年4月の改定でみられた、在宅総合との同時算定を認めないような、診療所の在宅医療に対する大幅な診療報酬の引き下げなど、目先の医療費削減だけを目的とした政策は、一貫性を欠き現場を混乱させるものと憂慮される。

III ── 在宅経腸栄養に関する保険制度の将来

2000年4月からの介護保険の導入によって、在宅経腸栄養を取り巻く環境はどのように変化していくであろう？

介護保険の時代においてはPEGのような"生きていくために不可欠な医療処置"は、医師など一部の医療者においてのみ管理されるものではなく、広くヘルパーや寮母などにも扱われる"馴染みのある"処置として受け入れられるようになるであろう。そうでなくては、津川らの「胃瘻はお腹のお口」[7]である、といったPEGの普及・啓蒙活動の努力も報われないし、在宅では"高度医療"であるPEGをショート・ステイで受け入れてほしい、という要求そのものが身勝手なものになってしまう恐れがあるからである。

最近の診療報酬改定の在宅医療に対する動向をみるにつけ、在宅医療が"特別なもの"であった時代は終わったといわざるを得ない。願わくば、医療機関の経営基盤を揺るがすような、登った梯子を外すような改定ではなく、緩徐な逓減であることを望む。

●おわりに

　PEGによる在宅栄養管理が一般的なものになるにつれ、保険制度上の優遇も次第に薄れ、診療報酬も下がっていくことが予想されるが、このことはPEGの普及のためには致し方ないことなのかも知れない。

小川滋彦

文献

1) 小川滋彦：PEGの瘻孔はキズではない．在宅医療 3(2)：77-81，1996．
2) 小川滋彦：経皮内視鏡的胃瘻造設術(PEG)を用いた在宅医療の展望．実例より学ぶ在宅医療(ケーススタディ40)，神津　仁(編)，pp 118-122，メディカル・コア，東京，1998．
3) 井出広幸，上野文昭：在宅医療におけるPEGの基本的考え方．消化器内視鏡 10：555-559，1998．
4) 全国保険医団体連合会：点数表改定・介護報酬のポイント(2000年4月版)．月刊保団連647(臨時増刊号)：62-101，2000．
5) 全国保険医団体連合会：在宅医療点数の手引(1998年4月版)．月刊保団連602(臨時増刊号)：91-127，1998．
6) 小川滋彦：在宅PEG経腸栄養管理における保険診療上の問題点．静脈経腸栄養 19(1)：19-23，2004．
7) 赤羽和枝，船水裕美子，成田弘子，ほか：インフォームドコンセントの向上を目指して；ビデオによるオリエンテーション「胃瘻をつくられるみなさまへ」．在宅医療と内視鏡治療 1：62-64，1997．

20 PEG普及のための組織紹介

　現在、PEG普及のためさまざまな組織ができており、全国的あるいは地域的な活動を行っている。全国的な組織としては、HEQ研究会やNPO法人PEGドクターズネットワーク（PDN）があり、地域的には、関西PEG研究会、北陸PEG・在宅栄養研究会、北海道胃瘻研究会などさまざまな地域で研究会組織ができて、PEGの普及に努めている。

1．全国組織

❶HEQ研究会

　PEGに関する問題点や、症例の紹介の場として設けられたのがHEQ（ヘック）研究会である。HEQはHome health care, Endoscopic therapy, Quality of lifeの頭文字をとったもので、発足は平成8年（1996年）8月31日である。全国の大学や主要病院から世話人、幹事が出席され、世話人幹事会を開催するとともに、年1回の学術総会を夏に行っている。第1回は比企能樹教授を世話人に横浜で、第2回は曽和融生教授を世話人に大阪で、第3回は鈴木博昭教授を世話人に東京で、第4回は馬場忠雄教授を世話人に大津市で開催され、第5回は畠山勝義教授の世話人で新潟市で、第6回は磨伊正義教授を世話人に金沢市で、第7回は上野文昭先生を世話人に鎌倉市で、第8回は北野正剛教授を世話人に大分市で、第9回は加藤紘之教授を世話人に札幌市で、そして第10回は落合正宏教授を世話人に2005年9月に名古屋市で開催されることが決定している。研究発表は医師、看護師、介護関係などさまざまな分野からなされ、質疑応答も多く、毎年盛会である。参加は自由で、コメディカルの方々が参加しやすいように、土曜日を研究会としている。HEQ研究会の発表抄録と発表内容に基づいた論文は研究会誌である"在宅医療と内視鏡治療"に掲載され、翌年の研究会前に発刊されている。研究会誌は現状では残念ながら一般の書店では購入できず、会員のみの無料配布となっている。入会は研究会の事務局へ申し込んで頂ければよい。現在第8巻までを発刊済みである。

＊HEQ研究会
　代表世話人：曽和融生
　事務局：〒228-8520　神奈川県相模原市麻溝台2-1-1　北里大学東病院消化器外科内
　TEL：042-748-9111（内線2864）　FAX：042-745-5582

❷NPO法人PEGドクターズネットワーク（PDN）

　PEGに関する情報収集と提供をホームページを利用して行っている組織で、同時に年4回の情報紙も発刊している。
　事務局：〒105-0004　東京都港区新橋4-29-6　寺田ビル403
　TEL：03-5733-4361　FAX：03-5776-6486　http://www.peg.ne.jp

2．地域の研究会などの組織

❶北海道胃瘻研究会
事務局：〒069-1332　北海道夕張郡長沼町中央南 2-2-1
　　　　町立長沼病院内科消化器科
TEL：01238-8-2321　FAX：01238-8-2586

❷山梨胃ろう研究会
事務局：〒405-0033　山梨県山梨市落合 860
　　　　山梨厚生病院内視鏡室内(事務局担当：岩瀬輝彦)
TEL：0553-23-1311　FAX：0553-23-2612

❸中部 PEG 研究会
事務局：〒466-8560　名古屋市昭和区鶴舞町 65
　　　　名古屋大学医学部老年科学教室
TEL：052-741-2111　FAX：052-744-2371

❹北陸 PEG・在宅栄養研究会
事務局：〒920-0965　金沢市笠舞 2-28-12
　　　　小川医院(事務局担当：小川滋彦)
TEL：076-261-8821　FAX：075-261-9921

❺関西 PEG 研究会
事務局：〒530-0005　大阪市北区中之島 5-3-20
　　　　財団法人住友病院外科内
TEL：06-6443-1261　FAX：06-6444-3975

❻PEG ケアカンファレンス熊本
事務局：〒862-0976　熊本市九品寺 5 丁目 8-9
　　　　城本胃腸科内科クリニック内(事務局担当：城本和明)
TEL：096-362-0322　FAX：096-362-0326

　　　　　　　　　　　　　　　　　　　　　　　　　　　　嶋尾　仁

21 栄養剤の種類と成分

消化態栄養剤（医薬品）

No.	製品名	性状	蛋白質 g/100 kcal	糖質 g/100 kcal	脂質 g/100 kcal
1	エンテルード	粉末状	3.8	18	1.3
2	ツインライン	液状	4.1	14.7	2.8
3	エレンタール	粉末状	4.7	21.2	0.17

半消化態栄養剤（医薬品）

No.	製品名	性状	蛋白質 g/100 kcal	糖質 g/100 kcal	脂質 g/100 kcal
1	エンシュアリキッド	液状	3.5	13.7	3.5
2	ラコール	液状	4.38	15.62	2.23
3	クリニミール	粉末状	4	14	3.1
4	ハーモニック-M	液状	4.8	13.5	3

流動食（食品）

No.	製品名	性状	蛋白質 g/100 kcal	糖質 g/100 kcal	脂質 g/100 kcal
1	ハイネックスR	液状/粉末状	3.3	16.7	2.2
2	テルミールf	液状	5	15	2.2
3	$F^2\alpha$	液状	5	15.1	2.2

食品としての製品はほかに各社から販売されている。

栄養剤の種類と成分

	1パック容量(ml)	価格	会社名	特徴
	100 g A＋B液 400 ml 80 g	42.4円/10 g 11.1円/10 ml 66.8円/10 g	テルモ 大塚製薬/EN大塚 味の素ファルマ	ペプチド栄養剤 成分栄養剤 成分栄養剤

	1パック容量(ml)	価格	会社名	特徴
	250 ml 200/400 ml 89 g 250/500 ml	7.7円/10 ml 10.6円/10 ml 31.3円/10 g 10.6円/10 ml	アボットジャパン/明治乳業 大塚製薬/EN大塚 エーザイ/森永乳業 エスエス製薬/味の素	医薬品 医薬品 医薬品 医薬品

	1パック容量(ml)	価格	会社名	特徴
	200 ml 200, 1,000 ml 200, 1,000 ml	200円/200 ml, 400円/96 g 400円/個 175円/200 ml	大塚製薬 テルモ エスエス製薬	濃厚流動食 食品 食品

(嶋尾　仁)

22 カテーテルの種類

会社名	製品名	品名コード
(株)メディコン 〒541-0046 大阪市中央区平野町2-5-8 平野町センチュリービル5階 TEL：06-6203-6541	バードファストラック PEG キット	00555 J 00557 J
	バード PEG キット	10060 J 000740 10061 J 000706
	バード PEG セット（スネア付）	000627 000628
	メディコン PEG キット	HZ 00078 HZ 00079 HZ 00080 HZ 00081

カテーテルの種類

太さ＊長さ Fr/cm	材質	挿入方法(術式)	価格	刺入針の太さ	特徴
20 Fr	シリコン	Pull 法	35,000	14 G	・エアードーム式の胃内バンパーにより、経皮的カテーテル交換に伴う患者の侵襲を軽減できる。
20 Fr	シリコン	Push 法	35,000	18 G	・カテーテルは、金属コイルがシャフトに入っているので、90度に曲げてもキンクしない。そのため、スキンレベルでのカテーテル管理が行える。 ・胃内部に留置されるドームは突起が小さいため、後壁に刺激を与えない。 ・カテーテルシャフトは透明なので、一目で内部の状況が観察でき、閉塞物などを確認できる。
20 Fr	シリコン	Pull 法	27,000	14 G	・組織に優しくアクシデントを防ぐドーム型構造である。
28 Fr	シリコン	Pull 法	27,000	14 G	・ドーム部のみX線不透材使用により留置後の位置確認や状態観察が容易に行える。
20 Fr	シリコン	Push 法	27,000	18 G	・胃内部に留置されるドームは突起が小さいため、後壁に刺激を与えない。
16 Fr	シリコン	Pull 法	27,000	14 G	・カテーテルシャフトは透明なので、一目で内部の状況が観察でき、閉塞物などを確認できる。
20 Fr	シリコン	Pull 法	28,000	14 G	・バードPEGキットの特徴と同じ
20 Fr	シリコン	Push 法	28,000	18 G	・スネアとハサミが入っている。
20 Fr	シリコン	Pull 法	29,000	14 G	・組織に優しくアクシデントを防ぐドーム型構造である。
24 Fr	シリコン	Pull 法	29,000	14 G	・ドーム部のみX線不透材使用により留置後の位置確認や状態観察が容易に行える。
20 Fr	シリコン	Push 法	29,000	18 G	・胃内部に留置されるドームは突起が小さいため、後壁に刺激を与えない。
24 Fr	シリコン	Push 法	29,000	18 G	・カテーテルシャフトは透明なので、一目で内部の状況が観察でき、閉塞物などを確認できる。 ・スネア、バイトブロック、ハサミなども付属しており、このセットで胃瘻造設に必要なものがほとんど揃う。

会社名	製品名	品名コード
	バードジェニーシステム（PEGタイプ）	000652
		000653
	ジェニー用シリコンカバー	000686
	フィーディング/減圧チューブ	000395
	ガストロボタン	000292
		000282
		000283
		000284
		000293
		000285
		000286
		000287
		000296
		000261
		000262
		000263
	ガストロボタンフィーディングチューブ	000256
		000257
		000258
		000259
		000268
		000269

カテーテルの種類

太さ＊長さ Fr/cm	材質	挿入方法（術式）	価格	刺入針の太さ	特徴
20 Fr	シリコン	Pull 法	38,000	14 G	・PEG 施行と同時または、一定期間カテーテル留置後にボタン化することができる。
20 Fr	シリコン	Push 法	38,000	18 G	・カテーテルの長さを自由に調節できるので、長さのサイズを揃える必要はない。 ・体表上に逆流防止弁がついているので、弁の状態を直接観察できる。 ・バードジェニーシステムの体表部に出る部分は、10円硬貨サイズで目立たない大きさである。
	シリコン		900		・交換用 ・バードジェニーシステム用
18 Fr＊1.2 cm	シリコン		25,900		・体表上にチューブが出ないため、事故抜去の危険性が減少する。 ・透明のシャフトなのでケアがしやすくなっている。 ・ドーム部分は X 線不透過のため留置位置の確認がしやすくなっている。 ・カテーテル内部の逆流防止弁により、胃内容物の逆流を防ぐ。
18 Fr＊1.7 cm	シリコン		25,900		
18 Fr＊2.4 cm	シリコン		25,900		
18 Fr＊3.4 cm	シリコン		25,900		
24 Fr＊1.2 cm	シリコン		25,900		
24 Fr＊1.7 cm	シリコン		25,900		
24 Fr＊2.4 cm	シリコン		25,900		
24 Fr＊3.4 cm	シリコン		25,900		
24 Fr＊4.4 cm	シリコン		25,900		
28 Fr＊1.5 cm	シリコン		25,900		
28 Fr＊2.7 cm	シリコン		25,900		
28 Fr＊4.3 cm	シリコン		25,900		
18 Fr			2,000		持続注入用
18 Fr			2,000		ボーラス注入用
24 Fr			2,000		持続注入用
24 Fr			2,000		ボーラス注入用
28 Fr			2,000		持続注入用
28 Fr			2,000		ボーラス注入用

会社名	製品名	品名コード
	ガストロボタンフィーディングチューブ(デュアルポートタイプ)	000251
		000252
		000253
	ガストロボタンフィーディングチューブ(減圧用)	000361
		000350
		000351
		000352
		000362
		000353
		000354
		000355
		000356
		000357
		000358
		000359
	ポンスキーN.B.R.カテーテル	000707
		000631
	バードジェニーシステム(N.B.R.タイプ)	000654

カテーテルの種類

太さ＊長さ Fr/cm	材質	挿入方法(術式)	価格	刺入針の太さ	特徴
18 Fr			2,000		持続注入用
24 Fr			2,000		持続注入用
28 Fr			2,000		持続注入用
18 Fr			2,800		1.2 cm
18 Fr			2,800		1.7 cm
18 Fr			2,800		2.4 cm
18 Fr			2,800		3.4 cm
24 Fr			2,800		1.2 cm
24 Fr			2,800		1.7 cm
24 Fr			2,800		2.4 cm
24 Fr			2,800		3.4 cm
24 Fr			2,800		4.4 cm
28 Fr			2,800		1.5 cm
28 Fr			2,800		2.7 cm
28 Fr			2,800		4.3 cm
16 Fr	シリコン		25,900		・胃内留置に最適なドーム部の形状と材質を兼ね備えている。 ・比較的活動性の低い患者のケアに適した、透明シリコン製カテーテルである。 ・付属のオブチュレーターを使用することで経皮的な挿入が可能である。 ・バードジェジュナルカテーテルと組み合わせて使用することにより、減圧をしながら空腸への経腸栄養剤投与が可能である(20 Fr)。
20 Fr	シリコン		25,900		
20 Fr	シリコン		25,900		・体表上にチューブが出ないため、事故抜去の危険性が減少する。 ・付属のオブチュレーターを使用することで経皮的な挿入が可能である。 ・カテーテルの長さを自由に調節できるので、長さのサイズを揃える必要がない。 ・体表上に逆流防止弁がついているので、弁の状態を直接観察できる。 ・バードジェニーシステムの体表部に出る部分は、10円硬貨サイズで目立たない大きさである。

会社名	製品名	品名コード
	バードウィザード	00200 W
		00201 W
		00202 W
		00203 W
		00204 W
		00205 W
		00206 W
		00207 W
		00216 W
		00217 W
		00218 W
		00219 W
	フィーディング/減圧チューブ	00220 W
	バードガストロストミーチューブ	000712
		000714
		000716
		000718
		000720
		000722
		000724
	バード PEG キット (クリーニングブラシ)	000396

カテーテルの種類

太さ*長さ Fr/cm	材質	挿入方法(術式)	価格	刺入針の太さ	特徴
16 Fr*1.2 cm	シリコン		10,600		・体表上にチューブが出ないため、事故抜去の危険性が減少する。 ・交換時の挿入・抜去が容易なバルーンタイプである。 ・体表上に逆流防止弁がついているので、弁の状態を直接観察できる。 ・フィーディング/減圧チューブが2本入っている。
16 Fr*1.7 cm	シリコン		10,600		
16 Fr*2.4 cm	シリコン		10,600		
20 Fr*1.2 cm	シリコン		10,600		
20 Fr*1.7 cm	シリコン		10,600		
20 Fr*2.4 cm	シリコン		10,600		
20 Fr*3.4 cm	シリコン		10,600		
20 Fr*4.4 cm	シリコン		10,600		
24 Fr*1.7 cm	シリコン		10,600		
24 Fr*2.4 cm	シリコン		10,600		
24 Fr*3.4 cm	シリコン		10,600		
24 Fr*4.4 cm	シリコン		10,600		
			2,800		バードウィザード用
12 Fr	シリコン		10,600		・交換時の挿入・抜去が容易なバルーンタイプである。 ・透明シリコン製シャフトで、チューブ内の観察が容易に行える。 ・チューブに目盛りがついており、固定位置の確認が容易である。 ・丸い固定板をスライドさせることにより、確実にチューブを固定できる。
14 Fr	シリコン		10,600		
16 Fr	シリコン		10,600		
18 Fr	シリコン		10,600		
20 Fr	シリコン		10,600		
22 Fr	シリコン		10,600		
24 Fr	シリコン		10,600		
			2,300		20 Fr以上の胃瘻カテーテル対応

会社名	製品名	品名コード
	ガストロボタン(ストマデプスメジャー)	000842
		000843
	フィーディングアダプター(交換用)	000317
		000318
		000333
	メディコン PEG キット(フィーディングアダプター交換用)	720246

カテーテルの種類

太さ＊長さ Fr/cm	材質	挿入方法(術式)	価格	刺入針の太さ	特徴
16～24 Fr 用			4,000		16～24 Fr 用
28 Fr 用			4,000		28 Fr 用
	シリコン		2,500		16 Fr カテーテル用
	シリコン		2,500		24 Fr、28 Fr およびファストラック用
	シリコン		2,500		20 Fr カテーテル用
	シリコン		2,500		20 Fr、24 Fr およびファストラック用

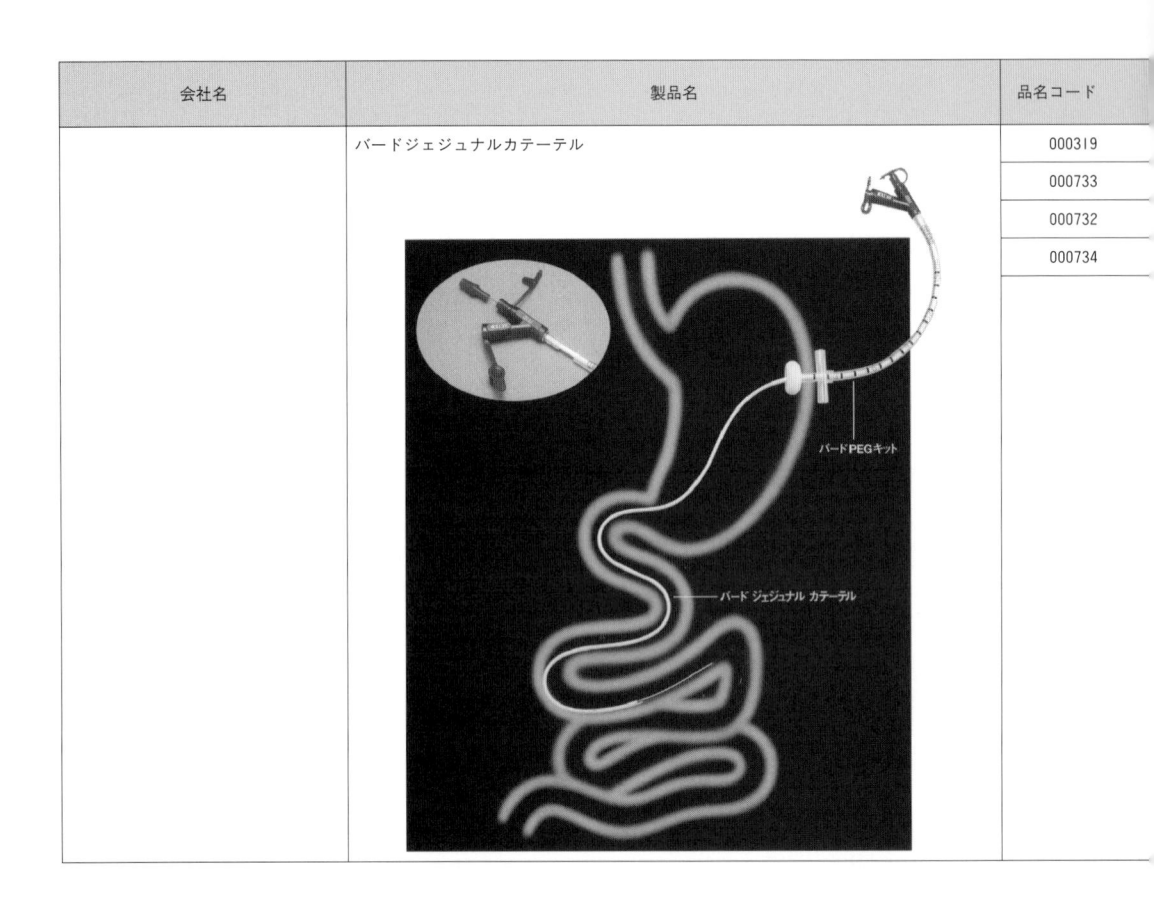

会社名	製品名	品名コード
	バードジェジュナルカテーテル	000319
		000733
		000732
		000734

会社名	製品名	品名コード
クリエートメディック(株) 〒224-0037 横浜市都筑区茅ヶ崎南 2-5-25 TEL：045-943-3929	皮的瘻用カテーテルキット(鮒田式胃壁固定具付)PEG 11	002-261-0110
	経皮的瘻用カテーテルキット(鮒田式胃壁固定具付)PEG 13	002-261-0130

カテーテルの種類

太さ＊長さ Fr/cm	材質	挿入方法(術式)	価格	刺入針の太さ	特徴
9 Fr		レギュラータイプ	22,000		・胃瘻カテーテルを通して、消化管内の減圧と空腸への栄養投与(PEJ)が可能である。 ・カテーテル先端部はX線不透過になっており、位置確認が容易に行える。
12 Fr		レギュラータイプ	22,000		
9 Fr		OTGタイプ	22,000		
12 Fr		OTGタイプ	22,000		

太さ＊長さ Fr/cm	材質	挿入方法(術式)	価格	刺入針の太さ	特徴
11 Fr	シリコン	Introducer法	25,000	12Fr(シース付)	咽頭菌による瘻孔への感染が理論上ない
13 Fr	シリコン	Introducer法	25,000	14Fr(シース付)	

会社名	製品名	品名コード
	経皮的瘻用カテーテルキット（鮒田式胃壁固定具付）PEG 15	800-000-3770
	胃壁固定具	002-360-0000
	胃瘻交換用カテーテル	002-265-0120
		002-265-0140
		002-265-0160
		002-265-0180
		800-000-1985
		800-000-1986
		800-000-1987
	胃瘻交換用カテーテル　偏平バルーンタイプ	800-000-2162
		800-000-2163
		800-000-2164
		800-000-2165
		800-000-2166
		800-000-2167
		800-000-2168

カテーテルの種類

太さ*長さ Fr/cm	材質	挿入方法(術式)	価格	刺入針の太さ	特徴
15 Fr	シリコン	Introducer 法	25,000	16Fr(シース付)	咽頭菌による瘻孔への感染が理論上ない
	シリコン		12,000		瘻孔形成期間中の胃壁と腹壁の Separation を防止する
12 Fr	シリコン		12,000		ファネル用ストッパーとマルチキャップ付き
14 Fr	シリコン		12,000		
16 Fr	シリコン		12,000		
18 Fr	シリコン		12,000		
20 Fr	シリコン		12,000		
22 Fr	シリコン		12,000		
24 Fr	シリコン		12,000		
12 Fr	シリコン		12,000		カテーテル先端が胃後壁に触れにくい偏平型バルーン
14 Fr	シリコン		12,000		
16 Fr	シリコン		12,000		
18 Fr	シリコン		12,000		
20 Fr	シリコン		12,000		
22 Fr	シリコン		12,000		
24 Fr	シリコン		12,000		

会社名	製品名	品名コード
	胃瘻交換用カテーテル　コンパクトタイプ	800-000-5614
		800-000-5615
		800-000-5616
		800-000-5617
	経胃瘻的腸用カテーテル	800-000-5363
		800-000-3429
		800-000-5364
		800-000-5365
	経胃瘻的腸用カテーテル　ガイドワイヤーセット	800-000-5366
		800-000-3430
		800-000-5367
		800-000-5368
	ペグポケット（胃瘻用腹帯）	005-320-0010
		005-320-0020
		005-320-0030

カテーテルの種類

太さ＊長さ Fr/cm	材質	挿入方法（術式）	価格	刺入針の太さ	特徴
14 Fr	シリコン		12,000		シャフト長が短くL字型に固定可能な固定板
16 Fr	シリコン		12,000		
18 Fr	シリコン		12,000		
20 Fr	シリコン		12,000		
14 Fr	シリコン		26,000		空腸への栄養投与用
16 Fr	シリコン		26,000		
18 Fr	シリコン		26,000		
20 Fr	シリコン		26,000		
14 Fr	シリコン		30,000		ガイドワイヤーとポート付コネクター付き
16 Fr	シリコン		30,000		
18 Fr	シリコン		30,000		
20 Fr	シリコン		30,000		
S	シリコン		3,500		胴回り：65〜77 cm
M	シリコン		3,500		胴回り：72〜84 cm
L	シリコン		3,500		胴回り：79〜92 cm

会社名	製品名	品名コード
アボットジャパン(株) 医薬品事業部　くすり相談室 〒540-0001 大阪市中央区城見2-2-53 TEL：06-6942-2065	ナイスフロガストロストミーシステム　サックス・バインガストロストミーキット	047226
		047228
	ナイスフロガストロストミーシステム　リプレイスメントチューブ	047152
		047154
	ストメイト	00 M 193
		00 M 194
		00 M 204
		00 M 203
		00 M 202
		00 M 201
		00 M 195
	ストメイト減圧チューブ	00 M 18501

カテーテルの種類

太さ＊長さ Fr/cm	材質	挿入方法（術式）	価格	刺入針の太さ	特徴
14 Fr	シリコン	Push 式	33,600		・T-ファスナーの使用により、胃壁と腹壁の離脱を防止
18 Fr	シリコン	Push 式	33,600		・独自のガイドワイヤー法により、常にカテーテルの一端を体外で把持した状態で挿入操作が可能
					・フィーディングチューブは 5〜14 Fr または 18 Fr へのテーパー状で穿刺穴を拡張しながら胃壁に確実にフィット
14 Fr	シリコン	バルーンタイプ	10,600		・交換時に内視鏡不要
18 Fr	シリコン	バルーンタイプ	10,600		・チューブの洗浄と薬剤投与がフィーディングセットを外さずに可能
					・独自のインターロック方式により漏れの原因となるフィーディングセットの外れを防止
					・組織の圧迫を防ぐため、切断面を丸く加工したスキンディスク
18 Fr＊1.5 cm	シリコン	バンパータイプ	25,900		・1個単位の成形型
18 Fr＊2.0 cm	シリコン	バンパータイプ	25,900		・放射線不透過性
18 Fr＊2.8 cm	シリコン	バンパータイプ	25,900		・生体適合性のシリコン材質
18 Fr＊4.3 cm	シリコン	バンパータイプ	25,900		・交換時に内視鏡が不要でチューブの交換が簡単
22 Fr＊1.7 cm	シリコン	バンパータイプ	25,900		
22 Fr＊2.8 cm	シリコン	バンパータイプ	25,900		
22 Fr＊4.3 cm	シリコン	バンパータイプ	25,900		
—	—		3,500(5/箱)		

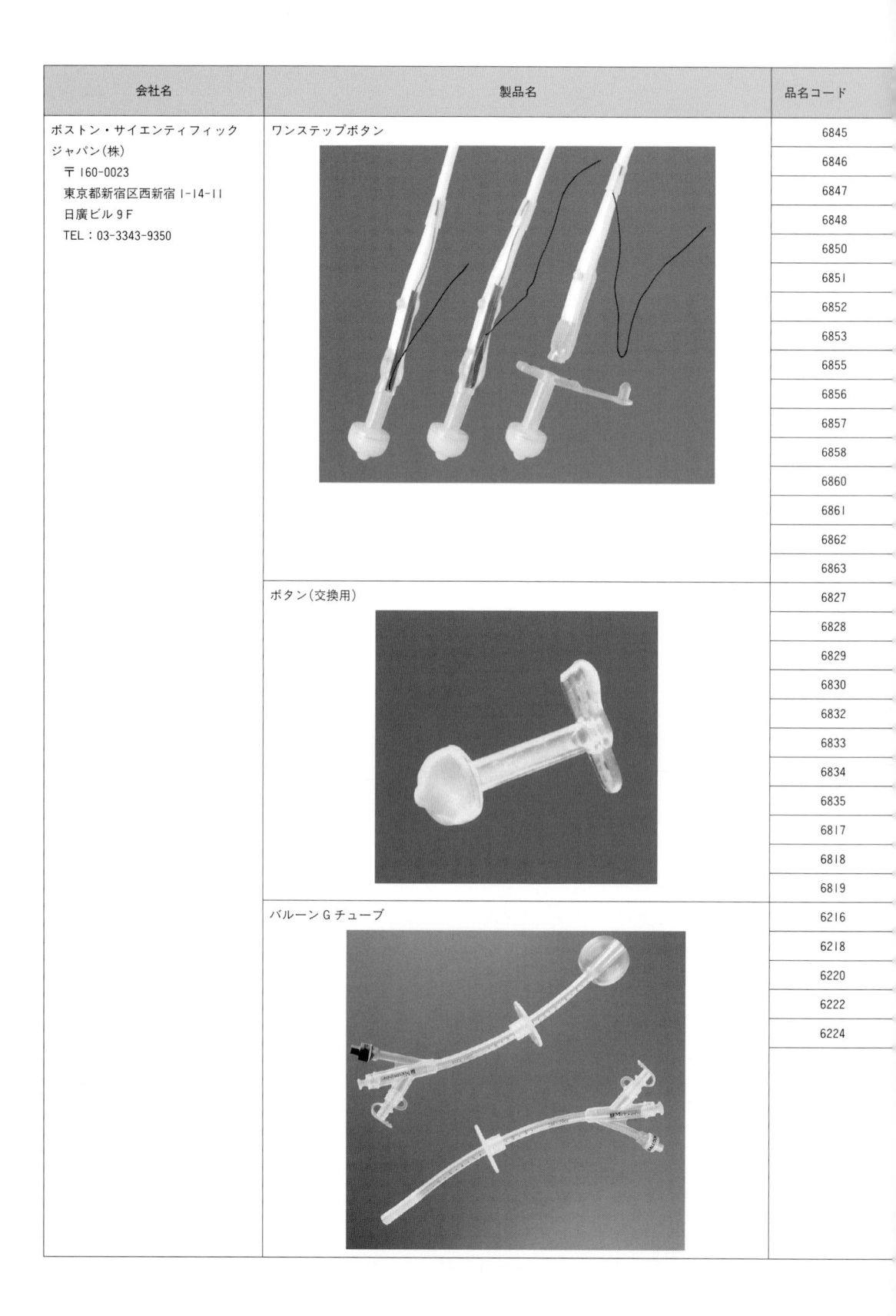

会社名	製品名	品名コード
ボストン・サイエンティフィック ジャパン(株) 〒160-0023 東京都新宿区西新宿1-14-11 日廣ビル9F TEL：03-3343-9350	ワンステップボタン	6845
		6846
		6847
		6848
		6850
		6851
		6852
		6853
		6855
		6856
		6857
		6858
		6860
		6861
		6862
		6863
	ボタン（交換用）	6827
		6828
		6829
		6830
		6832
		6833
		6834
		6835
		6817
		6818
		6819
	バルーンGチューブ	6216
		6218
		6220
		6222
		6224

カテーテルの種類

太さ*長さ Fr/cm	材質	挿入方法(術式)	価格	刺入針の太さ	特徴
18 Fr*1.7 cm	シリコン	Pull 式	38,000		・スペーサーディスク使用により胃壁と腹壁間の癒着固定調整が容易 ・ボタンドーム内の逆流防止弁 ・PEG で一期的にボタン装着が可能 ・手技は pull、push いずれでも選べる ・ボタン型なので、術後早期の自己抜去が防げる ・シリコン製のドームは X 線不透過のため、留置の確認が容易にできる ・経皮的交換が可能
18 Fr*2.4 cm					
18 Fr*3.4 cm					
18 Fr*4.4 cm					
24 Fr*1.7 cm					
24 Fr*2.4 cm					
24 Fr*3.4 cm					
24 Fr*4.4 cm					
18 Fr*1.7 cm		Push 式			
18 Fr*2.4 cm					
18 Fr*3.4 cm					
18 Fr*4.4 cm					
24 Fr*1.7 cm					
24 Fr*2.4 cm					
24 Fr*3.4 cm					
24 Fr*4.4 cm					
18 Fr	シリコン		25,900		・ロープロファイル、他の胃瘻チューブからの移行も可能 ・オブチュレーターで柔らかいシリコン素材のボタンドームを変形しながら瘻孔を通過させるので、交換が容易 ・腹壁側の固定部分は柔らかいシリコン素材でシンプルな構造のため、胃瘻周辺の皮膚洗浄が容易にできる
18 Fr					
18 Fr					
18 Fr					
24 Fr					
24 Fr					
24 Fr					
24 Fr					
28 Fr					
28 Fr					
28 Fr					
16 Fr	シリコン		22,600/箱		・透明なチューブのため、中身が確認できる ・透明で通気孔のある固定板(ストッパー)は瘻孔の様子が確認でき、瘻孔周囲の洗浄も容易に行える
18 Fr					
20 Fr					
22 Fr					
24 Fr					

会社名	製品名	品名コード
	セーフティペグキット	6652
		6654
		6653
		6655
	セキュリティー交換用チューブ	6814
		6815
		6816
	ミニボタン	6337〜6347
		6350〜6360
		6363〜6373
		6374〜6383

カテーテルの種類

太さ＊長さ Fr/cm	材質	挿入方法（術式）	価格	刺入針の太さ	特徴
20 Fr	シリコン	Pull 式	58,000		・安全針採用により手技中、手技後、廃棄の際の針刺し事故を防止 ・保護シールド付メス採用により手技中、手技後、廃棄の際の切創事故を防止 ・シンプルなフォームの内部バンパーは、胃粘膜への刺激を軽減 ・ドーム型の内部バンパーによるスムーズな栄養剤投与が可能
24 Fr					
20 Fr		Push 式			
24 Fr					
15 Fr			51,800/箱		・経皮的交換が容易 ・シリコン製なので、人体への親和性が高い
20 Fr					
24 Fr					
16 Fr			10,600		・体表からチューブが突出しないボタンタイプ ・交換時の挿入・抜去が容易なバルーン型 ・バルーンを拡張すると、シャフト先端部が内側に入り込むため、胃炎併発のリスクを軽減 ・アダプターとボタンのロックシステムにより、栄養投与中のフィーディングチューブ脱落を防ぐ
18 Fr					
20 Fr					
24 Fr					

会社名	製品名	品名コード
(株)トップ〒120-0035東京都足立区千住中居町19-10	ネオフィード PEG キット	11604
		11605
		11606
		11601
		11602
		11603
	ネオフィードガストロキットメジャー	11693
	ネオフィードガストロエクステンションチューブ	11964
	ネオフィードガストロボーラスチューブ	11701
	ネオフィードガストロキットユニバーサルアダプター	11703
	ネオフィードガストロストミーチューブ	11669
		11670
		11671
		11672
		11673
		11674
		11675
		11676
		11677
		11678

カテーテルの種類

太さ*長さ Fr/cm	材質	挿入方法(術式)	価格	刺入針の太さ	特徴
14 Fr	シリコン	Push法			
20 Fr	シリコン	Push法			
24 Fr	シリコン	Push法			
14 Fr	シリコン	Pull法			
20 Fr	シリコン	Pull法			
24 Fr	シリコン	Pull法			
12 Fr					バルーン最大容量 10 ml
14 Fr					バルーン最大容量 10 ml
16 Fr					バルーン最大容量 10 ml
20 Fr					バルーン最大容量 10 ml
14 Fr					バルーン最大容量 20 ml
16 Fr					バルーン最大容量 20 ml
18 Fr					バルーン最大容量 20 ml
20 Fr					バルーン最大容量 20 ml
22 Fr					バルーン最大容量 20 ml
24 Fr					バルーン最大容量 20 ml

会社名	製品名	品名コード
	ネオフィードジェジュナルチューブ	11686
		11687
		11688
		11689
		11690
		11691
		11692
	ネオフィードガストロキット	11607
		11608
		11609
		11610
		11611
		11612
		11613
		11614
		11615
		11616
		11617
		11618
		11619
		11620
		11621
		11622
		11623
		11624
		11625
		11626
		11627
		11628
		11629
		11630
		11631
		11632
		11633
		11634
		11635
		11636
		11637

カテーテルの種類

	太さ＊長さ Fr/cm	材質	挿入方法(術式)	価格	刺入針の太さ	特徴
	12 Fr					バルーン最大容量 10 ml
	14 Fr					バルーン最大容量 20 ml
	16 Fr					バルーン最大容量 20 ml
	18 Fr					バルーン最大容量 20 ml
	20 Fr					バルーン最大容量 20 ml
	22 Fr					バルーン最大容量 20 ml
	24 Fr					バルーン最大容量 20 ml
	14 Fr＊0.8 cm					
	14 Fr＊1.0 cm					
	14 Fr＊1.2 cm					
	14 Fr＊1.5 cm					
	14 Fr＊1.7 cm					
	14 Fr＊2.0 cm					
	14 Fr＊2.3 cm					
	14 Fr＊2.5 cm					
	14 Fr＊2.7 cm					
	14 Fr＊3.0 cm					
	14 Fr＊3.5 cm					
	14 Fr＊4.0 cm					
	14 Fr＊4.5 cm					
	16 Fr＊0.8 cm					
	16 Fr＊1.0 cm					
	16 Fr＊1.2 cm					
	16 Fr＊1.5 cm					
	16 Fr＊1.7 cm					
	16 Fr＊2.0 cm					
	16 Fr＊2.3 cm					
	16 Fr＊2.5 cm					
	16 Fr＊2.7 cm					
	16 Fr＊3.0 cm					
	16 Fr＊3.5 cm					
	16 Fr＊4.0 cm					
	16 Fr＊4.5 cm					
	18 Fr＊0.8 cm					
	18 Fr＊1.0 cm					
	18 Fr＊1.2 cm					
	18 Fr＊1.5 cm					
	18 Fr＊1.7 cm					

会社名	製品名	品名コード
		11638
		11639
		11640
		11641
		11642
		11643
		11644
		11645
		11646
		11647
		11648
		11649
		11650
		11651
		11652
		11653
		11654
		11655
		11656
		11657
		11658
		11659
		11660
		11661
		11662
		11663
		11664
		11665
		11666
		11667
		11668

カテーテルの種類

	太さ＊長さ Fr/cm	材質	挿入方法(術式)	価格	刺入針の太さ	特徴
	18 Fr＊2.0 cm					
	18 Fr＊2.3 cm					
	18 Fr＊2.5 cm					
	18 Fr＊2.7 cm					
	18 Fr＊3.0 cm					
	18 Fr＊3.5 cm					
	18 Fr＊4.0 cm					
	18 Fr＊4.5 cm					
	20 Fr＊0.8 cm					
	20 Fr＊1.0 cm					
	20 Fr＊1.2 cm					
	20 Fr＊1.5 cm					
	20 Fr＊1.7 cm					
	20 Fr＊2.0 cm					
	20 Fr＊2.3 cm					
	20 Fr＊2.5 cm					
	20 Fr＊2.7 cm					
	20 Fr＊3.0 cm					
	20 Fr＊3.5 cm					
	20 Fr＊4.0 cm					
	20 Fr＊4.5 cm					
	24 Fr＊1.5 cm					
	24 Fr＊1.7 cm					
	24 Fr＊2.0 cm					
	24 Fr＊2.3 cm					
	24 Fr＊2.5 cm					
	24 Fr＊2.7 cm					
	24 Fr＊3.0 cm					
	24 Fr＊3.5 cm					
	24 Fr＊4.0 cm					
	24 Fr＊4.5 cm					

会社名	製品名	品名コード
日本シャーウッド(株) 〒151-0051 東京都渋谷区千駄ヶ谷 5-27-7 日本ブランズウィックビル 7 階 TEL：03-3355-9417	カンガルーPEG キット（造設用チューブ型キット）	3751-16
		3751-20
	カンガルーPEG キット［ニュートレックス］（感染防止タイプ）	3750-20
	カンガルーPEG キット［ニュートレックス S］（感染防止タイプ）	3750-20 P 2
	カンガルーアダプター	751622
		752042
	カンガルーオブチュレーター	752208
		752216
	カンガルーPEJ キット	750095
	カンガルーボタン（交換用胃瘻カテーテル：胃留置型、バンパー型）	741623
		741631
		741649
		741656
		741664
		741672
		741680
		742019
		742027
		742035
		742043
		742050

カテーテルの種類

太さ＊長さ Fr/cm	材質	挿入方法(術式)	価格	刺入針の太さ	特徴
16 Fr	ポリウレタン	Pull 法	35,000		
20 Fr	ポリウレタン	Pull 法	35,000		
20 Fr	ポリウレタン	Pull 法	38,000	16 G	セーフティチューブにより口咽頭の細菌がPEGチューブに直接付着することを防ぎ、PEG後の創部感染を防止
20 Fr	ポリウレタン	Pull 法	40,000	16 G	・セーフティチューブにより口咽頭の細菌がPEGチューブに直接付着することを防ぎ、PEG後の創部感染を防止。 ・フォールダブルドームバンパー
16 Fr			1,300		
20 Fr			1,300		
16 Fr			2,000		
20 Fr			2,000		
9 Fr	ポリウレタン		22,000		20 Fr PEG 用
16 Fr＊1.5 cm	ポリウレタン	オブチュレーターを使用してバンパー伸展後、経皮的挿入	25,900		
16 Fr＊1.7 cm	ポリウレタン		25,900		
16 Fr＊2.0 cm	ポリウレタン		25,900		
16 Fr＊2.4 cm	ポリウレタン		25,900		
16 Fr＊2.7 cm	ポリウレタン		25,900		
16 Fr＊3.0 cm	ポリウレタン		25,900		
16 Fr＊3.5 cm	ポリウレタン		25,900		
20 Fr＊1.5 cm	ポリウレタン		25,900		
20 Fr＊2.0 cm	ポリウレタン		25,900		
20 Fr＊2.5 cm	ポリウレタン		25,900		
20 Fr＊3.0 cm	ポリウレタン		25,900		
20 Fr＊3.5 cm	ポリウレタン		25,900		

会社名	製品名	品名コード
		742068
		742076
		742084
		3740-2420
		3740-2425
		3740-2430
		3740-2435
		3740-2440
	カンガルーボタン用　持続投与セット	761100
	カンガルーボタン用　ボーラス投与セット	761126
	カンガルーストーマメジャー(カンガルーボタン用)	741805
	カンガルーモナーク G-チューブ(交換用胃瘻カテーテル：胃留置型、バンパー型)	A9-2010
	カンガルーミニボタン(交換用胃瘻カテーテル：胃留置型、バルーン型)	5-1620
		5-1625
		5-1630
		5-1635
		5-2020
		5-2025
		5-2030
		5-2035
		5-2040
		5-2420
		5-2425
		5-2430
		5-2435
		5-2440
	フィーディングケアキット(ミニボタン用持続投与セット)	6-2422
	カンガルーミニボタン用　ストーマメジャー	1704
	カンガルーバルーン G-チューブ(交換用胃瘻カテーテル：胃留置型、バルーン型)	7-1410
		7-1610
		7-1810
		7-2010
		7-2410

太さ*長さ Fr/cm	材質	挿入方法(術式)	価格	刺入針の太さ	特徴
20 Fr*4.0 cm	ポリウレタン		25,900		
20 Fr*4.5 cm	ポリウレタン		25,900		
20 Fr*5.0 cm	ポリウレタン		25,900		
24 Fr*2.0 cm	ポリウレタン		25,900		
24 Fr*2.5 cm	ポリウレタン		25,900		
24 Fr*3.0 cm	ポリウレタン		25,900		
24 Fr*3.5 cm	ポリウレタン		25,900		
24 Fr*4.0 cm	ポリウレタン		25,900		
60 cm			1,500		
30 cm			1,500		
			2,000		
20 Fr	シリコン		25,900		
16 Fr*2.0 cm	シリコン		10,600		
16 Fr*2.5 cm	シリコン		10,600		
16 Fr*3.0 cm	シリコン		10,600		
16 Fr*3.5 cm	シリコン		10,600		
20 Fr*2.0 cm	シリコン		10,600		
20 Fr*2.5 cm	シリコン		10,600		
20 Fr*3.0 cm	シリコン		10,600		
20 Fr*3.5 cm	シリコン		10,600		
20 Fr*4.0 cm	シリコン		10,600		
24 Fr*2.0 cm	シリコン		10,600		
24 Fr*2.5 cm	シリコン		10,600		
24 Fr*3.0 cm	シリコン		10,600		
24 Fr*3.5 cm	シリコン		10,600		
24 Fr*4.0 cm	シリコン		10,600		
			1,500		
			1,500		
14 Fr	シリコン		10,600		
16 Fr	シリコン		10,600		
18 Fr	シリコン		10,600		
20 Fr	シリコン		10,600		
24 Fr	シリコン		10,600		

会社名	製品名	品名コード
	ガストロストミィフィーディングチューブ (交換用胃瘻カテーテル：胃留置型、バルーン型)	715122
		715148
		720163
		720189
		720205
		720221
		720247

カテーテルの種類

	太さ＊長さ Fr/cm	材質	挿入方法(術式)	価格	刺入針の太さ	特徴
	12 Fr	シリコン		10,600		
	14 Fr	シリコン		10,600		
	16 Fr	シリコン		10,600		
	18 Fr	シリコン		10,600		
	20 Fr	シリコン		10,600		
	22 Fr	シリコン		10,600		
	24 Fr	シリコン		10,600		

(平成16年11月現在)

和文索引

あ

アウトカム 48

い

イソジン® 19
イソジンガーグル® 62
イレウス 36,46
インフォームド・コンセント 14
胃液の流出 36
胃潰瘍 93
胃空腸瘻造設術 2
胃食道逆流 33,67
　——症例 67
胃切の再建法 31
胃全摘術後の空腸瘻 35
胃前壁固定 41
胃内の観察 20,23,25,27
胃排出機能 68
胃瘻 2
　——カテーテルの種類とその特徴 137
　——が抜けたとき 105
　——各部の名称 97
　——周囲の腹壁胃壁の固定 20,23,26,28
　——造設術 2
　——チューブが詰まったとき 105
　——チューブのフラッシュ 100
　——の交換 106
　——の在宅管理 119
　——の歴史 7
　——ボタン 43
咽喉頭癌 2
咽頭麻酔 19,23,25,27

え

エリスロマイシン 70
栄養管セット加算 148
栄養剤 64
　——の種類と成分 156

——の粘度増強と固形化 70
——の漏れ 89
栄養補給 41
栄養瘻 2
塩分の補給 102
嚥下障害 2

お

オブチュレーター 142,143
横行結腸 31
　——の癒着部位 31

か

カテーテル 3
　——キットの選択 36
　——交換の手技 141
　——自己抜去 61
　——自然抜去 61
　——に関するトラブル 89
　——の管理 75,86,87
　——の管理上の特徴 138
　——の交換 46
　——の種類 158
　——の留置 21,24,29
ガイドワイヤー 21,45
　——とカテーテルの結びつけ 21,29
　——の送り込み 21,24,29
　——の把持と口腔外への引き出し 21,29
開業医 111
開腹ドレナージ手術 61
外筒の抜去 27
門田-上野法 16
感染防止シース付きキット 9
簡易懸濁法 79
癌性食道気管・気管支瘻 1
癌性腹膜炎 133

き

キシロカイン® 19,23,25,27
基本器材 19

機能的嚥下障害 2
狭窄部のブジー 38
狭窄部のマーキング 38
局所麻酔 20,23,26,28
筋萎縮性側索硬化症 2

く

クリーニングブラシ 80
クレンメ 99
クローン病 13
空腸栄養投与 35
空腸カテーテル 34
　——の十二指腸への誘導 34
　——の把持 34
薬の注入 99

け

外科的胃瘻造設術（法） 2,7
経胃空腸瘻 71
経管栄養 59
経腸栄養剤の投与速度 69
経皮内視鏡的胃瘻造設術 4
経鼻胃管 12
　——栄養 64
経鼻減圧カテーテル 134
減圧 PEG 134
　——の欠点 134
　——の利点 134
減圧胃瘻造設術 133
　——の適応 133
減圧ドレナージ 11,12
減圧の管理 86
減圧瘻 2

こ

コネクターの取りつけ 22,25
固定板の取りつけ 27
誤嚥性肺炎 12,68
誤穿刺 60
交換用胃瘻カテーテル 151
抗生剤の投与 58
高カロリー輸液 59,63

さ

白湯注入　99
再建法と残胃の位置　32
再発性胃軸捻転症　42
在宅医療　109
在宅栄養療法　109
在宅経腸栄養法　124
　　──のアクセス経路　124
　　──の合併症　124
在宅成分栄養経管栄養法指導管理料　129,147
在宅寝たきり患者処置指導管理料　150
在宅療養　95
　　──に必要な条件の整備　107
酢水　80
残胃のPEG造設法　32

し

シャワー　59,86
十二指腸閉塞　94
出血　60
術後早期の管理　45
術前処置　18
準備器材　19
小児のPEG　40
消化管運動機能改善剤　70
消化態経腸栄養剤　147
食道癌　2
食道噴門部狭窄　37
食用酢　80
唇状瘻　4,93
人工肛門造設術　2

す

ストッパー　4,84
　　──での固定　22,24
スネア鉗子　21,141

せ

セルジンガー針　21
セレン　127
　　──低下症　128

生検鉗子によるカテーテルの誘導　35
脊髄小脳変性症　2
接続チューブ　75
穿刺　21,24,29
　　──部位の決定　20,23,25,27,44

そ

造設術後早期の合併症　61
造設術中の合併症　60

た

ダブルルーメン・カテーテル　71,72
体外的交換　121
退院基準　48

ち

地域の研究会　155
痔瘻　1
中心静脈栄養　65
注射用蒸留水　76
注水孔バルブ　76
注入開始　99
注入容器と胃瘻チューブの洗浄　101
注入容器への栄養剤の注入　98
長期経過観察　129
腸瘻　1
　　──造設術　2
鎮静剤　19,23,25,27
鎮痛剤　19,23,25,27

と

トロカール針　26
　　──の刺入　26
ドレーン　2
ドレナージ　2,61
吐気嘔吐　104
銅強化流動食　127
特定保険医療材料　151
　　──費　77

な

内視鏡下でのカテーテル交換　77,141
内視鏡的空腸瘻造設術　33
内視鏡的空腸瘻造設用カテーテル　33
内視鏡の挿入　20,23,25,27

に

日本人の栄養所要量　132
入浴　59,86,104

ね

寝たきり老人在宅総合診療料　147

の

脳外科手術後遺症　2
脳血管障害　61
脳梗塞後遺症　2

は

バリアンス　48
バルーン　27
　　──カテーテルの挿入　27
　　──式カテーテル　121,138
　　──の注水　27
バンパー　4
　　──位置の確認　22,24,29
　　──式カテーテル　120,138
　　──埋没症候群　91
排便の調節　103
半消化態経腸栄養剤　150
汎発性腹膜炎　4,137,141

ひ

ビルロートⅠ法　31
ビルロートⅡ法　31
皮膚炎　93
皮膚潰瘍　63,87

皮膚ケア　86
皮膚切開　20,24,26,28
微量元素欠乏症　126

ふ

フィーディング・アダプター　79
不良肉芽　88,93
腹水　36
腹部の消毒　20,23,25,27
腹壁胃壁間の癒着　36
腹壁胃壁の厚さの測定　29
腹壁固定具　84
腹腔鏡　5
　──下胃内手術　2
　──補助下結腸切除術　5
鮒田式(胃壁・腹壁)固定具　9,19,36,61
噴門部癌　2

ほ

ボタン式カテーテル　139
縫合不全　2

ま

末梢静脈点滴　63
末梢静脈輸液　59

め

メジャーリングデバイス　29
　──の引き抜き　29

も

漏れ対策　70

ゆ

ユニバーサルアダプター　138
輸液ポンプ　35
幽門閉塞　94

よ

用手的カテーテル交換　77, 142

り

流動食　151

る

ルーワイ再建法　31

れ

連絡相談ルート　132

ろ

ロングエラスター針　32
瘻　1
瘻孔　1,2
　──管理　58
　──ケア　83
　──形成　42
　──周囲壊死　62
　──周囲炎　61,62
　──損傷　46
　──の開大　92
　──部感染　87

欧文索引

A

ALS　2

B

Billroth-Ⅰ(B-Ⅰ)法　31
Billroth-Ⅱ(B-Ⅱ)法　31
burried bumper syndrome　91

G

gastroesophageal reflux disease(GERD)　33
gastrostomy　2

H

HEQ研究会　154

I

introducer法　8,16,18,43, 135
　──の手順　25

M

Medical Social Worker (MSW)　107

N

NPO法人PEGドクターズネットワーク(PDN)　154

O

One-Step Button(OSB)　8
　──の手順　27

P

PEG　4
　──栄養　64
　──カテーテルの定期的交換　121
　──による経腸栄養　86
　──の禁忌　13
　──の造設　38
　──の適応　11
　──の癒着　5
　──抜去時の管理　87
PEGクリニカルパス　47
　──の除外基準　47

──の適応基準　47
Ponsky　16
pull 法　8,16,18,43
　　──の手順　19
push 法　9,16,18,43
　　──の手順　23

R

Roux-Y(R-Y)再建法　32

Russell 法　16

S

Sacks-Vine 法　16
Stamm 法　3

T

T-チューブ　4

　　──の留置　5
T-ファスナー　8,19,61
　　──の固定　37
traction remove　77

W

Witzel 法　2

内視鏡的胃瘻造設術
―手技から在宅管理まで―　改訂第2版
ISBN4-8159-1712-4 C3047

平成13年1月10日　　　第1版発行
平成17年1月10日　　改訂第2版発行

編　者────嶋　尾　　　仁
発行者────松　浦　三　男
印刷所────三　報　社　印　刷　株式会社
発行所────株式会社　永　井　書　店
〒553-0003　大阪市福島区福島8丁目21番15号
電話(06)6452-1881(代表)/Fax(06)6452-1882
東京店
〒101-0062　東京都千代田区神田駿河台2-10-6(7F)
電話(03)3291-9717(代表)/Fax(03)3291-9710

Printed in Japan　　　　　　　　　　　　© SHIMAO Hitoshi, 2001

- 本書の複製権・翻訳権・上映権・譲渡権・公衆送信権（送信可能化権を含む）は株式会社永井書店が保有します．
- JCLS ＜㈱日本著作出版権管理システム委託出版物＞
  本書の無断複写は著作権法上での例外を除き禁じられています．複写される場合には，その都度事前に日本著作出版権管理システム(電話03-3817-5670，FAX 03-3815-8199)の許諾を得て下さい．